Heidelberger Taschenbücher Band 196

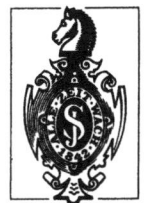

K.-J. Paquet · B. Savic

Allgemeine Chirurgie für Zahnmediziner

Mit Beiträgen
von G. Hack und L. A. Rivas

Mit 101 Abbildungen

Springer-Verlag
Berlin Heidelberg GmbH 1978

Professor Dr. med. Karl-Josef Paquet
Oberarzt der Chirurgischen Universitätsklinik Bonn,
5300 Bonn, Venusberg

Professor Dr. med. Borislav Savić
Oberarzt der Chirurgischen Universitätsklinik Bonn,
5300 Bonn, Venusberg

Dr. med. Guido Hack
Oberarzt am Institut für Anästhesiologie der Universität Bonn,
5300 Bonn, Venusberg

Dr. med. Luis Alberto Rivas
Abt. für Mund- und Kieferchirurgie der Klinik und Poliklinik für
Zahn-, Mund- und Kieferkrankheiten der Universität Bonn,
5300 Bonn, Adenauerallee

ISBN 978-3-540-08978-0 ISBN 978-3-662-05662-2 (eBook)
DOI 10.1007/978-3-662-05662-2

CIP-Kurztitelaufnahme der Deutschen Bibliothek; Paquet, Karl-Josef: Allgemeine Chirurgie für Zahnmediziner/ K.-J. Paquet u. B. Savić. Mit Beitr. von G. Hack u. L. A. Rivas.
Das Werk ist urheberrechtlich geschützt. Die dadurch begründeten Rechte, insbesondere die der Übersetzung, des Nachdruckes, der Entnahme von Abbildungen, der Funksendung, der Wiedergabe auf photomechanischem oder ähnlichem Wege und der Speicherung in Datenverarbeitungsanlagen bleiben, auch bei nur auszugsweiser Verwertung, vorbehalten.
Bei Vervielfältigungen für gewerbliche Zwecke ist gemäß § 54 UrhG eine Vergütung an den Verlag zu zahlen, deren Höhe mit dem Verlag zu vereinbaren ist.
© by Springer-Verlag Berlin, Heidelberg 1978
Ursprünglich erschienen bei Springer-Verlag Berlin · Heidelberg · New York 1978

Die Wiedergabe von Gebrauchsnamen, Handelsnamen, Warenbezeichnungen usw. in diesem Werk berechtigt auch ohne besondere Kennzeichnung nicht zu der Annahme, daß solche Namen im Sinne der Warenzeichen- und Markenschutz-Gesetzgebung als frei zu betrachten wären und daher von jedermann benutzt werden dürften.
Gesamtherstellung: Druckerei G. Appl, Wemding
2124/3020-543210

Unseren Kindern

Vorwort

Die Allgemeine Chirurgie ist und bleibt die grundliegende Voraussetzung eines jeden ärztlichen Handelns – sie ist aber auch der Meilenstein für fachliche Weiter- und Fortbildung. Die Zahnmediziner machen hier keine Ausnahme. Dennoch ist das Schrifttum, das sich mit der Darlegung der allgemeinen chirurgischen Materie für diese Gruppe der Studierenden und Ärzte befaßt, relativ spärlich. Dies liegt nicht zuletzt daran, daß es nicht einfach ist, aus dem umfangreichen Stoff und den gegenwärtigen Erkenntnissen die für praktisch tätige Zahnmediziner notwendigen Fakten hervorzuheben und in entsprechendem Umfang abzuhandeln. Wir haben uns bei der Auseinandersetzung mit diesem Problem auf Erfahrungen aus langjährigem Unterricht für Zahnmediziner sowie auf Beratung mit Studierenden und Zahnärzten gestützt.

Das vorliegende Buch enthält einige Kapitel, die nicht unbedingt in die Allgemeine Chirurgie gehören; dennoch meinen wir, daß diese Erläuterungen einem Zahnarzt von Nutzen sein werden. Bei der Abhandlung von anderen Kapiteln war uns der Gegenstandskatalog ein Wegweiser. In einigen Fragen aber schienen uns die Anforderungen des Katalogs unzureichend, weshalb diese Themen ausführlicher dargestellt wurden.

Wir hoffen, es ist uns mit diesem Buch gelungen, die Allgemeine Chirurgie den Bedürfnissen der Zahnmediziner entsprechend zu präsentieren. Wir nehmen Kritik und Anregungen dankbar entgegen.

Zum Schluß danken wir allen, die zur Entstehung dieses Buches beigetragen haben – insbesondere den Herren *Gay* und *Benz* für ihre künstlerischen Beiträge und dem Springer-Verlag für die gelungene Ausstattung und gute Zusammenarbeit. Unser aufrichtiger und herzlicher Dank gilt

Frau *Lonny Hillebrand,* der Bibliothekarin unserer Klinik sowie unseren Sekretärinnen Frau *Anita Gröll* und Frau *Dagmar Aufdermauer,* ohne deren Hilfe die Bewältigung dieser Aufgabe nicht möglich gewesen wäre.

Bonn, im September 1978   K. J. Paquet
B. Savić

Inhaltsverzeichnis

I.	**Die Untersuchung des chirurgischen Patienten** ..	1
1.	Aufklärung des Patienten	2
2.	Zwischenärtzlicher Kontakt	2
3.	Dokumentation	3
4.	Allgemeine Untersuchungsprinzipien	3
5.	Anamnese	3
6.	Schmerzanalyse	4
7.	Inspektion	4
8.	Palpation	4
9.	Perkussion und Auskultation	6
10.	Geruchsdiagnostik	8
11.	Maß- und Gewichtsbestimmung, Funktionsprüfungen .	8
12.	Endoskopie	8
13.	Notfalldiagnostik	9
14.	Zusatzuntersuchungen	9
15.	Weitere spezielle Untersuchungen	10
II.	**Erste Hilfe im Notfall**	11
1.	Die Erstversorgung	11
2.	Lebensbedrohliche Notfälle	13
2.1.	Erstickung	13
2.2.	Herzstillstand	15
2.3.	Blutungen	15
2.4.	Luftembolie	15
2.5.	Schädelhirntrauma	16
2.6.	Verbrennungen	16
2.7.	Elektrische Unfälle	17
2.8.	Verletzungen des Brustkorbs	17
2.9.	Mediastinalemphysem	17
2.10.	Pfählungesverletzungen	18
2.11.	Luxationen und Frakturen	18
III.	**Grundrisse der chirurgischen Pathophysiologie** ..	19
1.	Herz und Blutkreislauf	19
1.1.	Herzzeitvolumen	22
1.2.	Nerval-reflektorische Mechanismen	23
1.3.	Renin-Angiotensin-Mechanismus	24

1.4.	Verschiebung der Flüssigkeit zwischen Kapillaren und Interstitium	24
1.5.	Die regulatorische Rolle der Nieren	25
1.6.	Regulation des Volumens	25
2.	Der Wasser- und Elektrolythaushalt	26
3.	Regulation des Wasser- und Elektrolythaushaltes	29
4.	Der Säure-Basen-Haushalt	30
5.	Energieumsatz	33
6.	Körpertemperatur	35

IV.	**Veränderungen im Organismus nach einem Trauma oder einer Operation – Postaggressionssyndrom**	**38**

V.	**Wundlehre**	**44**
1.	Definition der Wunde	44
2.	Sonderformen von Wunden	45
3.	Wundheilung	46
4.	Wundbehandlung	52
4.1.	Offene Wundbehandlung	52
4.2.	Wundausscheidung und Wundnaht	52
4.3.	Allgemeine Maßnahmen bei der Wundversorgung	54
5.	Besondere Wunden und ihre Behandlung	54
5.1.	Tierbisse	54
5.2.	Schlangenbisse	54
5.3.	Insektenstiche	55
5.4.	Waldzecke	55
5.5.	Versorgung von Nerven- und Sehnenverletzungen	55
5.6.	Grundsätze der Behandlung	56
5.7.	Arterienverletzungen	58
5.8.	Handverletzungen	59

VI.	**Schäden durch physikalische Einwirkungen**	**60**
1.	Kälteschäden	60
2.	Elektrische Stromverletzungen	61
3.	Ätzungen	61
4.	Verschüttungs- und Explosionsverletzungen	62
5.	Gewebeschäden durch Strahlenenergie	62

VII.	**Verbrennungen**	**64**
1.	Ausdehnung der Verbrennung	65
2.	Die Verbrennungskrankheit	65
3.	Erstversorgung am Unfallort	69
4.	Erstbehandlung im Krankenhaus	70

5.	Örtliche Maßnahmen an der Brandwunde	72
6.	Weitere Maßnahmen	72
7.	Besondere Brandlokalisationen	73
8.	Komplikationen bei Verbrennungen	73
VIII.	**Frakturenlehre**	**75**
1.	Allgemeine Frakturenlehre	75
2.	Einteilung der Frakturen	77
3.	Frakturheilung	80
4.	Diagnose des Knochenbruchs	82
5.	Prinzipien der Frakturbehandlung	83
6.	Die konservative Frakturbehandlung	83
6.1.	Reposition	84
6.2.	Extension	84
6.3.	Gipsbehandlung	84
7.	Die operative Frakturenbehandlung	85
7.1.	Operatives Vorgehen und Instrumentarium	85
7.2.	Weichteilbehandlung bei der Osteosynthese	87
7.3.	Operationsindikationen	89
8.	Frakturen im Bereich des Gesichtsschädels (Von L. A. Rivas)	89
8.1.	Klinische Symptomatik	89
8.2.	Zahntraumen	90
8.3.	Weichteilverletzungen	92
8.4.	Grundsätze der Frakturenbehandlung	92
8.5.	Alveolarfortsatzfrakturen im Ober- und Unterkiefer	93
8.6.	Unterkieferfrakturen	94
8.6.1.	Unterkieferfrakturen im bezahnten Gebiet	94
8.6.2.	Frakturen im Kieferwinkelbereich	95
8.6.3.	Frakturen im aufsteigenden Ast des Unterkiefers	95
8.6.4.	Behandlungsmaßnahmen	95
8.6.5.	Chirurgische Behandlung	98
8.6.6.	Mehrfachfrakturen des Unterkiefers	102
8.7.	Kiefergelenkfrakturen	103
8.7.1.	Therapie der Kiefergelenkfrakturen	103
8.8.	Behandlung der Unterkiefer- und Kiefergelenkfrakturen im Wachstumsalter	104
8.8.1.	Immobilisierende Maßnahmen	105
8.8.2.	Funktionell-aktivierende Maßnahmen	106
8.9.	Oberkieferfrakturen	107
8.9.1.	Einteilung	107
8.9.2.	Diagnostik	108
8.9.3.	Behandlungsmaßnahmen	110
8.10.	Isolierte Frakturen des Jochbeins	113
8.10.1.	Therapeutische Maßnahmen	114
8.11.	Allgemeine Komplikationen bei Frakturen des Gesichtsskelets	116
8.12.	Kurz zusammengefaßter Überblick	117
8.13.	Stellenwert der Verletzungen im Kiefer-Gesichtsbereich im Rahmen eines Polytraumas	118

8.13.1.	Therapie	120
8.14.	Literatur zu VIII, Abschnitte 8–21	120
9.	Gelenkverletzungen	122

IX.	**Verbandslehre**	**125**

X.	**Infektionen in der Chirurgie**	**133**
1.	Die Pathogenese der chirurgischen Infektion	134
2.	Die Formen der chirurgischen Infektionen	136
3.	Tetanus (Wundstarrkrampf)	138
4.	Die Therapie der chirurgischen Infektionen	140
4.1.	Antibiotika	142
4.2.	Die operative Therapie	144

XI.	**Asepsis und Antisepsis**	**146**

XII.	**Verfahren der Schmerzausschaltung in der Chirurgie unter besonderer Berücksichtigung der Zahnmedizin** (Von G. Hack)	**150**
1.	Einführung	150
2.	Präoperative Befunderhebung	150
2.1.	Kardiovaskuläre Risikofaktoren	152
2.2.	Respiratorische Risikofaktoren	153
2.3.	Sonstige präoperativ bestehende Risikofaktoren	153
2.4.	Abschätzung des bestehenden Operations- und Narkose-Risikos	153
3.	Aufklärung des Patienten	156
4.	Prämedikation	157
5.	Lokalanaesthesie	159
5.1.	Pharmakologie der Lokalanaesthesie	160
5.2.	Voraussetzungen und Indikationen zur zahnärztlichen Lokalanaesthesie	163
5.3.	Kontraindikationen zur zahnärztlichen Lokalanaesthesie	164
5.4.	Allgemeine Hinweise zur Durchführung der Lokalanaesthesie	165
5.5.	Komplikationen durch Lokalanaesthetika und Vasokonstriktorzusätze im Mund-Kieferbereich	166
5.5.1.	Systemische Komplikationen und ihre Therapie	167
5.5.2.	Lokale Komplikationen und ihre Therapie	170
6.	Allgemeinanaesthesie	171
6.1.	Definition, Narkosestadien	171
6.2.	Spezielle Problematik der Anaesthesie bei Eingriffen im Mund-Kiefer-Bereich	172

6.3.	Indikation zur Allgemeinanaesthesie	173
6.4.	Anaesthetika zur Allgemeinanaesthesie	173
6.4.1.	Inhalationsanaesthetika	173
6.4.2.	Intravenöse Anaesthetika	175
6.5.	Muskelrelaxantien	177
6.6.	Praktische Durchführung der Allgemeinanaesthesie bei zahnärztlichen Eingriffen	178
7.	Sofortmaßnahmen bei eingetretenem Herz-Kreislaufstillstand	182
7.1.	Voraussetzungen für den Erfolg der Maßnahmen	182
7.2.	Diagnose des Herz-Kreislaufstillstandes	182
7.3.	Durchführung der Wiederbelebungsmaßnahmen (ABC der Wiederbelebung)	183
7.4.	Mögliche Ursachen für Störungen der Atmung	192
7.5.	Mögliche Ursachen für Störungen der Herz-Kreislauffunktion	192
7.6.	Literatur	193

XIII. Der Schock ... 195

1.	Der hypovolämische Schock	195
1.1.	Klinisches Bild	198
2.	Der septische Schock	199
3.	Der kardiogene Schock	202
4.	Der anaphylaktische Schock	202
5.	Der spinale Schock	202
6.	Die Lungenembolie	203

XIV. Der operative Eingriff ... 204

1.	Aufklärung des Patienten	204
2.	Indikationen zur Operation	205
3.	Die präoperative Vorbereitung	206
4.	Grundsätze der operativen Technik	207
5.	Drainage	208
6.	Postoperative Behandlung	210

XV. Psychische Auffälligkeiten bei chirurgischen Patienten ... 215

XVI. Komatöse Zustände in der Chirurgie ... 216

1.	Definition	216
2.	Ursachen und Formen	216
3.	Symptomatologie der häufigsten Komaformen	216

XVII. Bluterkrankungen, Blut- und Volumenersatz, Blutgerinnung, Blutungsübel, Thrombosekrankheit ... 219

1.	Veränderung des roten Blutbildes ...	219
2.	Polycytaemia rubra vera ...	221
3.	Veränderung des weißen Blutes ...	221
4.	Blutübertragung, Blutersatzmittel ...	222
4.1.	Durchführung der Bluttransfusion ...	223
4.2.	Blutserologische Untersuchung vor der Transfusion ...	223
4.3.	Serologische Verträglichkeitsproben (Kreuzprobe) ...	225
4.4.	Gefahren der Bluttransfusion und ihre Verhütung ...	226
4.5.	Serologische Unverträglichkeiten ...	226
4.5.1.	Therapie ...	226
4.6.	Therapie mit Blutfraktionen ...	227
5.	Blutgerinnung ...	229
5.1.	Die Physiologie der Blutgerinnung ...	229
5.2.	Diagnostik der Blutgerinnungsstörungen ...	232
5.2.1.	Globalteste ...	232
5.2.2.	Gruppenteste ...	232
6.	Hämorrhagische Diathese = Blutungsübel ...	233
6.1.	Anamnestische und klinische Zeichen ...	233
6.2.	Chirurgisch wichtige Blutungsneigungen ...	234
6.3.	Blutungsneigung bei Hepatopathie ...	235
6.4.	Defibrinierungssyndrom ...	236
7.	Thrombosekrankheit ...	236
7.1.	Prophylaxe und Therapie thromboembolischer Verschlüsse ...	238
7.1.1.	Mechanische Maßnahmen ...	238
7.1.2.	Gerinnungshemmende Medikamente ...	238
7.1.3.	Operative Maßnahmen ...	241
8.	Fettembolie ...	241
9.	Luftembolie ...	242

XVIII. Erkrankungen der peripheren Arterien und Venen ... 243

1.	Erkrankungen der Arterien ...	243
1.1.	Diagnostik ...	243
1.2.	Therapie ...	248
2.	Erkrankungen der Venen ...	248
2.1.	Diagnostik; Trendelenburgischer Versuch ...	248
2.2.	Perthesscher Versuch ...	251
2.3.	Therapie ...	253

XIX. Tumorlehre ... 254

1.	Ätiologie ...	258
2.	Chemische Kanzerogene ...	258

3.	Physikalische Kanzerogene	259
4.	Viren	259
5.	Heredität	259
6.	Entwicklung der malignen Tumoren	260
7.	Tumorimmunologie	261
7.1.	Tumor-Antigene	261
7.2.	Mechanismen der Tumorimmunität	262
8.	Klinisches Bild	263
9.	Die Behandlung der malignen Geschwülste	264

XX.	**Die Transplantation**	268
1.	Die Autotransplantation	268
2.	Die Iso- bzw. Allotransplantation	271
3.	Verlauf der Verwerfung	273
4.	Die Xenotransplantation	274

XXI.	**Grundrisse der Unfallbegutachtung**	276
1.	Grundzüge der gesetzlichen Unfallversicherungen	276
2.	Das Durchgangsarztverfahren	276
3.	Verletztenrente	277
4.	Grundzüge der Rentenversicherung	277
5.	Privatversicherung	277
6.	Haftpflichtversicherung	277
7.	Gutachterwesen	278

Weiterführende Literatur 280

Sachverzeichnis 281

I. Die Untersuchung des chirurgischen Patienten

Die Behandlung eines Patienten durch den Arzt setzt ein Vertrauensverhältnis voraus. Das Zutrauen des Patienten kann der Arzt nur durch seine fachliche Qualifikation und seine sittliche Verhaltensweise erwerben. Am Anfang dieses Vertrauensverhältnisses steht die Kunst des Zuhörens. *Sprechstunde bedeutet zuerst Zuhören und dann Sprechen.* Das Vertrauen des Patienten wird auch durch Beispiele gefördert. Schäden durch Nikotin werden keineswegs überzeugend erklärt, wenn im Sprechzimmer des Arztes ein gefüllter Aschenbecher steht.

Die Empfehlung der Durchführung einer diagnostischen oder therapeutischen Maßnahme könnte durch die Feststellung unterstützt werden, daß der Arzt diese Maßnahme auch an sich oder seinen Angehörigen vornehmen ließe, d. h. jeder Patient sollte so behandelt werden, wie man dies für sich selbst erwartet.

Der Patient muß davon ausgehen können, daß der Arzt nicht nur zuhört, sondern auch seinen Worten Glauben schenkt. Fehlt ein objektiver Krankheitsnachweis, so darf keineswegs sogleich an Simulation gedacht werden. Nicht immer sind bei starken Schmerzen ein pathologisch-anatomisches Substrat und ein klinischer Befund nachweisbar. Aus diesem Grunde ist der Patient bis zum Nachweis des Gegenteils stets vertrauenswürdig.

Sobald ein Patient einen Arzt mit der Bitte um Untersuchung, Behandlung oder auch nur um eine fachliche Auskunft aufsucht, beginnt ein vertragliches Verhältnis zwischen beiden. Alles, was der Arzt von oder über seinen Patienten – auch von Dritten – hört, unterliegt der ärztlichen Schweigepflicht. Die ärztliche Schweigepflicht ist nicht nur eine ethische Forderung; ihre Verletzung hat auch strafrechtliche Konsequenzen.

Außer den Ärzten, Zahnärzten und Apothekern unterliegt jeder Helfer im weitesten Sinne, z. B. Pflegepersonal, medizinisch-technische Assistentinnen, Krankenwagenfahrer, Schreibkräfte, Medizinstudenten, Sprechstundenhilfen dieser Schweigepflicht.

Die Aufhebung der Schweigepflicht kann erfolgen durch:
a) Einwilligung des Patienten; dies gilt auch für Auskünfte gegenüber nahen Verwandten.

b) Gesetz, z. B. bei meldepflichtigen Infektionskrankheiten oder bei einem Vertragsverhältnis, z. B. mit Versicherungen. Für Gutachten muß jedoch eine ausdrückliche Entbindung von der Schweigepflicht durch den Patienten vorliegen.

c) Die Schweigepflicht muß gelegentlich aufgehoben werden, wenn der Arzt einen obrigkeitlichen Auftrag hat, was z. B. für die Entnahme einer Alkoholprobe auf Veranlassung der Polizei gilt. – Schließlich kann es vorkommen, daß der Arzt abwägen muß, ob er durch die Einhaltung der Schweigepflicht höhere Rechtsgüter verletzt. Dies gilt z. B. bei Geisteskranken, wenn er von einem geplanten Verbrechen erfährt und die Allgemeinheit davor schützen muß.

Telefonische Auskünfte sollten auf ein Minimum beschränkt werden.

Die Schweigepflicht ist die wichtigste Grundlage des Vertrauensverhältnisses zwischen Arzt und Patienten.

1. Aufklärung des Patienten

Jeder Patient hat ein Recht auf Aufklärung, die Diagnose, Behandlungsausmaß, Risiken und Prognose beinhalten soll. Allerdings sollte man das Aufklärungsgespräch so positiv gestalten, daß dem Patienten nicht jede Hoffnung genommen wird. Die Aufklärungspflicht des Arztes wird im Kapitel XI und XIII ausführlich abgehandelt.

Im Arztbrief sollte die Mitteilung nicht vergessen werden, auf welche Weise der Patient über die Natur und Prognose seiner Krankheit unterrichtet wurde.

2. Zwischenärztlicher Kontakt

Jede Überweisung zu einem anderen Fachkollegen sollte nur mit Arztbrief erfolgen, der sich auch nicht erübrigt, wenn eine mündliche oder telefonische Mitteilung erfolgte. Wenn der Fachkollege die Behandlung übernehmen soll, muß dies im Arztbrief vermerkt werden. Wird er um Rat gebeten, muß der Überweisungsbrief sofort beantwortet werden. Nach Abschluß der Behandlung bzw. nach einer längerdauernden Therapie sollte der überweisende Arzt stets durch einen Brief informiert werden.

3. Dokumentation

Alle erhobenen Befunde einschließlich Therapie und Verlauf müssen schriftlich festgehalten werden. Diese Dokumentation gestattet eine schriftliche Auswertung der angewandten Behandlungsverfahren. Eine Zugrundelegung des Diagnoseschlüsselsystems der WHO (World Health Organisation) ist ratsam.

Die Dokumentation schützt vor falschen Beschuldigungen und ermöglicht eine Bestätigung oder Kritik der angewandten Therapie.

4. Allgemeine Untersuchungsprinzipien

Der Ablauf der chirurgischen Diagnostik kann in folgende Stufen gegliedert werden:
- Aufnahme der Vorgeschichte (Anamnese) mit Allgemeinbetrachtung des Patienten.
- Körperliche Untersuchung des Patienten.
- Kritische Sichtung und Abwägung der Informationen und Prüfung möglicher Zusammenhänge, aus der die gezielte Suche nach weiteren Informationen resultiert.
- Differentialdiagnose durch Nachweis oder Ausschluß weiterer stützender oder widerlegender Befunde.
- Betrachtung zugänglicher Teile des Körperinneren durch Endoskopie.
- Sicherung der klinischen Befunde durch Röntgenuntersuchung, biochemische, bakteriologische, serologische u. a. Befunde.
- Probeexzision bzw. Probeoperation.

Eine Diagnose läßt sich in 80% aller Fälle aus Anamnese und klinischer Untersuchung stellen. Bei den restlichen 20% fordert die diagnostische Abgrenzung spezielle Untersuchungsmethoden.

5. Anamnese

Die Erhebung der Vorgeschichte nimmt oft längere Zeit als die Untersuchung in Anspruch. Erfragt werden sollen die Familienvorgeschichte, früher durchgemachte Krankheiten, Kriegsverletzungen, Unfälle, Abusus von Genußmitteln, länger eingenomme Medikamente, berufliche Umgebung, Umgang mit Haustieren *und* augenblickliche Beschwerden.

6. Schmerzanalyse

Der Schmerz soll genau lokalisiert, seine Ausstrahlung erfaßt werden. Wichtig ist auch der Zeitpunkt seines Auftretens (z. B. Zusammenhang mit den Mahlzeiten), seine Dauer und der Schmerzcharakter (z. B. kolikartig). In diesem Zusammenhang sollte auch nach den eingenommenen oder gerade verabreichten Medikamenten (s. o.) gefragt werden, die den Schmerz maskieren können.

7. Inspektion

Die Untersuchung soll mit der Allgemeinbetrachtung des ganz entkleideten Patienten beginnen. Dabei beachte man Gesichtsausdruck, Haltung, Gang bzw. Lage im Bett u. a. Bereits die Inspektion kann nicht selten die Diagnose in eine bestimmte Richtung lenken, wenn z. B. eine Blutarmut (Anämie) durch Blässe der Haut, eine Gelbsucht (Ikterus) durch Gelbfärbung von Haut und Skleren oder ein Schockzustand durch Blässe der Haut, kalte und bläulich verfärbte Akren, kalter Schweiß, leichtes Zittern und eventuell Bewußtseinstrübung festgestellt werden (Abb. 1 a).

Im Anschluß daran werden erkrankte oder verletzte Regionen und die benachbarten Gebiete angesehen (Abb. 1 b).

8. Palpation

Vor der jetzt beginnenden physikalischen Untersuchung sollen dem Patienten die beabsichtigten Maßnahmen erläutert werden.

Die Hände werden am Körper flach aufgelegt, wo der Patient keine Schmerzen hat. Die zu untersuchende Körperregion sollte entspannt sein. Für die Beurteilung der Bauchorgane liegt der Patient mit leicht gebeugten Beinen auf dem Rücken und atmet durch den offenen Mund. Der Kopf sollte leicht angehoben auf einem Kissen liegen. Durch Ablenkung, Unterhaltung und sehr vorsichtige Palpation kann

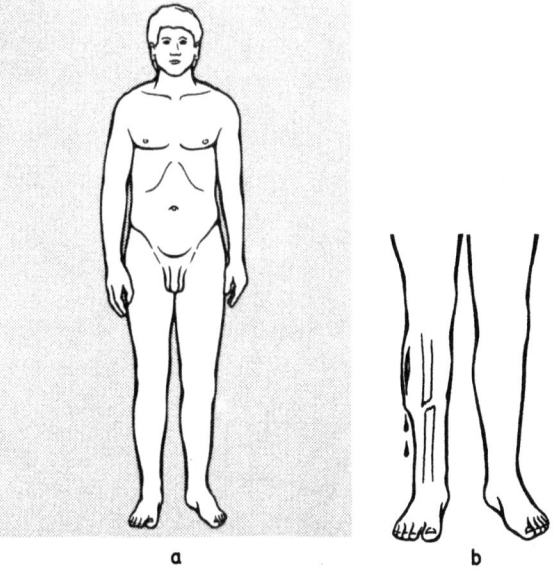

Abb. 1a u. b. Inspektion. **a** allgemeine, **b** lokale

die willkürliche Spannung der Bauchmuskulatur im Gegensatz zur reflektorisch entstandenen unwillkürlichen Muskelspannung beseitigt werden. Der unangenehme Teil der Untersuchung wird zuletzt vorgenommen (Abb. 2 a–b).

Für bestimmte Organe gibt es Druckpunkte, z. B. unter dem rechten Rippenbogen – Gallenblasenerkrankung, epigastrischer Winkel, Ulkus-Leiden, MacBurney-Appendizitis. Es folgt die Tiefenpalpation mit Bestimmung der Größe (z. B. linsengroß), Oberfläche (glatt, höckrig), Form (rund, unregelmäßig), Verschieblichkeit gegenüber Haut und Unterlage und Konsistenz (weich, hart) von Organgen und Resistenzen.

Bei der bimanuellen Palpation schiebt eine Hand das Organ von hinten z. B. Milz oder Niere der vorne untersuchenden Hand entgegen (Abb. 2 c).

Das System der Fluktuation beruht darauf, daß eine geschlossene Flüssigkeitsansammlung (z. B. Bluterguß, Abszeß) nicht zusammengedrückt werden kann. Die fluktuierende Resistenz wird zwischen Daumen und Zeigefinger der einen Hand gefaßt; beim Druck auf ihre Oberfläche durch den Druckfinger der anderen Hand muß sie entweichen und an der ersten Stelle spürbar werden.

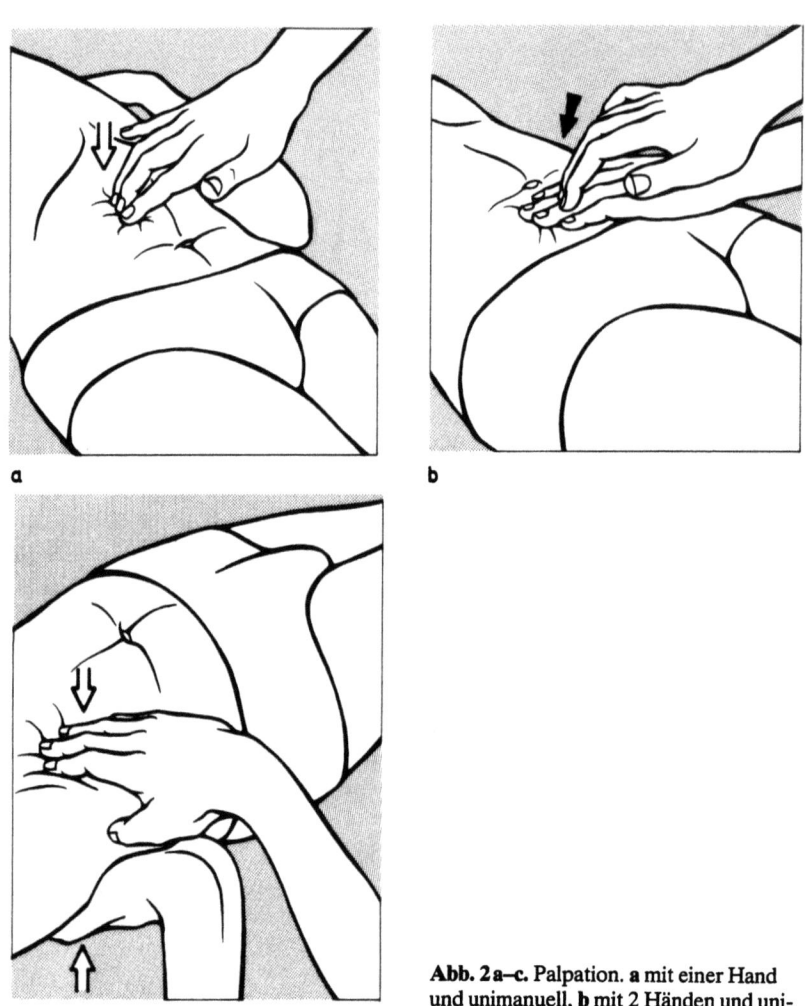

Abb. 2a–c. Palpation. **a** mit einer Hand und unimanuell, **b** mit 2 Händen und unimanuell, **c** bimanuell

9. Perkussion und Auskultation

Ein Organ gibt je nach seinem Luftgehalt bei Beklopfung einen hellen (Schachtelton) oder einen gedämpften Schall (Schenkelschall) ab. Dieses Phänomen wird zur Bestimmung von Erkrankungen und Organgrenzen, z. B. von Herz, Lunge, Leber, Milz verwandt (Abb. 3a u. b). Ein Aszites wird am genauesten durch Nachweis einer wandernden

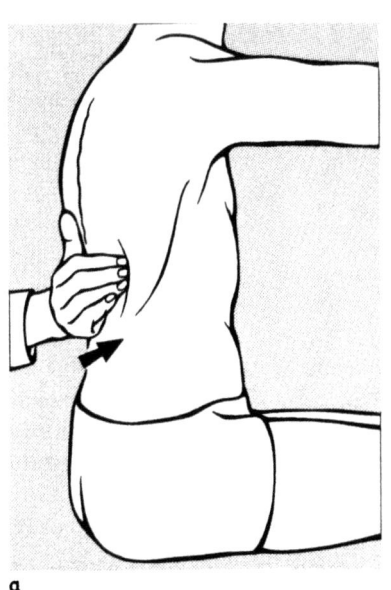
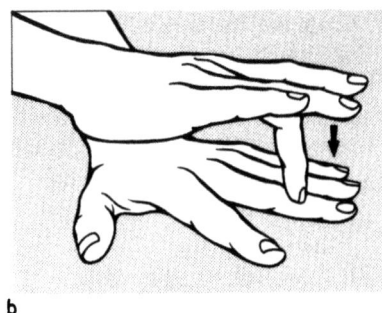

Abb. 3a u. b. Technik der vergleichenden direkten (a) und indirekten (b) Perkussion

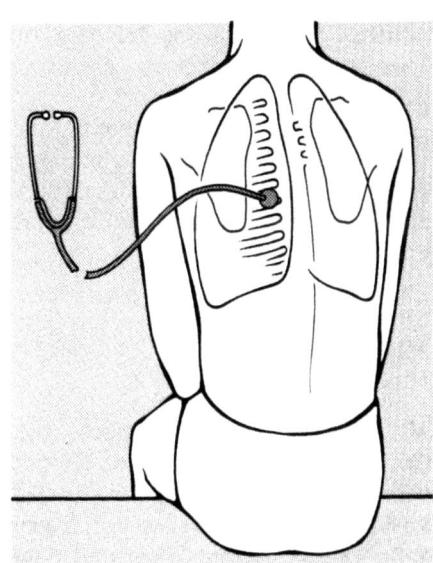

Abb. 4. Technik der Auskultation mittels Höhrrohr (Stethoskop)

Dämpfung an der seitlichen Bauchwand beim Drehen des Patienten festgestellt.
Die Auskultation kann mit bloßem Ohr oder dem Stethoskop vorgenommen werden (Abb. 4). Sie erfaßt Erkrankungen von Herz, Lunge, Rippenfell, Herzbeutel und Gefäßerweiterung bzw. -verengung; auch Darmgeräusche werden erfaßt.

10. Geruchsdiagnostik

Durch Ausnutzung des Geruchsvermögens können bei der Untersuchung neue Aspekte gewonnen werden, z. B. süßlicher Modergeruch beim Leberversagen, süßlich-fader Geruch der Ausatmungsluft bei Lungengangrän, kotartiger Geruch der Kolikeime, obstartiger Acetongeruch der Ausatmungsluft bei Diabetikern.

11. Maß- und Gewichtsbestimmung, Funktionsprüfungen

Es folgt die Messung von Pulsfrequenz, Blutdruck, der Körpertemperatur (axillär und rektal) und die Bestimmung von Körpergewicht und Körpergröße.
Bestimmte Funktionsprüfungen sind einmal zur Diagnostik und zum anderen zur Abklärung der operativen Belastbarkeit (z. B. Spirometrie, Elektrokardiogramm, Elektronenzephalogramm u. a.) erforderlich.
Längen- und Umfangmessung, die Bestimmung von Winkelgraden für Beugung, Streckung, Dehnung, Ab- und Adduktion sind notwendig, um das Ausmaß der Funktionseinschränkung einer Extremität z. B. nach Unfällen quantitativ zu erfassen, was gutachterliche Bedeutung hat (s. Kapitel XXI).

12. Endoskopie

Mit Hilfe optischer Instrumente, die meistens voll flexibel sind, kann das Innere von Organen und Körperhöhlen eingesehen werden (Tracheoskopie, Oesophagogastroduodenoskopie, Bronchoskopie, Thorakoskopie, Mediastinoskopie, Laparoskopie, Koloskopie, Zystoskopie, Rektoskopie, Arthroskopie und Arterioskopie).

13. Notfalldiagnostik

Nach Unglücksfällen und bei akuten chirurgischen Krankheiten müssen Diagnostik und Therapie Hand in Hand laufen, da lebensbedrohliche Funktionsstörungen keinen Therapieaufschub dulden. Stets hat die Beseitigung lebensbedrohlicher Störungen den Vorrang vor speziellen diagnostischen Maßnahmen, z. B. muß eine Ateminsuffizienz, ein Schock oder eine schwere Blutung vor weiteren diagnostischen Maßnahmen behandelt werden. Die Diagnostik ist auf ein absolut notwendiges Minimum zu beschränken. Entscheidend für die richtige Diagnose sind darüber hinaus wiederholte Untersuchungen und fortlaufende Beobachtungen.

14. Zusatzuntersuchungen

Zur Differenzialdiagnose sind weitere Untersuchungen, zu der eine besondere Apparatur oder spezielle Erfahrungen und Schulung des Untersuchers Voraussetzung sind, erforderlich. Nicht selten muß der Patient einem anderen Arzt überwiesen werden.

Bei der Zusatzuntersuchung durch einen *Internisten* muß insbesondere die Operabilität (Belastbarkeit des Kranken) überprüft werden. Dieser führt routinemäßig vor jeder Operation ein Elektrokardiogramm, eventuell mit Belastung, und eine Röntgenaufnahme des Thorax durch und beurteilt sie. – Die Diagnostik wird dem Internisten ohnehin auch dann überlassen, wenn eigene Erfahrungen oder besondere apparative Ausrüstungen auf dem betreffenden Gebiet fehlen.

Eine *neurologische Untersuchung* wird bei allen Schädel-Hirntraumen, bei Patienten mit Kopfschmerzen, Hirndruck, motorischen oder sensiblen Reiz- und Ausfallserscheinungen vorgenommen. Wichtige Untersuchungsmethoden sind Echoenzephalogramm, Elektroenzephalogramm (EEG), Hirnszintigramm bzw. Computertomogramm und eventuell die zerebrale Angiographie.

Die Untersuchung des Augenhintergrundes durch einen Augenarzt wird bei Patienten mit akutem oder chronischem Hirndruck, ebenso bei Verletzungen des Auges selbst oder der Augenlider, am besten bei allen frontalen Kopfverletzungen vorgenommen.

Ein Hals-Nasen-Ohrenarzt solle den Chirurgen bei allen Schädelbasis- und Gesichtsverletzungen diagnostisch beraten und therapeutisch unterstützen.

Eine gynäkologische Untersuchung ist bei Unterbauchprozessen zur Differentialdiagnose gelegentlich notwendig.

Selbstverständlich wird man jeden Patienten, der sich psychisch abnorm oder besonders auffällig verhält, dem Psychiater vorstellen.

15. Weitere spezielle Untersuchungen

Die histologischen Untersuchungen sind zur Sicherung einer Diagnose notwendig. Je näher der Pathologe dem Operationssaal ist, um so leichter ist die Zusammenarbeit. – Zytologische Bewertungen sind sinnvoll, wenn sich kein Gewebe, sondern nur Zellen oder Flüssigkeit gewinnen lassen.

Laborchemische Untersuchungen werden meistens im eigenen klinischen Labor vorgenommen und sind für die Stellung der Diagnose unumgänglich.

Bakteriologische und serologische Untersuchungen dienen dem Nachweis eines Erregers bzw. einer Infektionskrankheit.

Toxikologische Untersuchungen haben Bedeutung bei Vergiftungen.

Röntgenologische Untersuchungen, solche mit Isotopen, Ultraschall und Computertomogramm – die letzteren drei haben in den letzten Jahren erheblich zugenommen – werden in der Röntgenabteilung oder Radiologischen Klinik des Krankenhauses vorgenommen und tragen entscheidend zur Stellung der Diagnose bei.

II. Erste Hilfe im Notfall

Die ärztliche Hilfe am Unfallort oder im Betrieb will
- durch sachgemäße Behandlung weiteren Schaden verhindern,
- akute, lebensbedrohliche Zustände wie Blutung, Erstickung und Herzstillstand beseitigen,
- den drohenden oder bereits eingetretenen Schock behandeln,
- einen korrekten Transport vorbereiten und
- für eine optimale Weiterbehandlung Sorge tragen.

1. Die Erstversorgung

Beim bewußtlosen Verunglückten muß als erstes festgestellt werden, ob die Atmung frei ist, ein Atem- oder Herzstillstand vorliegt oder ein Blutungsverdacht besteht.

Kann ein solcher lebensbedrohlicher Zustand nicht festgestellt werden, soll man sich bei bewußtlosen oder benommenen Verunglückten wie folgt verhalten:
- Der Verunglückte soll in eine stabile Lage gebracht werden, damit Aspiration von Blut, Sekret oder Mageninhalt nicht möglich ist (Abb. 5).
- Die Atemwege müssen frei gemacht und gehalten werden. Mund und Rachen werden gesäubert; Zahnprothesen werden entfernt, der Kopf reklimiert (s. Abb. 70, Kap. XII) und eventuell ein oraler Tubus eingelegt.
- Man beachtet Mehrfachverletzungen.
- Die Normalkörpertemperatur soll erhalten bleiben, indem der Patient in der warmen Jahreszeit nicht in die Sonne gelegt und bei Kälte zugedeckt wird.
  Der Verunglückte soll ein leichtes Analgetikum intravenös erhalten; allerdings sind Opiate, insbesondere bei Verdacht auf abdominelles oder Schädelhirntrauma, zu vermeiden.
- Es soll eine Infusion angelegt werden. Auch im schwersten Schock kollabiert die V. anonyma bzw. subclavia nicht, so daß stets eine

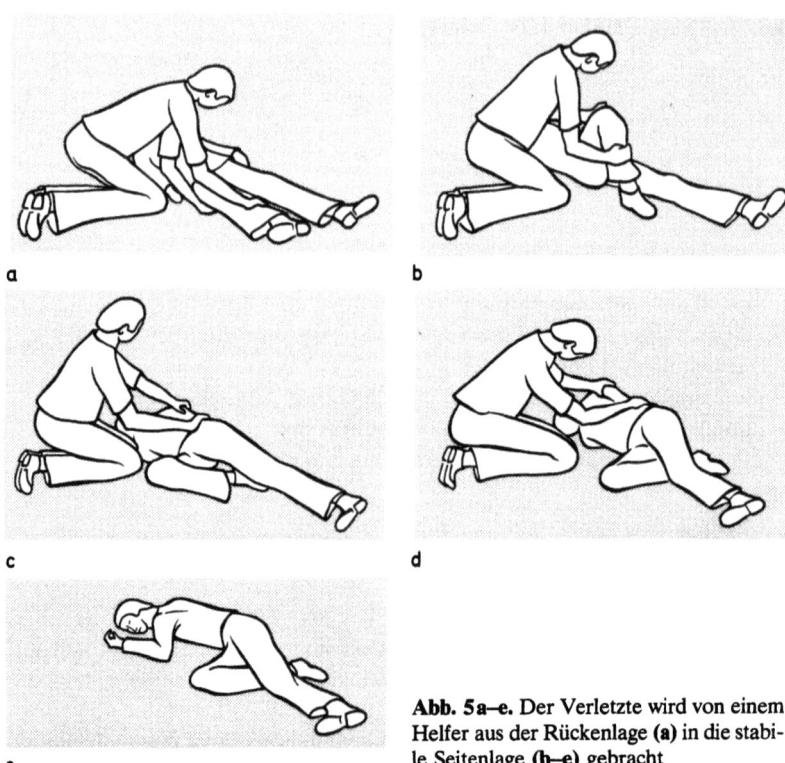

Abb. 5a–e. Der Verletzte wird von einem Helfer aus der Rückenlage (a) in die stabile Seitenlage (b–e) gebracht

Injektion und Infusion an dieser Stelle möglich ist (Abb. 6). Bei der peripheren Infusion verwende man Plastikkanülen und meide als Punktionsstellen die Gelenke. Als Infusionslösungen sind Plasmaexpander zu bevorzugen. – Für den Fall, daß ausnahmsweise eine Infusion nicht angelegt werden kann, wird durch Hochlagerung der Beine, z. B. auf einem Stuhl, eine Autotransfusion vorgenommen.
- Bei Vorliegen eines Schocks sind entsprechende Maßnahmen zu ergreifen (Kap. XIII).
- Im Anschluß daran sollte der Verunglückte möglichst im Krankentransportwagen in das nächste geeignete Krankenhaus gebracht werden, das über eine sofort einsatzbereite Operationsgruppe, eine Blutbank, eine Röntgeneinrichtung, ein Labor und eine Wachstation verfügt. Der Transport soll mit wenigen Ausnahme in Seitenlage erfolgen. Der Verletzte sollte während des Transportes überwacht werden.

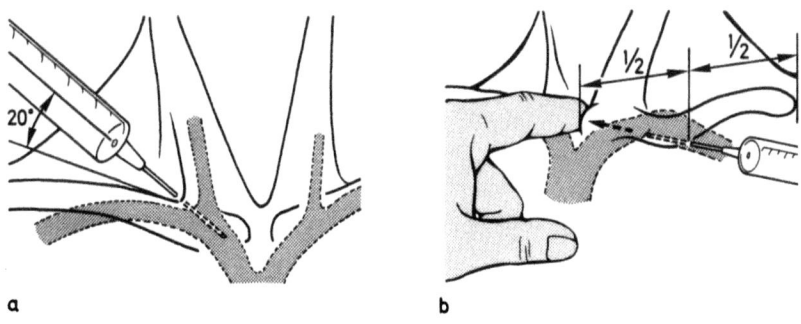

Abb. 6a u. b. Technik der supra- (**a**) und infraclavikulären (**b**) Punktion der V. anonyma bzw. subclavia

2. Lebensbedrohliche Notfälle

2.1. Erstickung

Nachdem der Verletzte so gelagert ist, daß Blut, Schleim und Sekret aus dem Mund herausfließen können, die Atemwege gereinigt und die Prothesen entfernt worden sind, wird mit der künstlichen Beatmung von Mund-zu-Mund oder Mund-zu-Nase begonnen (Abb. 7). Mund-zu-Mund und Mund-zu-Nase-Beatmung sind kontraindiziert, wenn der Patient Gift getrunken hat. – Vor jeder künstlichen Beatmung überzeugt man sich, ob ein Spannungspneumothorax vorliegt oder ein Kehlkopfverschluß (Stridor!) vorhanden ist, da diese zunächst beseitigt werden müssen.

Am einfachsten ist die Mund-zu-Mund-Beatmung mit Hilfe von Tubus und Ambubeutel. – Nur bei ausgedehnten Verletzungen des Gesichts, die die genannten Behandlungsmöglichkeiten unmöglich machen, ist die Wiederbelebungsmethode nach Silvester indiziert (Einzelheiten s. Kapitel XII).

Bei Verlegung der Atemwege, z. B. durch Fremdkörperaspiration muß innerhalb von 5 Minuten eine Koniotomie, eine Punktion der Trachea oder eine Nottracheotomie erfolgen.

Bei der Koniotomie liegt der Verletzte auf dem Rücken, die Schultern sind mittels eines Polsters angehoben, der Kehlkopf wird zwischen Schild- und Ringknorpel eröffnet (Abb. 8).

Bei der Notpunktion punktiert man die Trachea 1–2 Querfinger darunter meistens zwischen dem 1. und 2. bzw. dem 2. und 3. Knorpelring.

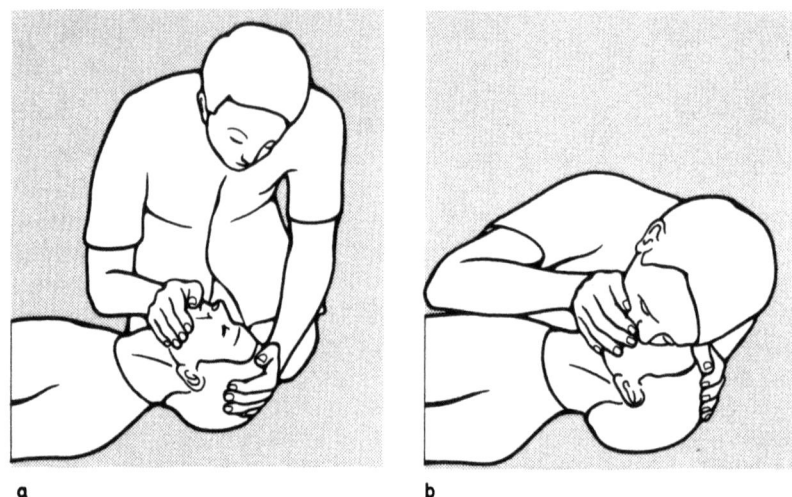

Abb. 7a u. b. Mund-zu-Mund (a) und Mund-zu Nasebeatmung (b) bei Atem- und Herzstillstand

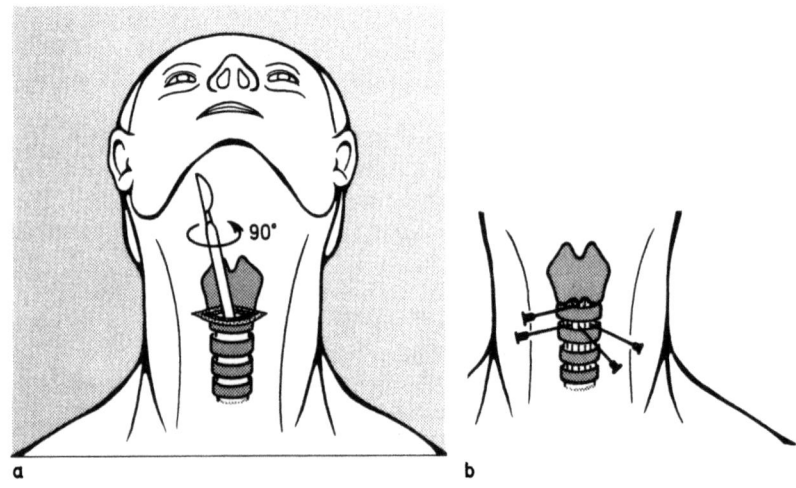

Abb. 8a u. b. Koniotomie (a) u. Trachealpunktion (b) beim Glottisödem oder bei einem Hindernis in der Stimmritze

Bei der Nottracheotomie erfolgt die Lagerung wie bei der Koniotomie. Nach Längsschnitt 2 Querfinger oberhalb des Jugulums werden subkutanes Fettgewebe und Faszien scharf durchtrennt und die Trachea stumpf isoliert. Liegt sie frei, so wird sie auf einer Strecke von 1,5 cm Länge inzidiert.

2.2. Herzstillstand

Ursache, Symptome und Behandlung werden in Kapitel XII ausführlich beschrieben.

2.3. Blutungen

Bei arteriellen Blutungen ist das Blut hellrot und spritzt synchron mit dem Herzschlag aus der Wunde; es fließt aus der Wunde, wenn der Defekt in der Tiefe liegt. Bei der venösen Blutung sickert das Blut kontinuierlich; die Stärke der Blutung hängt von der Lage der Verletzungsstelle zum Herzen und der Größe des verletzten Gefäßes ab. – Blutungen können auch nach innen in die Körperhöhlen erfolgen und werden dann nur indirekt z. B. am Schock bemerkt.

Die Blutstillung erreicht man bei Extremitätenverletzungen durch Hochlagerung und Kompressionsverband (Abb. 9a). Ein Abbinden einer Extremität sollte wegen der bekannten Nachteile des verhinderten venösen Rückstroms mit Hypoxie und Azidose vermieden werden. Man kann entweder das Gefäß direkt abklemmen oder oberhalb der Verletzungsstelle abdrücken (z. B. Komprimieren der A. brachialis oder femoralis) (Abb. 9b + c) bei Extremitätenarterienverletzungen.

2.4. Luftembolie

Hierbei gelangt atmosphärische Luft oder ein anderes Gas in das venöse Gefäßsystem. Voraussetzung ist das Klaffen der entstandenen Venenöffnung. Dazu kommt es z. B. bei Halsvenenverletzungen. Nach Verletzung von Hals und Thorax macht sich ein Beklemmungsgefühl und eine Atemnot bemerkbar.

Die klaffende Vene soll sofort zugedrückt, ein Kompressionsverband angelegt und Beine und Becken hochgelagert werden, damit der venöse Druck in der oberen Körperhälfte ansteigt.

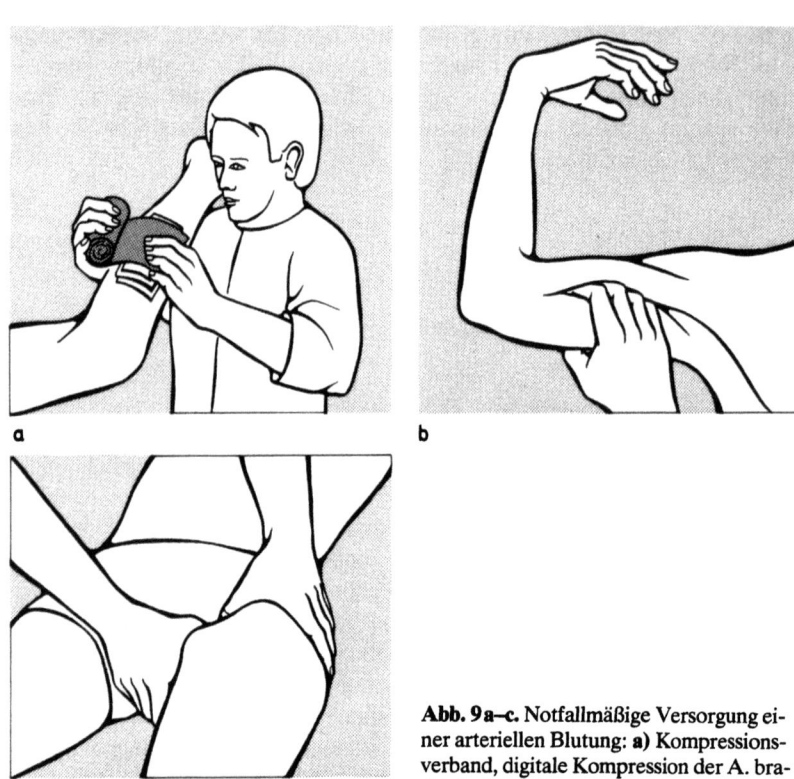

Abb. 9a–c. Notfallmäßige Versorgung einer arteriellen Blutung: **a)** Kompressionsverband, digitale Kompression der A. brachialis **(b)** u. femoralis **(c)**

2.5. Schädelhirntrauma

Neben Freimachen der Atemwege, Schockbehandlung, Warmhalten des Patienten und Seitenlagerung müssen Pupillenreaktion und Pulsfrequenz sowie Nervenausfallserscheinungen, insbesondere Grad und Tiefe der Bewußtlosigkeit beachtet werden. Eine einseitige Pupillenerweiterung ist fast ausschließlich auf der Seite des raumfordernden Prozesses; eine neurochirurgische Therapie ist schnellstens notwendig. Eine Bewußtlosigkeit nach freiem Intervall ist immer alarmierend. Offene Schädelfrakturen sollen sofort steril verbunden werden.

2.6. Verbrennungen

Siehe Kapitel VII.

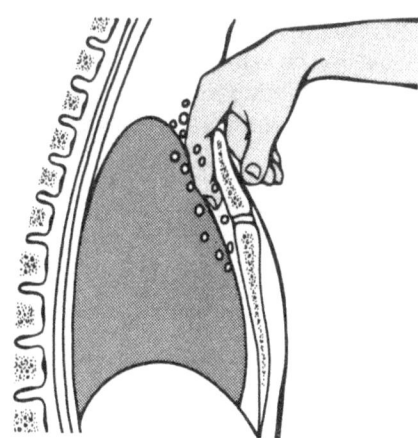

Abb. 10. Collare Mediastinostomie, z. B. zur Beseitigung eines Spannungsmediastinums

2.7. Elektrische Unfälle

Als erstes muß die Stromquelle bei eigener Isolierung abgeschaltet werden. Da meistens ein Kammerflimmern vorliegt, muß sogleich mit der Herzmassage und künstlichen Beatmung begonnen werden.

2.8. Verletzungen des Brustkorbs

Beim offenen Pneumothorax wird die Wunde luftdicht verschlossen, beim Spannungspneumothorax besteht die einzig lebensrettende Maßnahme in einer Beseitigung des Überdrucks durch Einstechen einer möglichst dicken Kanüle im 2. oder 3. Interkostalraum 3 Querfinger neben dem Brustbein. Die Kanüle soll liegen bleiben und möglichst an ihrem Ende einen abgeschnittenen Gummifinger mit Loch tragen.

2.9. Mediastinalemphysem

Es ist charakterisiert durch eine hochgradige Dyspnoe, Zyanose und Todesangst. Das Gesicht und die Haut des Halses sind durch das Emphysem weit aufgetrieben; es besteht eine Halsvenenstauung. Der einzig lebensrettende Eingriff ist eine Druckentlastung ins Mediastinum durch eine collare Mediastinostomie (Abb. 10). Nach einem kleinen

Hautschnitt über dem Jugulum werden die Halsfaszien durchtrennt; danach geht man mit dem Zeigefinger stumpf in das lockere Bindegewebe des Mediastinums unter Fühlung der Sternumhinterwand. Merkbar entweichen Luft und schaumiges Blut.

2.10. Pfählungsverletzungen

Eingedrungene Gegenstände sollten unter allen Umständen erst vom Chirurgen im Krankenhaus entfernt werden.

2.11. Luxationen und Frakturen

Schmerzstillung, eventuell steriler Wundverband, Ruhigstellung des Bruches durch Schienung. Bei Extremitätenfrakturen Puls und Sensibilität distal der Bruchstelle prüfen; wenn die Durchblutung oder nervale Versorgung gestört ist, muß der Verunglückte beschleunigt transportiert werden (s. Kap. VIII).

III. Grundrisse der chirurgischen Pathophysiologie

Die veränderlichen Lebensbedingungen einerseits und die höheren Ansprüche und Aufgaben der Zelle des Organismus der höheren Evolutionsstufe andererseits haben, besonders bei höheren Mammalien, durch Evolution zur Entwicklung von sehr differenzierten autoregulatorischen Mechanismen geführt, deren Aufgabe darin besteht, das Milieu intérieure (Claude Bernard) nach jeder äußeren Aggression (Trauma, Infektion und Ähnliches) schnellstens in den normalen Zustand quo ante zu bringen. Diese autoregulatorischen Mechanismen, die von Cannon als »Homöostasis« definiert wurden, bestehen aus neurogenen, endokrinen und metabolischen Prozessen, die untereinander gekoppelt sind und so ein dynamisches Gleichgewicht zwischen der Zelle bzw. dem Organismus als Ganzem und der Umgebung ermöglichen. Mit anderen Worten: Es handelt sich hier um die Schutzmechanismen, die für das Überleben notwendig sind.

1. Herz und Blutkreislauf

Ein einzelliger Organismus, der im Meer lebt, kann seinen Sauerstoffbedarf aus der unmittelbaren Umgebung wegen der kurzen Diffusionsstrecke schnell befriedigen und Abfallprodukte seines Stoffwechsels dorthin abgeben. Wegen der unendlich kleinen Masse der Zelle gegenüber dem sie umgebenden Milieu bleiben so seine Lebensbedingungen unverändert.

Bei höheren Tieren und dem Menschen, die ihr eigenes Milieu intérieure gegenüber der Umgebung abgekapselt haben, haben sich besondere Organe für die Assimilation und Ausscheidung der metabolischen Stoffe entwickelt. Wegen der zu langen Diffusionsstrecke ist der Kreislauf als Transportsystem entwickelt worden, und zwar mit besonders ausgeprägten Eigenschaften wie große Faßkraft für Sauerstoff und Kohlendioxyd, Wärmekapazität (Wärme, die bei Stoffwechselvorgängen in den Zellen entsteht) und einer Umlaufgeschwindigkeit, die schon im Ruhezustand sehr hoch ist und bei Bedarf um ein Vielfaches

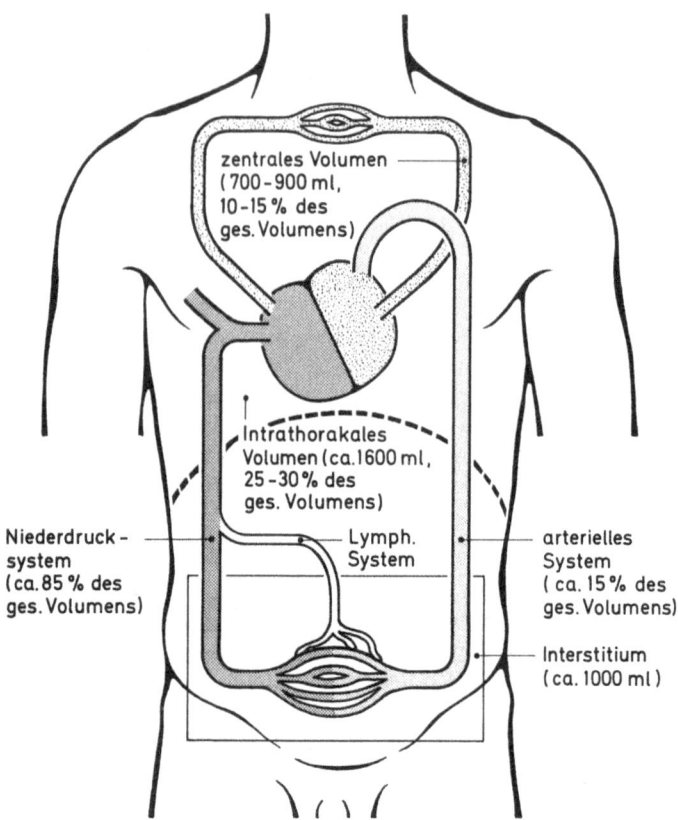

Abb. 11.
Verteilung des zirkulierenden Blutvolumens in den einzelnen Kreislaufabschnitten

erhöht werden kann, zuletzt durch sehr feine Aufteilungen des Gefäßsystems. Von den Kapillaren werden die Gewebszellen fast direkt erreicht, d. h. die Diffusionsstrecke wird auf ein Minimum reduziert (so erreicht ein O_2-Molekül von der Lunge aus die entfernteste Muskelzelle in etwa 5 Sekunden).

Der Kreislauf bildet also ein System, das mit dem Herzen als Motor in der Mitte die Aufgabe hat, entsprechend jeder Funktion bzw. jedem Zustand die Organe adäquat zu durchbluten. Dabei sind verschiedene Abschnitte, die auch schon im Ruhezustand unterschiedliche Anteile des zirkulierenden Blutvolumens aufweisen, zu unterscheiden (Abb. 11).

Um die Anpassungsvorgänge und Veränderungen des Kreislaufs in

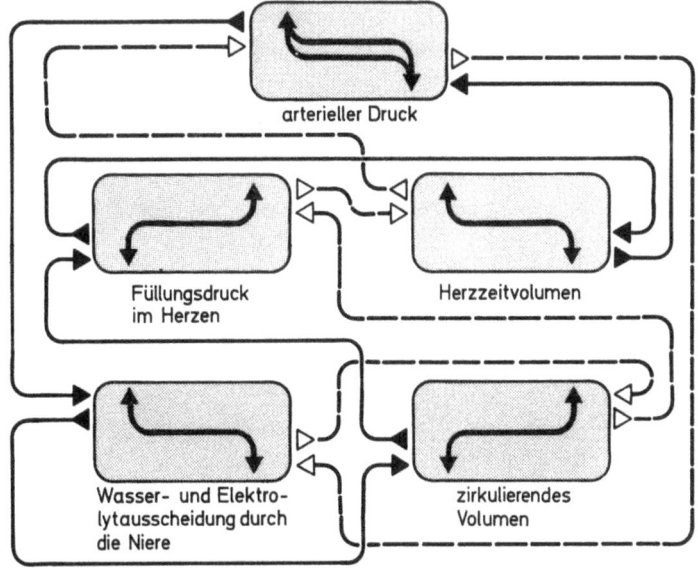

Abb. 12. Reglerkreis der Anpassungsmechanismen des Kreislaufs

pathologischen Zuständen leichter verständlich zu machen, sei kurz an die physiologisch-regulatorischen Mechanismen erinnert. Die Anpassung des Kreislaufes bzw. die Mechanismen zur Erhaltung des notwendigen Perfusionsblutdruckes lassen sich vereinfacht als folgender Regelkreis darstellen (nach Guyton): Erhöhung des Blutdruckes verursacht eine verstärkte Ausscheidung von Wasser und Elektrolyten durch die Niere; dadurch wird das Blutvolumen vermindert, was zur Verkleinerung des venösen Rückflusses bzw. Füllungsdruckes im venösen Schenkel führt und dies wiederum hat die Abnahme des Herzschlag- bzw. Minutenvolumens zur Folge; als Endergebnis sinkt der arterielle Druck ab. Dieser Kreis kann auch umgekehrt ablaufen, kann aber auch an jedem dieser Punkte beginnen (Abb. 12). Diesem Kreis sind noch zwei wichtige Komponenten hinzuzufügen: einmal der balancierte Wasser- und Elektrolythaushalt und zweitens die Änderungen des peripheren Gefäßwiderstandes – ein autoregulatorischer Mechanismus, mit dem sich das Gewebe eine möglichst optimale eigene Perfusion sichert. Diese Mechanismen sind zum großen Teil gewebsspezifisch (für die Haut ist die Körpertemperatur und für das Gehirn CO_2 der wichtigste Anreiz), dennoch lassen sie sich weitgehend auf einen gemeinsamen Nenner bringen: das Gleichgewicht zwischen Bedarf (erhöhte Temperatur oder Arbeit) und Angebot an Sauerstoff.

Was die regulatorischen Wirkungsmechanismen bei der Gewebshypoxie angeht, so ist dieses Phänomen noch nicht genau geklärt. Es werden verschiedene, in diesem Zustand entstehende Substanzen diskutiert (Adenosin, Kalium, Histamin, Milchsäure usw.). Mangel an O_2 wirkt direkt an der Muskelzelle der Wand der Gefäße des betroffenen Bezirkes und verursacht dort eine Abnahme der Kontraktionskraft. Diese örtlichen Vorgänge können auch auf nervalem Wege, durch Axonreflexe, zur lokalen Vasodilatation führen.

1.1. Herzzeitvolumen

In Ruhe bewegt das Herz eines Erwachsenen etwa 5–6 l/min, obwohl es in der Lage ist, 10–15 l zu fördern (bei trainierten Personen ist dieser Unterschied noch größer). Die Differenz zwischen diesem Ist- und Kann-Volumen stellt die Herzreserve dar. Nach Guyton werden etwa 90–95% des Herzzeitvolumens durch Faktoren der Peripherie reflektorisch (der Sympathikus beschleunigt die Frequenz und verstärkt die Kontraktionskraft und Hämodynamik) und nur der Rest von 10–15% durch das Herz selbst reguliert. Eine Ausnahme bildet das erkrankte Myokard, bei dem das Herz selbst das Limit seiner Leistung darstellt.

Von den hämodynamischen Faktoren spielt der venöse Rückfluß, d. h. der Füllungsdruck des Niederdrucksystems die wichtigste Rolle. Diese Komponente wird durch die Zirkulation in der Peripherie kontrolliert, d. h. durch die Menge des Blutvolumens, das durch das Gewebe hindurchfließt. Der venöse Rückfluß ist als Arbeitsangebot an das Herz zu verstehen und wird durch die Differenz zwischen Füllungsdruck und dem Druck im rechten Vorhof – ZVD (zentralvenöser Druck) – bestimmt (Abb. 13).

Diese Mechanismen sind Grundsteine für das Verständnis der Hämodynamik im Schock, gleichermaßen ob es sich um einen echten Volumenverlust (hämorrhagischer Schock) oder eine Vasodilatation (z. B. septischer Schock) handelt. Ist der Füllungsdruck, d. h. der venöse Rückfluß, vermindert, bleibt dadurch der arterielle Druck trotz erhöhter Herzarbeit niedrig.

Anders ist es beim kardiogenem Schock: Obwohl die Herzleistung vermindert ist, kann, wenn gleichzeitig die Nieren in ihrer Funktion eingeschränkt sind, durch Angebot an erhöhtem Volumen bzw. erhöhtem Füllungsdruck oft ein ausreichendes Volumen im arteriellen Schenkel ausgeworfen werden, allerdings nur in beschränkter Zeit.

An regulatorischen Veränderungen der Herzfrequenz sind stets Än-

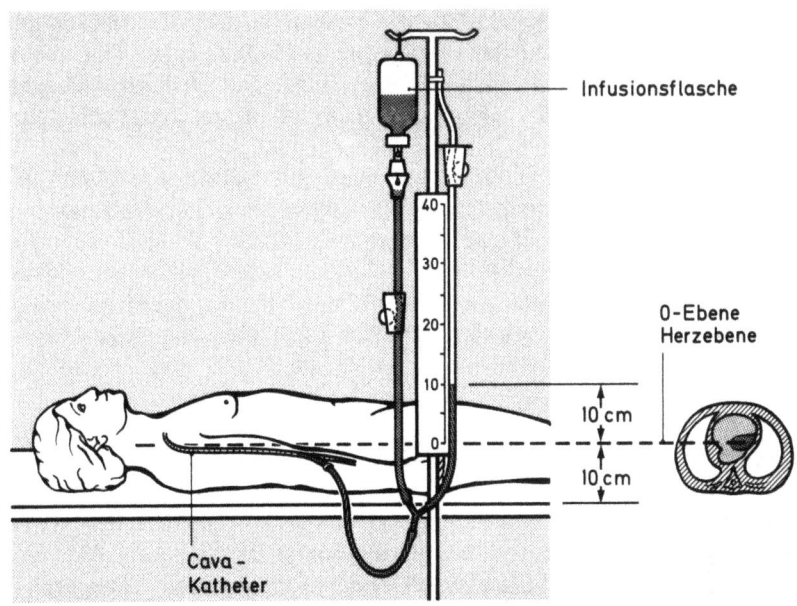

Abb. 13. Messung des zentral-venösen Druckes

derungen des Vagus- und des Sympathikustonus beteiligt, wobei durch zentrale Verschaltung eine Erhöhung der vagalen Impulse mit einer Verminderung der sympathischen einhergeht und umgekehrt.

Bei der Anpassung des kardiovaskulären Systems an die Organleistung kann gesagt werden, daß die Leistung des Gesamtkreislaufes durch die Erhöhung des Herzminutenvolumens durch nervale Vorgänge bestimmt wird, die örtliche Mehrdurchblutungen dagegen vorwiegend von lokalen Faktoren beherrscht werden.

An der Regulation des arteriellen Druckes sind mehrere Mechanismen beteiligt. Obwohl sie einzeln nicht in der Lage sind, den gewünschten Effekt, d. h. den arteriellen Druck in jeder Situation und auf Dauer, aufrecht zu erhalten, führt das Zusammenspiel und die Summation der Wirkungen mit ausreichender Sicherheit zum Ziele.

1.2. Nerval-reflektorische Mechanismen

a) *Baro-Presso-Rezeptoren,* lokalisiert in der Wand von Arcus aortae, A. carotis und anderen großen Arterien sowie im rechten Vorhof. Ihre Dehnung durch Erhöhung des Druckes löst einen Reflexreiz aus, der über das zentralnervöse System zur Hemmung des Sympathikus und dadurch zur Absenkung der Herzfrequenz, des peripheren Widerstandes und letztlich des arteriellen Druckes führt. Bei vermindertem Reiz auf barosensible Areale (niedriger Druck) kommt der umgekehrte Effekt zustande.

b) *Hämorezeptoren* in Glomus aorticus und caroticus reagieren auf Änderungen des Sauerstoffangebotes und auf absinkenden Druck. In gleicher Weise wirkt auch die Ischämie des ZNS.

Bei der Erhöhung des Blutdruckes kommt es zur Dehnung der Muskulatur der Gefäßwände, wodurch die Aufnahmekapazität vergrößert wird, was zum Absinken des Druckes führt und umgekehrt (sogenannte Streßrelaxation).

1.3. Renin-Angiotensin-Mechanismus

Der Abfall des Druckes bzw. die Aufnahme der Perfusion der Nieren stimuliert die Ausschüttung des Renins. Renin, ein im juxtaglomerulären Apparat des Vas afferens der Niere erzeugtes und gespeichertes Enzym, bildet aus einem Plasmaglobulin, dem Angiotensinogen, das Angiotensin 1, welches durch sog. Convertingenzyme in das Angiotensin 2 umgewandelt wird.

Angiotensin 2 wirkt einerseits vasokonstriktorisch auf die Peripherie und andererseits stimuliert die Sekretion des Aldosterons aus den Nebennieren. Aldosteron seinerseits wiederum bewirkt die Retention von Salz und Wasser durch die Niere und bewirkt so auf mittelbarem Wege durch Vergrößerung des zirkulierenden Volumens die Erhöhung des Blutdruckes.

1.4. Verschiebung der Flüssigkeit zwischen Kapillaren und Interstitium

Die Veränderung des Füllungsfiltrationsdruckes (Differenz zwischen Blutdruck und osmotischem Druck) in den Kapillaren bestimmt die Strömungsrichtung, d. h.: der erhöhte Filtrationsdruck treibt die Flüssigkeit aus den Kapillaren in das Interstitium; der erniedrigte (negative) hat die umgekehrte Strömungsrichtung zur Folge.

1.5. Die regulatorische Rolle der Nieren

Die Änderung des Druckes verursacht unter der Voraussetzung, daß die Zufuhr von Wasser und Elektrolyten normal ist, die Änderungen des Filtrationsdruckes in den Glomerula (direkt proportional) und indirekt proportional die Reabsorption des Filtrates durch die Tubuli. Durch die derartige Regulation des Volumens nehmen die Nieren einen wichtigen Einfluß auf den arteriellen Druck.

Diese erwähnten Mechanismen stellen einen Rückkoppelungskreis dar. Ihr Wirken ist auch zeitlich abgestuft: so können die nervalreflektorischen Mechanismen nach wenigen Sekunden und Minuten in Gang kommen; die anderen nicht auf reflektorischer Basis arbeitenden Mechanismen arbeiten erst nach Stunden, Tagen, ja Wochen und bleiben über längere Zeitspannen wirksam.

1.6. Regulation des Volumens

Unter dem Begriff »Regulation des Blutvolumens« ist nicht die Konstanthaltung des Blutvolumens zu verstehen, sondern eine reziproke Anpassung der Blutmenge an die stets wechselnde Kapazität des Gefäßsystems (Gauer). Die wesentlichen hämodynamischen Mechanismen der Volumenregulation sind bei der Abhandlung der Druckregulation erwähnt worden.

Eine wichtige Stellung in der Regulation der zirkulierenden Volumen nimmt der rechte Vorhof ein. Zum einen sind hier die Volumenrezeptoren lokalisiert, von denen bei Dehnung durch ein erhöhtes Angebot Impulse an die Nieren und die Hypophyse entladen werden (Verminderung der Ausschüttung des antidiuretischen Hormons). Wenn sich dennoch das Angebot, d.h. die Erhöhung des Volumens über längere Zeit erstreckt, z. B. bei Herzinsuffizienz, nimmt die Entladungsrate ab, so daß diese Mechanismen nur eine transitorische, temporäre Rolle spielen. Andererseits reduziert, wenn die Herzleistung abnimmt, der erhöhte Druck im rechten Atrium zunächst den venösen Rückfluß. Im weiteren Verlauf wird das größere Volumen mobilisiert, und der Füllungsdruck übersteigt den im Vorhof, wodurch ein Gleichgewicht mit dem höheren Druck erreicht wird. Das ist eine etwas vereinfachte Erklärung dafür, daß die Herzinsuffizienten ein größeres Volumen haben und dank dem höheren Vorhofdruck (bis 25 mm Hg) einen normalen arteriellen Druck aufbringen können.

Dennoch wird das Volumen nicht nur durch die hämodynamischen Mechanismen reguliert. Wichtiger sind die Relationen zur interstitiellen Flüssigkeit und besonders ein dynamisches Gleichgewicht zwischen Plasma und interstitiellem Gel. Bei erhöhtem Volumen kommt es zu vergrößerter Bindung des Wassers an das interstitielle Gel und in extremen Situationen zur Ödembildung. Diese Möglichkeit, einen überflüssigen, ja gefährlichen Volumenüberschuß durch Ödembildung aus der Zirkulation zu entfernen, wird von amerikanischen Autoren »safety valve« genannt und ist, wenn andere Mechanismen, wie Nieren und Herzleistung versagen, von besonderer Bedeutung. Die Ödembildung ist gewebsspezifisch und ist in der Haut und im subkutanen Gewebe stärker ausgeprägt als bei anderen Organen.

Die Ausführungen zeigen, daß das Volumen eine sehr veränderliche Größe ist und andererseits, daß das zirkulierende Volumen eng mit dem Füllungsdruck verbunden ist, so daß hinsichtlich der klinischen Relevanz die Messungen des ZVD für die Beurteilung der Hämodynamik ausreichend ist (s. Abb. 13).

2. Der Wasser- und Elektrolythaushalt

Wasser hat von allen Substanzen den größten Anteil am Bau des menschlichen Körpers. Abhängig vom Alter und von der Konstitution wird sein Anteil mit 60–75% des Körpergewichtes beziffert. Es wird unterteilt in intrazelluläre (ca. 40% des Körpergewichtes) und extrazelluläre (ca. 20%) Flüssigkeit; diese wiederum setzt sich zusammen aus einer intravasalen Komponente, dem Plasmawasser (ca. 5% des Körpergewichtes) und einer interstitiellen (ca. 15% des Körpergewichtes).

Der tägliche Wasserbedarf des Menschen beträgt etwa 4% des Körpergewichtes bzw. 15% des aktiven extrazellulären Volumens und wird etwa mit 1500 ml als Trinkwasserflüssigkeit und 1000 ml mit der Nahrung eingenommen. Die Zusammensetzung der Flüssigkeit in den verschiedenen Körperräumen ist unterschiedlich und hängt von den physiologischen Aktivitäten des betreffenden Gewebsbereichs ab.

Der ständige Austausch wird von besonderen Mechanismen überwacht. Der Übergang vom Plasmawasser ins Interstitium wird auf folgende Weise geregelt: In den Kapillaren herrscht ein kolloidosmotischer Druck von etwa 28 mm Hg und ein hydrostatischer Druck von (im Durchschnitt) 17 mm Hg. Im Interstitium, das aus von einem aus Hyaluronsäure bestehendem Gel und Kollagenfasern ausgefüllt ist, herrscht ein kolloidosmotischer Druck von 5 mm Hg und ein durch lymphatische Drainage niedrig (negativ −6,5 mm Hg) gehaltener hy-

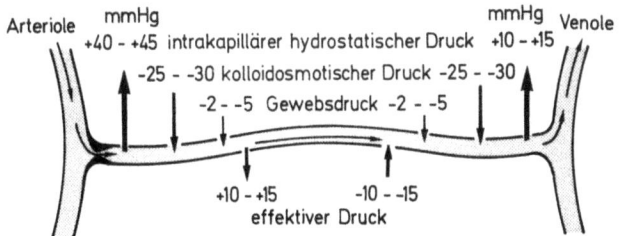

Abb. 14. Flüssigkeitszirkulation im Kapillarbereich

drostatischer Druck. Danach läßt sich ein Filtrationsdruck auf kapillare Membranen von 0,5 mm Hg berechnen. Die aus den Lymphgefäßen abgeleitete Flüssigkeit kehrt in die Zirkulation zurück; so wird ein Gleichgewicht hergestellt (Abb. 14). Wenn eine der Komponenten geändert wird, wird auch der geschilderte Zyklus gestört. So führt z. B. eine Herzinsuffizienz durch Erhöhung des hydrostatischen Drucks zur Ödembildung.

Nach den heutigen Erkenntnissen wird angenommen, daß der Wasseraustausch zwischen Zellen und Interstitium durch die Verteilung von Kalium und Natrium bestimmt wird und von der Energiezufuhr nur insoweit abhängig ist, als es für die Aufrechterhaltung des Ionengradienten des aktiven Transports notwendig ist.

Für die Regulation des Wasserhaushaltes sind in erster Linie Nieren, Lunge und Haut verantwortlich. Die Rolle der Nieren ist mit der Regulation des Blutvolumens bereits besprochen worden und besonders von der Kontrolle des Elektrolythaushaltes nicht zu trennen, so daß darauf in einem entsprechenden Abschnitt eingegangen werden wird. Die Wasserabgabe durch die Lunge und die Haut (Perspiratio insensibilis) steht weitgehend im Dienste der Regulation der Körpertemperatur, und die auf diesem Wege ausgeschiedene Menge ist von der Temperatur abhängig. Bei Fieberzuständen, besonders postoperativ, können die normalen Verluste (ca. 500–1000 ml) weit überschritten werden, was bei therapeutischen Überlegungen in Betracht zu ziehen ist.

Die Balance wird zusätzlich durch den osmolaren Druck bestimmt, so daß man von einer isotonen, hypo- und hypertonen Dehydratation bzw. Hyperhydratation spricht.

Die isotone Dehydratation wird durch einen gleichzeitigen Verlust von Wasser und Natrium (Ileus, Erbrechen) verursacht und geht häufig mit einer metabolischen Alkalose einher.

Die hypotone Dehydratation wird häufig durch Aldosteronmangel und entsprechender Nierenrückresorptionsstörung bei Niereninsuffizienz beobachtet.

Ein hypertoner Wassermangel ist die Folge der verminderten Wasserzufuhr (längere Bewußtlosigkeit, Psychosen, Vergiftungen).

Die isotone Hyperhydratation ist in der klinischen Praxis meistens durch Überwässerung mit Kochsalzinfusion hervorgerufen.

Ein hypotoner Wasserüberschuß wird Wasservergiftung genannt und kommt durch übermäßige Zufuhr von elektrolytfreien Glucose- oder Lävulose-Lösungen zustande.

Eine *hypertone Hyperhydratation* wird durch unkontrollierte Infusionen von hyperosmolaren Lösungen verursacht.

Zur Beurteilung der Hydratation des Organismus dienen die Bestimmung des Hämatokrits, der Osmolarität und der Elektrolytenkonzentration im Serum, des ZVD, der Menge des durch die Nieren oder auf anderem Wege ausgeschiedenen Wassers, die Beurteilung des Turgors der Haut und die Suche nach eventuellen Ödemen (hypostatische oder in der Lunge). Die Therapie orientiert sich an der Beseitigung der Ursache und einer exakten Rebalancierung.

Natrium: Diese monovalente Kation ist überwiegend Bestandteil der extrazellulären Räume, wo es etwa die Hälfte des osmotischen Druckes ausmacht und 90% der Säurevalenzen an sich bindet. Diese Eigenschaften spielen eine kapitale Rolle im Wasseraustausch zwischen den Zellen und ihrer Umgebung sowie dem Interstitiums und den Kapillaren. Außerdem ist es unentbehrlich für die Funktion der Nieren bei der Regulation des Wasserelektrolyt- und Säurebasenhaushaltes.

Kalium: Über 98% des austauschbaren Kaliums liegen intrazellulär, weswegen die im Serum bestimmten Werte ein ungenauer, aber dennoch nützlicher Parameter sind. Der Kaliumgehalt der Zellen ist außerdem von Gewebe zu Gewebe unterschiedlich. Als Hauption des Protoplasmas ist Kalium für die Osmolarität, die Enzymaktivität, die Synthese der Zelleneiweiße und das Elektropotential der Zellmembran in erster Linie verantwortlich. Kalium wird in den Nieren filtriert, im proximalen Tubulus fast vollständig rückresorbiert und im distalen Tubulus ausgeschieden im Austausch gegen Natrium. Hier besteht kein so empfindlicher Regulationsmechanismus, wie es bei Natrium der Fall ist, obwohl die Schwankungen des Kaliumgehaltes von großer klinischer Relevanz sind.

Eine Hypokaliämie wird durch enorme Verluste (durch Erbrechen, Ileus, Schaden am tubulären Apparat der Nieren, endokrine Störungen usw.) verursacht. Klinische Zeichen dieses Hypokaliämiesyndroms sind allgemeine Adynamie, Atonie des Magen-Darm-Traktes, Somnolenz bzw. Koma, Überempfindlichkeit des Myokards gegenüber Digitalis, charakteristische EKG-Veränderungen (Abflachung der T-Welle, Senkung der ST-Strecke, Erscheinen einer U-Welle). Eine Hyperkaliämie entsteht bei Nierenversagen, M. Addison, Infusionen von kaliumionreichen Lösungen, Gabe von älteren Blutkonserven, bei Zerfall größerer Gewebsmassen (Crush-Syndrom), Leberdystrophie usw. Im klinischen Bild dominieren die Herzrhythmusstörungen (bis zum Herzstillstand) mit EKG-Veränderungen (Verküzrung der QT-Zeiten, hohe, spitze T-Zacke, Verbreiterung des QRS-Komplexes) sowie andere neuromuskuläre Störungen.

Die Behandlung der Kaliumentgleisungen ist ein komplexes Verfahren und verlangt umfassendes klinisches Wissen, weswegen hier ausführliche Speziallliteratur zu Hilfe zu nehmen ist.

Calcium hat eine etwas geringere Bedeutung in der klinischen Praxis. Der Haushalt dieses Kations unterliegt komplizierten Rückkoppelungsmechanismen, die überwiegend hormoneller Natur sind. Wichtig ist darauf hinzuweisen, daß bei Blutübertragungen der citrathaltige Stabilisator der Konserve Calciumion bindet und dadurch Herzrhythmusstörungen und eine hypokalzämische Tetanie entstehen können.

Magnesium spielt in verschiedenen enzymatischen Reaktionen des Stoffwechsels eine Rolle, insbesondere im Myokard. Die Veränderungen im Serumgehalt dieses Kations sind meistens Teil komplexer Stoffwechselstörungen, so daß die klinische Bedeutung per se schwer zu deuten ist.

Chlorid gehört zu den wichtigsten Anionen im Plasma. Seine Konzentration ist mit der des Natrium engstens verbunden. Mangel an Chlorid ist durch Verluste verursacht (z. B. des Magensafts) und hat eine hypochlorämische Azidose mit tetanischen Krämpfen zur Folge. Eine hyperchlorämische Azidose sieht man bei Niereninsuffizienz.

3. Regulation des Wasser- und Elektrolythaushaltes

Für die nachgeordneten Zentren der Regulation des Wasser- und Elektrolytenhaushaltes, die sich durch die Osmolarität des Plasmas ausdrückt, ist ebenfalls die Größe des zirkulierenden Volumen von Bedeutung: Hypothalamus und Neurohypophyse, die das antidiuretische Hormon (ADH) produziert. Eine Erhöhung des osmotischen Druckes wird von Osmorezeptoren (z. B. A. carotis int.) registriert und führt durch Reiz der Hyophyse über den Hypothalamus zur gesteigerten Produktion des ADH. ADH bewirkt eine verstärkte Rückresorption des Wassers im distalen Tubulus der Nieren und damit zur Abnahme des osmotischen Druckes. Bei der Erniedrigung des osmotischen Druckes des Blutes ist der Vorgang umgekehrt. Bei Schwankungen des Volumens wird nach Reiz der Volumenrezeptoren (rechter Vorhof) eine ähnliche Kettenreaktion ausgelöst, wobei die Hypovolämie noch durch Renin-Angeotensin das Aldosteronsystem zusätzlich stimuliert.

Die Nieren haben die wichtigste exekutive Rolle in der Regulation des Wasser- und Mineralhaushaltes. Durch die Glomerula werden etwa 160–180 l eiweißfreie Flüssigkeit in 24 Stunden filtriert. Diese Menge, die natriumreich ist, wird mit Ausnahme von etwa 1–1,5 l täglich samt beinhaltendem Natrium (etwa 1% wird mit dem Urin ausgeschieden) in den distalen Tubuli rückresorbiert, wobei die Chlorionen dem Natrium passiv folgen. Das ionisierte Natrium kann gegen H^+-Ionen und K^+-Ionen ausgetauscht werden. So kann bei einer Alkalose des Serums ein saurer Urin ausgeschieden werden. Von klinischer Bedeutung ist die Tatsache, daß die Kaliumausscheidung in den Tubuli ein aktiver Prozeß ist und daß selbst bei verminderter Zufuhr diese Ionen verloren gehen können.

Die Nebennieren greifen unmittelbar in die Wasser-Elektrolythaushalts-Kontrolle durch das Mineralokortikosteroid Aldosteron ein. Unter Einfluß dieses Hormons steht die Rückresorbtion des Natriums mit dem Austausch gegen Kalium und H^+-Ionen, wobei Wasser dem Natrium passiv nachläuft. Die Folge des Hyperaldosteronismus, der nach Operationen und Trauma oft zustande kommt, sind dann Hypernatriämie, Wasserretention mit der Gefahr von Ödembildung, Hypokaliämie und Alkalose mit Auswirkungen auf den ganzen Organismus (Abb. 15).

4. Der Säure-Basen-Haushalt

Eine der wichtigsten Konstanten des Milieu intérieure ist die Wasserstoffionenkonzentration (Isohydrie); sie wird als pH (negativer Exponent des Logarithmus der H^+-Ionenkonzentration – pH $= -10 g$ $[H^+]$) angegeben. In einer neutralen Lösung steht die Anzahl der H^+-Ionen im Gleichgewicht mit der Anzahl der OH^--Ionen; die Konzentration der beiden ist gering (10^{-7} - negativer Logarithmus pH = 7). Es ist wichtig zu bedenken, daß ein Abfall der pH-Werte um 0,3 eine Verdoppelung der H^+-Ionenkonzentration bedeutet (0,3 ist log von 2). Viele vital bedeutsame Reaktionen und Vorgänge, sowohl die chemisch-enzymatischen als auch die anderer Natur (Nervenerregbarkeit und Kontraktionsfähigkeit der Muskulatur) können nur in einem bestimmten, relativ eng begrenzten pH-Bereich in normaler Weise ablau-

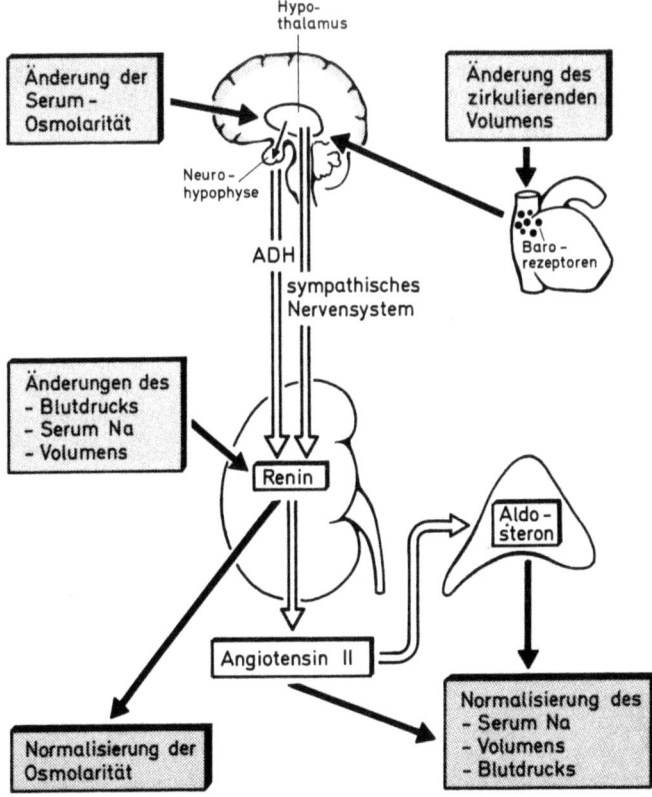

Abb. 15. Reglerkreis des Renin-Angiotensin-Aldosteron-Systems

fen (normaler pH-Wert des arteriellen Blutes ist 7,4 (7,36–7,44)). Zur Aufrechterhaltung konstanter pH-Werte in diesem Bereich stehen dem Organismus folgende Kompensationsmöglichkeiten zur Verfügung:
– Bindung der entstandenen Valenzen durch ein Puffersystem: Kohlensäure-Bicarbonat, Hämoglobin, Proteine und Phosphatpuffer.
– Ausscheidung von Kohlensäure durch die Lunge.
– Ausscheidung der Säuren und basischen Valenzen durch die Nieren.

Das größte Puffervermögen besitzt das Hämoglobin durch die Bindung von metabolischen Säuresubstanzen an sich. Die Phosphatpuffer und Proteine gehören zu intrazellulären Puffersystemen ($H_2PO_4^-$ ist eine schwache Säure, die H^+-Ionen abgeben und HPO_4^{2-} als Base aufnehmen kann; die Proteine erfüllen diese Pufferaufgabe durch ihre ampholytische Endgruppe). Dennoch ist der klinisch wichtigste Puffer das Kohlensäure-Bicarbonatsystem. Unter physiologischen Bedingungen ist dieses Verhältnis 1:20. Eine Vermehrung der H^+-Ionen hat eine Erhöhung der H_2CO_3-Konzentration zur Folge und dadurch den Anstieg des pCO_2-Drucks, da $H_2CO_3 \rightleftharpoons CO_2 + H_2O$; gesteigerter pCO_2 und H^+-Ionenkonzentration stimulieren das Atemzentrum, so daß durch Hyperventilation mehr Kohlendioxyd und Wasser eliminiert werden, bis der oben genannte Quotient wieder erreicht wird. Die Nieren scheiden jene aus Phosphat- und Sulfatresten entstandenen H^+-Ionen wieder aus, in denen für jedes H^+-Ion ein HCO^-_3-Ion regeneriert und als Natriumbicarbonat rückresorbiert wird.

Die Messung des Säurebasenhaushaltes (z. B. durch die Astrup-Methode) kann in venösem, kapillärem und arteriellem Blut vorgenommen werden. In der klinischen Routine reicht die Bestimmung aus Kapillaren dennoch bei kardialen Insuffizienzen oder Schock, da respiratorische Störungen anzunehmen sind, nicht aus, so daß sich die Messung im arteriellen Blut empfiehlt.

Normalwerte:
pH = 7,38–7,42, Standardbicarbonat 21–26,
Basenüberschluß mb/l ± 3, pCO_2 mm Hg 38–42, pO_2 mm Hg 85–95
und O_2-Sättigung 95–97%.

Die Störungen des Säurebasenhaushaltes sind – auf der einen Seite die Azidose pH < 7,38 oder auf der anderen die Alkalose pH > 7,42 – nach ihrer Entstehung in zwei Gruppen zu unterteilen: metabolische, wenn stoffwechselbedingte, und respiratorische, wenn durch Respiration verursachte Kohlensäurekonzentrationsveränderungen die Ursache sind.

Je nach Effektivität des Schutzes (autoregulatorische Mechanismen) können Störungen kompensiert und dekompensiert sein.

Die metabolische Alkalose wird durch Verluste der Säurepotenzen des Körpers verursacht (H^+- und Cl^--Ion), wie z. B. Erbrechen oder Ableitung des Magensaftes. Manchmal spielt auch der längere Gebrauch von Quecksilberdiuretika durch vermehrte Ausscheidung von Kalium (Kalium verläßt die Zelle, um das Defizit in der extrazellulären Flüssigkeit auszugleichen, womit der Quotient H^+/HCO^-_3 zugunsten der Kohlensäure verlagert wird) eine Rolle.

Gasanalyse: normaler pCO_2-Wert; Standardbicarbonat erhöht und pH > 7,42.

Die Therapie soll den ursächlichen Verlust substituieren, z. B. Natrium bei Hypochlorämie.

Die metabolische Azidose entsteht entweder durch Verluste der körpereigenen alkalischen Valenzen (Ileus, Darmfistel) oder Überproduktion oder Retention der sauren Potenzen: dekompensierter Diabetes mellitus, Hungerzustand (postoperativ), alle Formen des Schocks, Transfusion von altem Blut usw.

Gasanalyse: pCO_2 normal, Standardbicarbonat erniedrigt, pH < 7,38.

Die Therapie besteht in der Substitution des Bicarbonats und Elimination der H^+-Ionen. Da es auf eine subtile Handhabung ankommt, wird auf die spezielle Literatur verwiesen.

Die respiratorische Alkalose wird durch verstärkte Elimination von CO_2 durch die Lunge verursacht: Hyperventilation nach Schädelhirntrauma, zerebrale Fettembolie, langandauernde Fieberzustände. Manchmal sind eine Hyperventilation und respiratorische Alkalose wichtige Frühsymptome der Peritonitis und des septischen Schocks.

Gasanalyse: pCO_2 erniedrigt, Standardbicarbonat normal und pH über 7,46.

Die Therapie besteht in der Regulation der Atmung und Substitution von Natrium, da es in verstärktem Maße durch die Nieren ausgeschieden wird.

Die respiratorische Azidose ist eine Folge der Ateminsuffizienz, die durch Beeinträchtigung der Atemmechanik (Rippenserienfraktur, Hämatopneumothorax, Zwerchfellläsionen), des Lungenparenchyms (Atelektase, Lungenödem, Aspiration oder Infiltrate) und des Atemzentrum (Schädelhirntrauma, Vergiftungen) entsteht.

Gasanalyse: erhöhtes pCO_2 bei normalem Standardbicarbonat und pH < 7,38.

Die Therapie besteht in der Verbesserung des alveolaren Gasaustausches durch Bronchialtoilette, Zufuhr von Sauerstoff und künstlicher Beatmung.

5. Energieumsatz

Die für den Ablauf der Funktionen des Organismus notwendige Energie entsteht durch chemische Reaktionen in den Zellen und wird u. a. für die Synthese der Proteinverbindungen, die verbrauchte oder zerstörte Proteine ersetzen, verwendet. Im normalen, physiologischen Zustand stehen der Gewebs-, d. h. Eiweißaufbau (Anabolie) und -ab-

bau (Katabolie) in einem Gleichgewicht. Dieses Gleichgewicht ist durch Einfuhr und Ausscheidung des Stickstoffs meßbar. Nach einem Trauma oder nach Operationen wird diese Balance durch viele Einflüsse gestört, so daß die im Urin ausgeschiedene Menge Stickstoff die eingenommene übersteigt und diese negative Stickstoffbilanz als ein zuverlässiger Parameter des vorherrschenden Katabolismus bezeichnet werden kann. Die Ursachen hierfür sind
– verminderte Einfuhr von eiweißhaltigen Substanzen,
– verstärkte Verluste der Proteine durch Exsudation in die Wunde, entzündliche Ergüsse (Peritonitis, Eiter usw.),
– Nutzung der Proteine als Energiequelle.

Jede Operation und jedes Trauma führen zur Erhöhung des Energiebedarfs; der Anstieg der Körpertemperatur um 1 °C z. B. erhöht den Grundumsatz um 13%, und dem Organismus stehen, wenn keine ausreichende Kalorienmenge zur Verfügung gestellt werden kann, nur relativ begrenzte Reserven an Glucose, Glykogen, Körperfett und Eiweiß zur Verfügung.

Die Kohlenhydrate sind die wichtigsten Energieträger des menschlichen Organismus und sind überwiegend als Glykogen in Muskulatur und Leber gelagert. Diese Reserven werden sehr schnell verbraucht: So verschwindet bei kompletter Nahrungskarenz von 18–24 Stunden das gesamte Glykogen (ca. 2000 g) nahezu vollständig. Außerdem sind diese Mengen relativ unergiebige Energiequellen, da jedes Gramm Glykogen, das zusammen mit 1–2 g Wasser und Elektrolyte in der Zelle gelagert ist, nur 1–2 kcal freie Energie abgibt.

Die Eiweiße sind nicht primär als Energiequelle vorhanden, sondern erfüllen als Bauelemente der Zellen, als Enzyme und Plasmaproteine verschiedene Funktionen. Bei Bedarf zu diesem Zweck eingeführte (ingestierte) Eiweiße werden metabolisiert, und so entsteht Stickstoff, der durch den Urin ausgeschieden wird und Energie, die als Fett gelagert wird.

Das wasserfreie Körperfett mit seinen 9,1 kcal/g stellt ein mächtiges Energiepotential dar.

Während der Nahrungskarenz entsteht Glucose durch Glykogenolyse und Glukoneogenese. Die Glucose, die durch Glukoneogenese entsteht, stammt z. T. aus Aminosäuren und z. T. aus Triglyceriden des Fettes über Glycerin. Mit Ausnahme des Gehirns, wo Glucose vollständig zu Wasser und Kohlendioxyd verbrannt wird, wird Glucose von allen anderen Geweben bis zur Konversion in Lactat und Pyruvat metabolisiert. Diese Substanzen werden in der Leber und in den Nieren wieder zu Glucose verarbeitet (Corizyklus), wozu die durch Oxydation von Fett entstandene Energie benutzt wird.

Einige Organe, in erster Linie das Gehirn, sind energetisch ausschließlich von der Glucose abhängig; die anderen aber sind in der Lage, Fett bzw. Fettsäure oder Ketonkörper als Energiequelle zu nutzen; auf diese Weise werden Proteine eingespart.
Die Leber schafft Energie aus Fett in zwei Schritten:
- durch partielle Oxydation bis zu Acetylcoenzymen,
- durch Bildung von Acetat über den Krebszyklus.

Aus diesen Gründen ist die Glukoneogenese fast immer von einer Ketose begleitet.

Ein wichtiger Teil der Glukoneogenese vollzieht sich in den Nieren, wo Glucose aus Aminosäuren entsteht.

Es wird angenommen, daß bei der Glukoneogenese etwa 87% der Energie aus Fett und 13% aus Eiweiß entsteht, weil der Organismus bemüht ist, soviel Eiweiß wie möglich wegen seiner Bedeutung für die Homöostase als Ganzes zu erhalten. Es sei daran erinnert, daß das die Eiweiß bzw. seine einzelnen Komponenten bei der Hämodynamik (osmotischer Druck), Immunität (Globuline), Wundheilung, Gerinnung usw. eine vorrangige Rolle spielen.

Die angeführten pathophysiologischen Vorgänge sind in der postoperativen Behandlung der Hypoproteinämie insofern in Betracht zu ziehen, als körpereigenes Eiweiß nicht durch fremdes (wenn auch menschliches) zu substituieren ist, sondern erneut synthetisiert werden muß. Daher sind Humanblut und dessen Derivate für die Behandlung der Hypoproteinämie nicht geeignet, da sowohl die Erythrozyten als auch die Plasmakomponenten eine relativ lange Halbwertzeit haben (Erythrozyten 30–120 Tage, Albumine etwa 10 Tage und Globuline über 20 Tage). Den besten Effekt haben Mischungen von Aminosäuren unter der Voraussetzung, daß der Energiebedarf durch andere Substanzen gedeckt wird; ansonsten werden auch sie als Energiequelle benutzt.

6. Körpertemperatur

Die Körpertemperatur entsteht durch metabolische Prozesse in parenchymatösen Organen (Leber, Herz, Gehirn) und wird über die Haut in die Umgebung abgegeben. Bei der Leitung der Temperatur vom Körperinnern nach außen kommt die wichtigste Rolle der Zirkulation zu, besonders weil das Gewebe ein schlechter Thermoleiter ist und das Blut ein beträchtliches Aufnahmepotential für die Temperatur

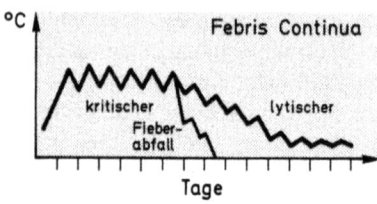
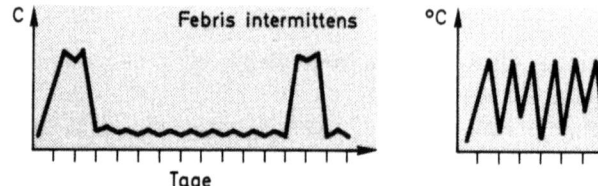

Abb. 16. Formen der Fieberkurve

besitzt. Ein wichtiger Entstehungsort für Wärme ist auch die arbeitende Muskulatur.

Unterschiede in der Blutdurchströmung und Einflüsse der Umgebung führen dazu, daß die gemessenen Werte an verschiedenen Abschnitten der Körperoberfläche unterschiedlich sind. Am konstantesten sind Meßwerte im Rektum, was für die klinische Praxis von Bedeutung ist. Die konstante Temperatur (bei Menschen sind die Normbereiche sehr eng) ist für den Ablauf von vitalen Prozessen von Wichtigkeit und wird deswegen als eine der Konstanten des Milieu intérieure durch präzise Mechanismen, deren Zentrum der Hypothalamus ist, reguliert.

Eine erhöhte Temperatur wird bei verschiedenen pathologischen Zuständen beobachtet (Dehydratation, Infektion, Schädel-Hirntrauma usw.), die alle eines gemeinsam haben, nämlich den Gewebszerfall, sei es traumatisch, sei es durch Entzündung (Abb. 16). Es scheint, daß gewisse so entstandene Produkte dem Zentrum schaden und auf diese Weise die Regulationsmechanismen ausschalten. Für diese Annahme gibt es zuverlässige experimentelle Hinweise. Nach Angabe von Dubois erhöht jedes Grad Celsius über die Norm den Gesamtumsatz um 13%, so daß die Erhöhung bei 40,5 °C 50% beträgt.

Im normalen Zustand des Körpers laufen die Prozesse der Synthese und der Destruktion ununterbrochen ab; bei Anstieg der Temperatur werden beide Prozesse beschleunigt, so daß die Destruktion von einem bestimmten Punkt ab die Synthese übersteigt, was den Tod der Zelle bedeutet. Bei verstärkter Wärmeproduktion wird vom Organismus eine gesteigerte Abgabe durch Schwitzen, periphere Vasodilatation und erhöhte Perspiratio insensibilis versucht. Diese kompensatorische Anstrengung kann zu beachtlichen Verlusten von Wasser und Natrium (im Schweiß) führen, was bei chirurgischen Patienten von klinischer Relevanz sein kann.

Es sei hier ein Zustand erhöhter Temperatur besonders erwähnt – *die maligne Hyperthermie*. Bei manchen meistens jungen, in bestem Zustand befindlichen Patienten kann es am häufigsten während oder nach Halothan-Succinyl-Narkose zu extremen Temperaturanstiegen von über 40 °C kommen. Die Ursachen sind nicht geklärt. Es werden einige genetisch bedingte Enzymmängel vermutet. Der Zustand ist als extrem ernst anzusehen. Die Letalität liegt bei 70%; das Ereignis verlangt sofortiges energisches therapeutisches Handeln.

Überhaupt verlangen die Fieberzustände seriöse und gezielte Behandlung – Beseitigung der Infektion z. B.; jedoch sind außerdem auch symptomatische Maßnahmen erforderlich, (z. B. Kühlung, Antipyretika, Überwachung des Wasser-Elektrolyt-Haushaltes). Jeder Fieberzustand, besonders wenn er länger andauert, ist auf eine vorliegende Infektion verdächtig und verlangt schnell eine diagnostische Aufklärung. Bei chirurgischen Kranken – post operationem – gilt eine Faustregel: Wunde, Lunge, Harnwege.

Sehr oft haben Patienten unmittelbar postoperativ subnormale Temperaturen. Die Ursache hierfür ist die langandauernde Exposition des Körpers an die niedrige Temperatur der Umgebung während der Operation. Nach Beendigung der Narkose versucht der Organismus durch erhöhte Wärmeproduktion (Muskelzittern) die eigene Temperatur zu normalisieren. Entgegen von einigen Seiten geäußerten Meinungen sind diese hypothermischen Zustände nicht als günstig anzusehen, weil sie den Organismus vor ernsthafte Probleme stellen; deshalb ist eine Unterstützung der vom Körper angestrebten Normalisierung durch vorsichtige und allmähliche Aufwärmung von außen (Ventilatoren, Decken usw.) vorzunehmen.

IV. Veränderungen im Organismus nach einem Trauma oder einer Operation – Postaggressionssyndrom

Jedes Trauma und jede Operation stellen eine Aggression auf den Organismus dar und bewirken eine Veränderung seiner Homöostase. Um überleben zu können, sind im Organismus komplexe Mechanismen entwickelt, deren Aufgabe in der Wiederherstellung des normalen Zustandes bzw. der Adaptation auf neue Gegebenheiten liegt. In den vorausgegangenen Kapiteln sind die regulatorischen Mechanismen für die einzelnen Komponenten des Milieu interieure besprochen worden; nun soll die komplexe Antwort des Körpers auf durch Trauma oder die Operation als solche verursachte Veränderungen erläutert werden. Die Zustände, die der verminderten Durchblutung des Gewebes (Schock) folgen, sollen im Kapitel XIII behandelt werden.

Nach Moor kommt es nach einer Aggression, worunter Trauma oder Operation zu verstehen sind, zu grundlegenden Veränderungen:

- Verlust der Zellmasse,
- Veränderung der Menge der extrazellulären Flüssigkeit,
- Änderung der Energiequellen,
- Änderung der Neutralität des Milieu interieure.

Nach oder während der Einwirkung einer Aggression tritt ein Verlust des Teiles des zirkulierenden Volumens ein, der durch den Übergang der extrazellulären Flüssigkeit in das Gefäßsystem zunächst kompensiert wird. Um dieses Volumen wiederherzustellen, kommt es zur Lyse der Zellen, wobei Teile der entstandenen Produkte zu Energie durch Kohlenhydratoxydation verbrannt und der Rest als Harnstoffstickstoff im Urin ausgeschieden wird.

Dieser Prozeß betrifft zunächst und in großem Ausmaß die Skeletmuskulatur und drückt sich in der Abnahme derer Masse aus. Durch inadäquate Nahrungszufuhr und Immobilisation wird dieser Prozeß des Zellverlustes verstärkt, was zu negativer Stickstoffbilanz, Glukoneogenese, verminderter Synthese der Proteine in der Muskulatur, Verlust der intrazellulären Elektrolyte und Ausscheidung von Xanthinen aus der Muskulatur (Kreatin im Urin) führt.

Von diesen katabolischen Vorgängen werden die inneren Organe (Hirn, Leber, Herz, Niere) zunächst verschont. Die Tatsache, daß eine

folgenlose Erholung der Muskelzelle möglich ist, spricht dafür, daß die neuromuskuläre Endplatte ebenfalls verschont bleibt.
- Die Einhaltung des extrazellulären Flüssigkeitsvolumens wird in erster Linie durch Retention des Natriums erreicht. Es kommt also zu verminderter Ausscheidung dieses Kations durch die Nieren, mit dem Schweiß und im Magensaft; die Wasserverluste werden auf diesem Wege reduziert. Es gibt zuverlässige Hinweise dafür, daß die Erhaltung des Volumens der extrazellulären Flüssigkeiten eine vorrangige Aufgabe gegenüber der Aufrechterhaltung der chemischen Zusammensetzung ist. Natrium wird in erster Linie wegen seiner osmotischen Aktivität bei der Erhaltung des extrazellulären und damit auch zirkulierenden Volumens retiniert. Die Retention des Natriums wird durch den Austausch dieses Ions gegen Kalium und H^+-Ionen in den Nieren und durch die Rückkehr des Kalium-Ions in die Zelle erreicht. Es kommt als Endeffekt zur Hypokaliämie im Serum, Tendenz zu metabolischer Alkalose und Ausscheidung einer verminderten Menge hochkonzentrierten Harns (verstärkt durch Endprodukte des Proteinverbrauchs, Kreatinin, Harnstickstoff).
- Nach einem Trauma ist der Organismus wegen der unterbrochenen Zufuhr von Energieträgern auf eigene Reserven angewiesen. Wie schon dargestellt, werden nach der Erschöpfung der Glykogen-Vorräte die Fett- und Eiweißreserven zu diesem Zwecke benutzt - Glukoneogenese. Dieser Vorgang drückt sich durch den Anstieg der freien Fettsäuren, eine leichte Erhöhung des Blutzuckers, des immunreaktiven Insulins und eine Inhibition der Insulinproduktion im Pankreas aus, was zu einem pseudodiabetischen Zustand führt.
- Wie schon erwähnt, kommt es durch die Retention von Natrium und den Austausch von H^+-Ionen zu einer leichten metabolischen Alkalose, die durch evtl. Absaugen des Magensaftes noch verstärkt werden kann. Außerdem hyperventiliert die überwiegende Zahl der Patienten. Die Ursachen hierfür sind meistens eine Mikro-Embolie der Lunge durch Fett und transfundiertes Blut. Diese durch Hyperventilation verursachte Hypokapnie führt zu einer respiratorischen Alkalose, so daß in der ersten posttraumatischen Phase eine kombinierte metabolisch-respiratorische Alkalose festgestellt werden kann. Später wird sie mit der Entwicklung des Schocks und dem ausgeprägten anaeroben Stoffwechsel durch eine Azidose überschattet. Auf jede Änderung der Homöostase reagiert der zu diesem Zwecke entwickelte endokrine Überwachungsapparat des Organismus.
Hierbei nehmen die Nebennieren eine wichtige, wenn nicht sogar zentrale Stellung ein. Glukokortikosteroide werden unmittelbar nach

einem Trauma vermehrt ausgeschüttet. Diese Konzentrationserhöhung ist von der Dauer des Stresses direkt abhängig. Bei kurzdauernder Wirkung einer Verletzung oder nach einer wenig traumatisierenden und komplikationslosen Operation wird der Serumspiegel schnell normalisiert. Wenn aber im Anschluß an ein Trauma oder eine Operation Komplikationen wie Infektion, Schock usw. auftreten, bleibt der Hormonspiegel über mehrere Wochen, sogar Monate erhöht. Diese langandauernde Hyperproduktion hat morphologisch eine Hyperplasie der Nebennieren zur Folge, so daß, soweit es sich um vorher gesunde und durch Trauma oder Apoplex z. B. nicht direkt geschädigte Nebennieren handelt, eine Insuffizienz nie nachgewiesen wurde. Glukokortikosteroide spielen eine wichtige Rolle in der Regulation des Stoffwechsels, des zirkulierenden Volumens und der Stabilität der Zellmembranen.

Ihre Wirkung läßt sich folgendermaßen zusammenfassen:
Vermindert werden: die Transmission der Nervenimpulse in die postganglionären sympathischen Nerven; der Widerstand der Arteriolen und Venolen in Lunge, Darm, Nieren; die Adhäsivität der Thrombozyten und Leukozyten; die Produktion von Kinin; die Menge der extravasalen Flüssigkeit in der Lunge, die Komplementfixation durch einen Endotoxinantikörperkomplex.

Vermehrt werden: die Durchblutung der Organe; der Herzindex; die koronare Durchblutung; der Sauerstoffverbrauch; die Stabilisation der lysosomalen Membranen in Lunge, Pankreas, Leber und Nieren.

Die Sekretion dieser Hormone wird von der Hypophyse durch ACTH stimuliert, wobei zwischen beiden Hormonen eine Rückkoppelungsregulation besteht.

Die Hypophyse wird zur Sekretion des ACTH nach einem Trauma oder einer Operation auf zwei Wegen stimuliert: nerval (durch Schmerzen u. ä.) oder hormonal (durch Katecholamine).

Zur verstärkten Sekretion von Aldosteron stimulieren das Renin-Angiotensin-System und ACTH. Die Rolle dieses Hormons in der Regulation des arteriellen Druckes und zirkulierenden Volumens durch Retention von Natrium und Wasser ist bereits besprochen worden.

Die Katecholamine (Adrenalin-Noradrenalin), aus dem Nebennierenmark stammend, sind durch ihre vielseitige Wirkung auf Hämodynamik und Stoffwechsel als zentrale Komponenten der hormonalen Antwort auf die Aggression gegen die Homöostase anzusehen. Adrenalin, das nur im Nebennierenmark produziert wird, bewirkt eine verstärkte Glykogenolyse in der Leber; es inhibiert die Sekretion des Insulins, so daß auf diese Weise einerseits der Glucosespiegel im Serum erhöht wird und andererseits die Entstehung von Aminosäuren aus der

Muskulatur beeinflußt wird. Außerdem stimuliert es die Hydrolyse von Fett in Fettsäure.

Seine hämodynamische Wirkung besteht in einer mäßigen Vasodilatation in manchen Gefäßbezirken, obwohl bei höherer Konzentration auch leicht eine Vasokonstriktion hervorgerufen werden kann.

Noradrenalin wird in verschiedenen Synapsen überall im Körper sezerniert. Seine metabolische Wirkung, mit Ausnahme der Fettmobilisation, ist von geringerer Bedeutung. Es ist Hauptstimulator der α-Rezeptoren der peripheren Gefäßmuskulatur, wodurch sein ausgeprägter vasokonstriktorischer Effekt zur Geltung kommt. Die Produktion von Katecholaminen wird durch verschiedene Ursachen, wie Angst, Erregung, Schmerz, Verletzungen aller Art stimuliert. Ihrerseits reizen diese Hormone die Hypophyse zur Sekretion von ACTH und anderer Hormone an und lösen auf diese Weise eine regulatorische Kettenreaktion aus.

Das antidiuretische Hormon (ADH) aus dem Hypophysenhinterlappen wird bei Verlust des zirkulierenden Volumens und Änderungen der Osmolarität des Plasmas vermehrt produziert. Es bewirkt durch verstärkte Rückresorption von Natrium und Wasser eine Normalisierung der Homöostase.

Insulin hat seine Hauptaufgabe bei der Oxydation von Kohlenhydraten und, damit eng verbunden, inhibiert es den Austritt von Aminosäuren aus dem Muskelgewebe. Eine Hyperglykämie ist der stärkste Reiz für eine Insulinausschüttung. Wenn, wie vorher dargelegt, die Glukoneogenese zur Hauptenergiequelle wird, nimmt die Insulinkonzentration ab. Außerdem gibt es Hinweise dafür, daß die durch ein Trauma erhöhte Menge von Katecholaminen ihrerseits die Sekretion von Insulin hemmen.

Es ist festgestellt worden, daß die Serumkonzentration einer ganzen Reihe anderer Hormone in der Streßsituation verändert wird (Gastrin, Androgen, Parathormon usw.), aber diese Schwankungen sind für die tägliche klinische Praxis von untergeordneter Bedeutung.

Nach einer Aggression gewinnen die pathophysiologischen Abläufe einige neue, wenn auch nur graduelle Charakteristika, was bei der Behandlung zu berücksichtigen ist. So sind im posttraumatischen Katabolismus Stickstoffverluste stärker (drei bis fünfmal) als bei der Nahrungskarenz einer gesunden Person; die Blutkonzentrationskurve von Glucose nimmt einen pseudo-diabetischen Verlauf, weil der Adrenalin-Anstieg des Blutzuckers nicht von einem Anstieg des Insulins begleitet wird.

Außerdem verstärken sich alle metabolischen und endokrinen Antworten des Organismus, wenn ein traumatischer oder operativer Streß durch gegen die Homöostase wirkende Komponenten verstärkt wird (Infektion, Anaesthesie, größere Blutverluste, selbst ohne Schock), so daß regulatorische Mechanismen umsomehr an die Grenze der Kompensation rücken, je mehr solche zusätzlichen Komponenten an Gewicht gewinnen.

Eine solche erschwerend wirkende Komponente des Streß ist die Wunde als solches. Durch Schmerz und lokale Nervenreize werden über längere Zeit Streßsignale zum Hirn und Endokrinium gesendet. Außerdem gehen durch die Wunde einerseits unkontrollierte Mengen von Eiweiß, Flüssigkeit und Elektrolyte verloren; andererseits werden Hämatome und devitalisiertes Gewebe lysiert und Zerfallsprodukte (Porphyrin-Pigment, Methämoglobin usw.) resorbiert. Diese Substanzen belasten, ja schaden der schon ohnehin beeinträchtigten Leber und den Nieren. Hinzu kommt die Tatsache, daß zur Heilung der Wunde größere Mengen Albumine, Mukopolysaccharide und Globuline aus dem Serum notwendig sind.

Die eben geschilderte komplexe Alarmreaktion des Organismus nach einem Trauma oder einer Operation läßt auch die inneren Organe sowohl in ihrer Funktion als auch in ihrer Morphologie nicht unbeteiligt.

Nach dem Verlust von Volumen, aber auch durch die Wirkung der Katcholamine sowie durch den erhöhten Bedarf der Peripherie an Sauerstoff, verstärkt durch die Verschiebung der Dissoziationskurve des Oxyhämoglobins, wird vom Herzen eine verstärkte Arbeit verlangt (Erhöhung des Kardialindexes [$l/m^2/min$] – normal: 3,2 $l/min/m^2$). Die Fähigkeit des Herzens, diesen erhöhten Anforderungen zu entsprechen, hängt vom Zustand der kardialen Reserven, der Dauer der Überbeanspruchung, sowie weiteren ungünstig wirkenden Komponenten ab.

Die Belastung, der die Nieren in einer Streßsituation ausgesetzt sind, ist schon mehrmals geschildert worden. Hier sei noch erwähnt, daß das Nierenparenchym nach einer Hypoperfusion sehr empfindlich wird gegenüber der toxischen Wirkung von verschiedenen, während des Traumas entstandenen Stoffe.

Die Lungen werden meistens durch Mikroembolien von Blutaggregaten (s. Kapitel XIII) oder durch die direkte Wirkung des Traumas (Rippenfrakturen, Lungenkontusion usw.) oder mittelbar durch Alteration der Herzfunktion (Lungenödem) in ihrer Funktion beeinträchtigt.

Der Gastrointestinaltrakt ist beim Trauma den verschiedensten schädigenden Einflüssen unterworfen. So kann durch ein Ödem die Wand des gastrointestinalen Rohres in seiner Transportfunktion geschädigt sein, was sich durch Atonie ausdrückt, die dann ihrerseits die Volumen- und Elektrolytverluste mit all ihren Folgen noch verstärkt.

Ein Streßzustand führt aus bis jetzt noch nicht ganz geklärten Ursachen zur Entwicklung von erosiven Gastritiden und peptischen gastroduodenalen Streßulzera mit konsekutiven Blutungen und Perforationen.

Das Gehirn reagiert sehr empfindlich auf Sauerstoff- und Glucosemangel. Das gilt ganz besonders für ältere Patienten, die schon auf relativ leichte Veränderungen der Homöostase mit psychischen Auffälligkeiten (Unruhe, Halluzinationen, Bewußtseinstrübungen) reagieren. Es sei hier mit Nachdruck auf die Tatsache hingewiesen, daß bei chirurgischen Patienten bei solchen Veränderungen fast immer eine mit einem Trauma oder der Operation zusammenhängende Ursache vorliegt.

Nach Moor macht der Organismus nach der Einwirkung einer Aggression bis zur Heilung folgende vier Phasen durch:
- *Die akute Phase* ist charakterisiert durch die beschriebenen metabolischen und endokrinen Veränderungen. Die Dauer dieser Phase hängt vom Ausmaß der Aggression und von zusätzlich erschwerenden Komponenten ab. Nach elektiven Operationen dauert diese Phase bei korrekter chirurgischer Technik und sachgemäßer Durchführung der Anaesthesie und Behandlung 3–5 Tage. Am Ende sind das zirkulierende Volumen, die Herztätigkeit, die Körpertemperatur, der Hormon-, Glucose- und Elektrolyt-Haushalt nahezu normalisiert.
- *Der Wendepunkt* ist durch eine Normalisierung der Funktion des Gastrointestinaltraktes, Hungergefühl und Steigerung des Appetits, Interesse und Suchen nach Kontakt mit der Umwelt und eine normalisierte Homöostase charakterisiert.
- *Die anabole etwa 15 Tage dauernde Phase* wird durch eine Steigerung der Körperkräfte (Muskelmasse nimmt zu), erhöhte Beweglichkeit des Patienten und eine positive Stickstoffbilanz bis zu ihrem Ausgleich am Ende charakterisiert. Es kommt während dieser Zeit wegen verstärkter Ausscheidung der bis dahin retinierten Wasserelektrolyten zur leichten Gewichtsabnahme. Über endokrine Vorgänge in dieser Phase ist wenig bekannt.
- *Die Auffüllung des Fettdepots.* Nachdem die Muskelmasse in ihrer Größe wiederhergestellt wird, gleicht sich die Stickstoffbilanz aus, und die Fettdepots werden wieder aufgefüllt: Der Patient ist wieder in der Lage, seine früheren sozialen Aktivitäten aufzunehmen.

Die geschilderte Entwicklung gilt für unkomplizierte Krankheitsverläufe. Jede schwerwiegende Komplikation, wie langandauernde Eiterungen oder Fistelbildungen verlängern und verlangsamen den Prozeß der Heilung und Rekonvaleszenz.

V. Wundlehre

1. Definition der Wunde

Die Wunde als traumatisch entstandene Gewebslücke ist charakterisiert durch:
- Den toten Raum, Blut, Lymphe und Gewebstrümmer enthaltend, und, wenn die Wunde offen ist, außerdem körperfremdes Material, d. h. vom Boden, aus der Luft und von der Kleidung stammende Verunreinigungen und Bakterien.
- Die mechanisch geschädigte Wundrandzone mit herabgesetzter Vitalität.
- Die Unterbrechung der Blut- und Lymphgefäße und der Nerven.
- Den Funktionsausfall im Wundbereich und
- Den Wundschmerz.

Man unterscheidet offene und geschlossene Wunden. Bei geschlossenen Wunden ist die Wundhöhle von der Körperoberfläche durch eine Gewebsschicht getrennt; die häufigste Form ist die Kontusion bei Quetschung = Bluterguß; aber auch ein geschlossener Knochenbruch und ein stumpfes Bauchtrauma sind im weitesten Sinne als geschlossene Wunden anzusehen.

Ferner lassen sich ihre Ätiologie nach die Wunden einteilen in mechanische, thermische, chemische und durch Strahlen bedingt.

Die offene Wunde steht mit der Außenwelt in Verbindung. Man unterscheidet folgende *mechanische Wunden:*
- *Die Schnittwunde* entsteht durch scharfe, schneidende Gegenstände und zeigt glatte Hautränder und spitze Wundwinkel, sie blutet meist stark. Eine Sonderform ist die operativ gesetzte chirurgische Wunde. Bei sauberer Adaptation hat die Schnittwunde eine gute Heilungstendenz. Im allgemeinen kann sie in den ersten 6 Stunden ohne Wundrandexzision vernäht werden.
- *Bei der Schürfwunde* besteht eine meist verschmutzte, oberflächliche Läsion der Kutis.
- *Die Stichwunde* ist im allgemeinen schmal, tief und schlecht übersehbar. Der Einstich ist punktförmig. Sie birgt die Gefahr, daß der Schaden an tiefer gelegenen Geweben bei oft kleiner Hautwunde

nicht erkannt wird, wie etwa die Öffnung von Körperhöhlen oder Gelenken, und führt nicht selten zu Wundinfektionen.
- *Die Riß-Quetschwunde (Platzwunde)* (s. Abb. 19a) entsteht durch stumpfe Gewalt. Sie ist charakterisiert durch zerfetzte, oft unterminierte, verschmutzte und gequetschte Wundränder; in der Tiefe findet man zerquetschtes, zerrissenes und zerklüftetes Gewebe. Durch die Quetschung besteht die Gefahr der Ischämie der geschädigten Gewebe. Die Rißwunde zeigt unregelmäßige Wundränder.
- *Bei der Biß- und Kratzwunde* sieht man Kratzeffekte oder Bißstellen. Jede Biß- und Kratzwunde ist als infiziert anzusehen. Die Infektion ist durch bakterienhaltigen Speichel, Inokulation von Toxin wie Schlangen- oder Insektengift und durch Übertragung pathogener Erreger wie Tollwut u. a. möglich.
- *Schußwunden* sind in ihrer Form sehr unterschiedlich und abhängig von Größe und Art des Projektils und der Entfernung, aus der es abgefeuert wurde. Es werden Steck- und Durchschüsse unterschieden. Zum Ausschluß von Begleitverletzungen sollte die Geschoßbahn rekonstruiert werden. Ausgedehnte Gewebszerstörungen werden durch Splitter-, Explosionsgeschosse und Schrotkörner hervorgerufen.
- *Bei der Pfählungsverletzung* hat ein großer Gegenstand einen Körperteil völlig durchdrungen. Die Pfählungsgegenstände sollen erst auf dem Operationstisch entfernt werden. Es ist nötigenfalls besser, den durchbohrenden Gegenstand zu verkleinern, als eine Entfernung am Unfallort zu versuchen.

2. Sonderformen von Wunden

- Die geschlossene Wunde, die durch stumpfe Gewalt (Prellung, Quetschung) entsteht. Es kommt zur Schädigung des subkutanen Gewebes ohne Durchtrennung der Haut. Blutergüsse und Ödeme sind die Folgen.
- *Die Ablederung (Decollement)* wird durch tangentiale stumpfe Gewalteinwirkung hervorgerufen. Haut- und Unterhautgewebe werden von den tieferen Schichten abgerissen; als Folge davon entstehen ausgedehnte subkutane Hämatome und Zirkulationsstörungen der Haut mit nachfolgenden Nekrosen.
- *Zerreißwunden, Zerquetschungen oder traumatische Amputationen* entstehen durch große Gewalteinwirkung.

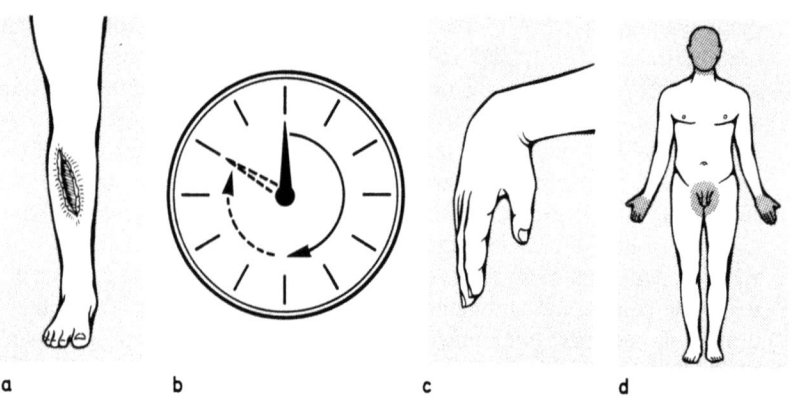

a b c d

Abb. 17a–d. Beurteilungskriterien der Wunde. **a** Rand und Wundgrund, **b** Alter in Stunden, **c** Begleitverletzungen, z. B. Lähmungen und **d** Lokalisation

- *Chemische Wunden* (s. Kapitel VI)
  Bei der Beurteilung der Wunde ist folgendes zu berücksichtigen:
- Wie ist die Beschaffenheit des Wundrandes (scharfrandig, gequetscht, gezackt usw.)?
- Wie alt ist die Wunde, in Stunden?
- Welche Begleiterscheinungen liegen vor (Nerven-, Sehnen- oder Gefäßverletzungen)?
- Wo ist die Wunde lokalisiert (Gebiete mit dichtem Kapillarnetz wie Gesicht und Hände zeigen besonders gute, Gebiete mit spärlicher Blutversorgung, z. B. im Bereich der unteren Extremität, schlechtere Wundheilung) (Abb. 17)?

3. Wundheilung

Unter Wundheilung versteht man die spezielle Phase zur Reparation eines Gewebsdefektes und die Vernarbung des Stützgewebes in Verbindung mit der Epithelregeneration.

Die Wundheilung kann per primam intentionem oder per secundam intentionem erfolgen (Abb. 18). Eine weitere Form der Wundheilung ist die relativ aseptische Heilung unter Schorf.

Per primam intentionem heißt Adaptation des Gewebes ohne Zwischengewebsnarbe; sie kann erreicht werden mit Naht-, Klebe- oder Klammerverschluß der Wunde.

Per secundam intentionem bedeutet, daß die Wundheilung im Sinne

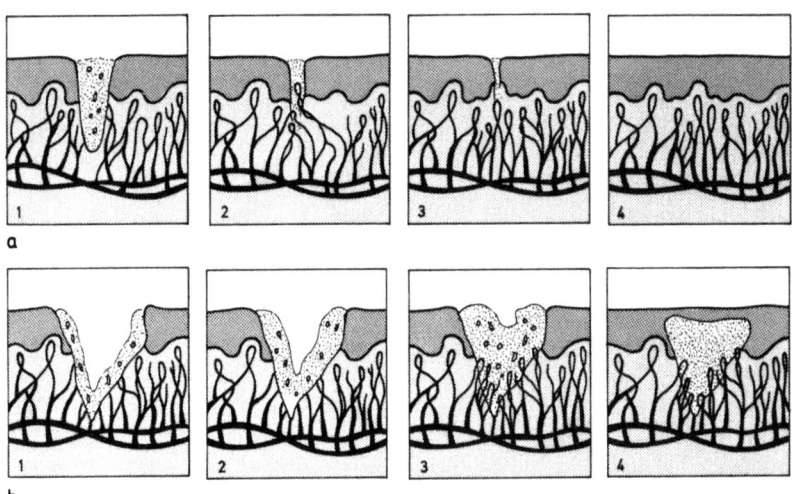

Abb. 18a u. b. a Primäre Wundheilung: die Wundränder werden miteinander verbunden (1), das Granulationsgewebe wird organisiert (2, 3) und es entsteht ein Wundschluß ohne Narbe (4). **b** Sekundäre Wundheilung: die Wunde wird durch Schorf (1) und Granulationsgewebe ausgefüllt (2, 3); die Wunde ist durch Bindegewebe (4) verschlossen

eines Spontanverlaufs über einen klaffenden Wundspalt, der sich zunächst reinigt, vor sich geht; der Spalt granuliert aus und epithelisiert. Im Stadium der Granulation ist bei Nekrosefreiheit eine Sekundärnaht möglich. Bei Epithel- einschließlich Schleimhautwunden erfolgt eine Regenerationsheilung, d. h. eine völlige Wiederherstellung mit normalem Gewebe; bei Wunden des Stützgewebes (Subkutis, Korium, Muskeln, Knochen, Sehnen, Nieren, Gefäße) Reparationsheilung, d. h. mit Ersatznarbe.

Die Spontanheilung durchläuft 5 verschiedene Stadien:
Stadium 1: Es ist das Stadium der offenen Gewebsspalten und tritt sogleich nach der Verletzung ein. Die frische Wunde ist durch folgende Eigenschaften charakterisiert (Abb. 19):
– Die offenen Gewebsspalten: Eintrittspforte für Bakterien,
– Die mechanisch geschädigte Wundrandzone mit Ischämie,
– Die mechanische Durchsetzung des Gewebes mit Keimen und seine Verschmutzung mit Fremdkörpern,
– Die Existenz von Bakterien im Außenweltstadium, z. B. Anaerobier im Sporenzustand und
– Die Füllung der Wundhöhle mit Blutgerinnsel.
In diesem Stadium fehlt im allgemeinen eine Infektion; Ausnahme

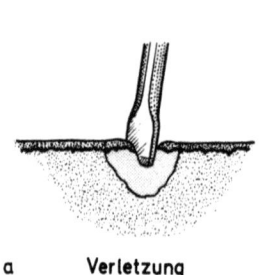 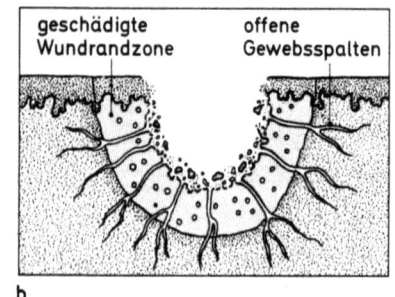

a Verletzung b

Abb. 19a u. b. Entstehung einer Wunde (a); Stadium I (b) der Wundheilung = Frühstadium der offenen Wunde

sind Bißverletzungen, wobei virulente Bakterien in die Wunde gelangen.

Stadium 2: Wundinfektion und -reaktion (Abb. 20)

Die Bakterien können virulent werden, d. h. sie vermehren sich und dringen in das Gewebe ein = chirurgische Infektion. Der Körper reagiert mit Sezernieren bzw. Eiterabsondern in der Wunde = Wundreaktion; Allgemeinsymptome sind unter anderem Störung des Allgemeinbefindens, Temperatur- und Pulsanstieg.

Die Wundreaktion kann in 5 Phasen aufgeteilt werden

– *Die vaskuläre:* Vasodilatation der Kapillaren, Arteriolen und Venolen.

– *Die exsudative:* Störung der Gefäßpermeabilität infolge der Azidose mit Austritt von Plasma, das Bakterientoxine verdünnt, Bakterien, abgestorbene Zellen und Verunreinigungen abtransportiert, bakterizide Antikörper in die Wunde bringt und die offenen Gewebsspalten mit Fibrin abdichtet.

– *Die zelluläre:* Leukozyten und Makrophagen wandern aus den Blutgefäßen aus, bilden den Leukozytenwall, können Bakterien abtöten und Zelltrümmer wegtransportieren.

– *Die lymphogene:* Die Mehrproduktion von Lymph- und Gewebsmasse dient ebenfalls dem Abtransport von Bakterien, abgestorbenen Zellen und Fremdkörpern. Klinisch wird sie deutlich durch rote Straßen in der Haut (Lymphangitis) und vergrößerte regionäre Lymphknoten (Lymphadenitis).

– *Die metabolische:* Die Gewebsreaktion ist zur sauren Seite (pH unter 7,4) infolge der Hypoxie und Gewebsazidose und -nekrose verschoben.

Als Zeichen der Wundinfektion und -reaktion finden sich örtlich eine Schwellung der Wundränder = Wundödem; diese sind durch die

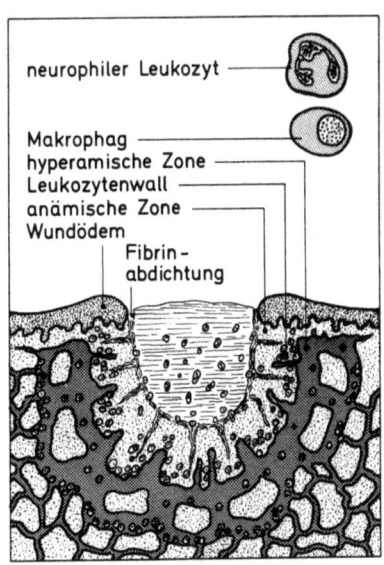

Abb. 20.
Stadium II: Wundinfektion und -reaktion

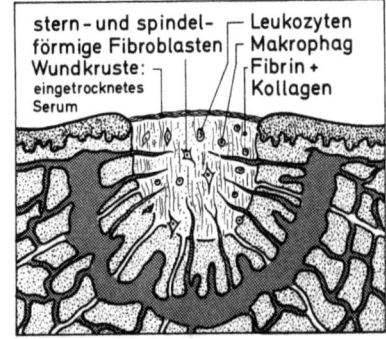

Abb. 21.
Stadium III: Reparations- oder Organisationsstadium = Granulationsstadium

Minderdurchblutung weiß gefärbt, während ihre Umgebung infolge der Hyperämie gerötet ist. Gleichzeitig ist eine Überwärmung der Wundumgebung mit klopfendem Wundschmerz, der sich pulssynchron beim Herabhängenlassen des infizierten Gliedes verstärkt, feststellbar. Die Wundränder sind schmierig belegt; aus der Wunde entleert sich trübe Flüssigkeit.

Fast immer siegt die Wundreaktion über die Wundinfektion. Die mit Fibrin ausgefüllte Wundhöhle füllt sich mit Granulationsgewebe; sie wird organisiert.

Stadium 3: Granulations-, Reparations- oder Organisationsstadium (Abb. 20 und 21).

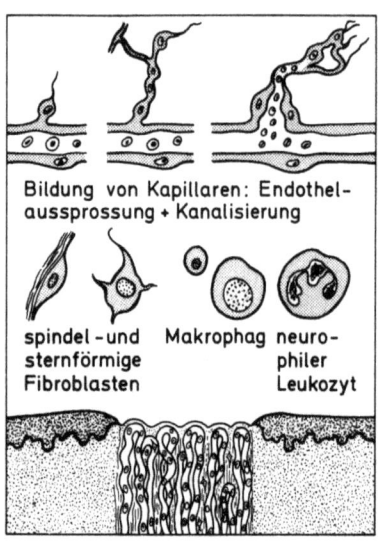

Abb. 22.
Stadium IV: Vernarbung und Reifung

Fibroblasten, Makrophagen und Kapillarendothelien bilden ein zell- und gefäßreiches Bindegewebe. Die stern- und spindelförmigen Fibroblasten wandern in das Fibrinnetzwerk ein, vermehren sich vom 4. Tag an sehr rasch und scheiden Präkollagen ab, das sich in das gelbe Kollagen, ein Mukopolysaccharid umwandelt = kollagene Phase. Kapillaren sprießen aus den Gefäßendothelien in die Wundhöhle; Makrophagen beseitigen das Fibrinnetzwerk. Soweit die Bakterien nicht zerstört werden, werden sie an die Wundoberfläche abgeschoben und kehren in das Außenweltstadium der Hypovirulenz zurück. Wird das Granulationsgewebe zerstört, können die Bakterien reaktiviert werden und es kann eine gefährliche Sekundärinfektion entstehen.

Stadium 4: Der Vernarbung und Reifung (Abb. 22)
Vom 5.–15. Tag wandelt sich das zell- und gefäßreiche Granulationsgewebe in zell- und gefäßarmes und an Kollagen faserreiches Bindegewebe um. Es findet sich eine weiße und derbe Narbe, da die Kapillarschlingen sich zurückbilden, und Pigment fehlt, da der Kollagengehalt auf Kosten der Zellen zugenommen hat. Weil sich die kollagenen Fasern mit zunehmendem Alter verkürzen, hat die Narbe die Tendenz zur Schrumpfung.

Stadium 5: Epithelisation (Abb. 23)
Diese erfolgt randständig und/oder insulär; der Epithelsaum wächst blattförmig in zentripetaler Richtung unter dem Wundschorf vor, der

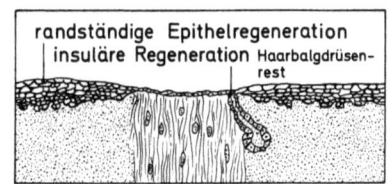

Abb. 23. Stadium V: Epithelisation

schließlich abfällt. Gleichzeitig kann die Epithelisation von den Hautanhangsgebilden (Haare, Talg- und Schweißdrüsen) in der Tiefe ausgehen (ab 8. Tag).

Wichtige Narbenkomplikationen:
- *Die Erosion,* ein oberflächlicher, oftmals epithelbeschränkter Defekt.
- *Das Narbengeschwür,* das meistens traumatisch und infolge schlechter Vaskulariasation entsteht. Der Defekt reicht über die Epidermis hinaus.
- *Das Narbenkeloid,* worunter man eine übermäßige Bildung von Bindegewebsfibrillen und Kapillaren versteht; die Narbe zeigt eine leistenförmige Verdickung, eine hochrote und später blasse Farbe.
- *Verwachsungen,* eine bindegewebige Vereinigung zweier Gewebe oder Organe, die im allgemeinen nicht zusammengehören. Haut mit Haut und mit Schleimhaut wachsen niemals zusammen. Die Voraussetzung von solchen Verwachsungen ist eine direkte Berührung epithelfreier Stellen.
- *Die Narbenkontraktur;* sie wird durch die Narbenschrumpfung hervorgerufen und tritt besonders häufig nach Verbrennungen auf.
- *Die Narbendehiszenz bzw. der Narbenbruch,* Ursachen sind Wundinfektion, Mangelzustände und Stoffwechselstörungen.
- *Das Narbenkarzinom,* das äußerst selten und fast nur in jahrzehntealten Brandwunden entsteht.
- *Das Neurinom:* Es handelt sich um eine kolbige Auftreibung des freien Endes eines durchtrennten Nervs und ist im Bereich einer Amputationsstelle nicht selten sehr schmerzhaft.
- *Die fehlende Pigmentation der Narbe,* die als kosmetische Komplikation angesehen werden kann.

4. Wundbehandlung

4.1. Offene Wundbehandlung

Die für den Verletzten ungefährlichste Wundbehandlung besteht in einer Beseitigung der nekrotischen Gewebsfetzen, dem Offenlassen der Wunde und dem Ruhigstellen des verletzten Körpergebietes, es handelt sich um die Wundtoilette und Ruhigstellung.

Sie sollte stets angewandt werden, wenn der Verletzte nicht sorgfältig nachbeobachtet werden kann, z. B. im Kriege und bei Massenkatastrophen, oder wenn die technischen und medizinischen Voraussetzungen für einen sicheren chirurgischen Wundverschluß fehlen (z. B. Ausrüstung, Kenntnis, Asepsis u. a.). Die offene Wundbehandlung gilt immer bei ausgedehnter Schädigung der Wundumgebung als Vorgehen der Wahl.

Gefährliche Allgemeininfektionen, insbesondere Gasbrand und Tetanus, können auf diese Weise vermieden werden, auch wenn eine lokale Beeinträchtigung der Integrität in Kauf genommen werden muß. Letztere kann meistens durch einen sekundären Wundverschluß nach wenigen Tagen vermieden werden. Folgende Gebiete sind in absteigender Dringlichkeit mit lebendem Gewebe zu bedecken: Gefäße, Nerven, Sehnen und Knochen.

4.2. Wundausscheidung und Wundnaht

Friedrich beschrieb 1896 die Wundausschneidung innerhalb der 6-Stunden-Grenze. Diese chirurgische Wundversorgung ist nur unter bestimmten Voraussetzungen möglich. Gleichzeitig sollte man folgende 3 Regeln beachten:
- Es sollte atraumatisch operiert, d. h. die Wundränder möglichst nicht mit groben Pinzetten angefaßt werden.
- Die Wundränder sollten im gut vaskularisierten Gebiet einschließlich des Wundgrundes ausgeschnitten werden (Abb. 24a–c).
- Bei größeren Wunden sollte die Haut im Bereich der Wundränder nach Wundausschneidung mobilisiert werden, um die Wundzugspannung zu vermindern.
- Sparsame Verwendung möglichst atraumatischen Nahtmaterials mit spannungsarmer Nahttechnik.
- Ruhigspannung der Wunde und Hochlagerung des letzten Gliedes für 1–8 Tage.

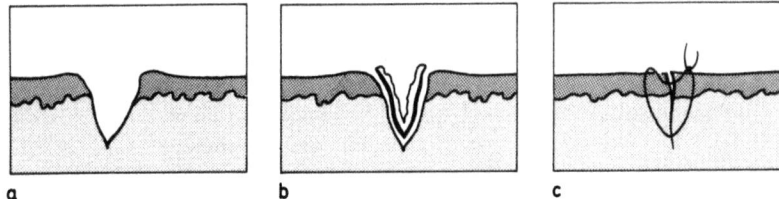

Abb. 24a–c. Wundversorgung nach Friedrich: Die zerfetzten Wundränder **(a)** werden einschließlich Wundgrund **(a u. b.)** ausgeschnitten; die Adaptation der Wunde erfolgt ohne Taschenbildung **(c)**, z. B. mit Rückstichnaht

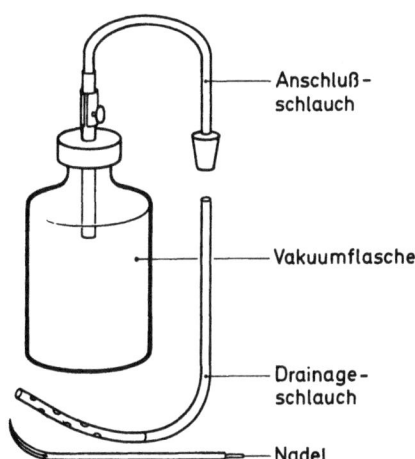

Abb. 25. Redon-Drainage: Stichnadel und Drainageschlauch werden verbunden, durch die Haut gestochen, fixiert und mit einer Vakuumflasche über den Anschlußschlauch verbunden

Im einzelnen wird wie folgt vorgegangen:

Oberflächliche Schürfwunden heilen unter dem sich bildenden Schorf ohne Narbe ab; sie brauchen nur steril verbunden zu werden und können auch bei geschützter Lokalisation ohne Verband bleiben.

Offene Wunden werden innerhalb der 6-Stunden-Grenze primär und spannungsfrei verschlossen; dies gilt nicht für Biß-, Stich-, Schuß- und Zerreißungswunden. Bei primärem Wundschluß sollte bei ausgedehnten Wunden u. a. eine mehrschichtige Naht angewandt und auf eine Redon-Saugdrainage (Abb. 25) nicht verzichtet werden.

Ein primärer Wundverschluß ist bei Wunden, die älter als 6, in Ausnahmefällen als 10 Stunden sind, nicht angezeigt.

4.3. Allgemeine Maßnahmen bei der Wundversorgung

- Eine Chemotherapie mit Antibiotika ist bei oder nach Wundbehandlung selten indiziert; sinnvoll ist jedoch ein ausgiebiges Auswaschen der Wunde mit Desinfizientien oder isotonischer Kochsalzlösung.
- Stets muß der Verletzte nach der Art und dem Umfang der bisher durchgeführten Tetanus-Schutzimpfung, wenn diese überhaupt stattgefunden hat, gefragt werden. – Der Verletzte erhält eine schriftliche Bescheinigung darüber, welche Tetanusprophylaxe bei ihm vorgenommen wurde, die er bei sich tragen soll. Gleichzeitig muß er darüber informiert werden, daß eine begonnene Immunisierung noch abgeschlossen werden muß (s. Kap. X).

5. Besondere Wunden und ihre Behandlung

5.1. Tierbisse

Bei Hunde- und Rattenbissen wird eine offene Wundbehandlung, eine Ruhigstellung der Gliedmaße, eine Tetanusprophylaxe und eventuell die Gabe von Antibiotika vorgenommen. Liegen größere Defekte vor, erfolgt nach der Granulation eine Sekundärnaht.

5.2. Schlangenbisse

Es entsteht eine Giftwirkung durch Neuro- und Kardiotoxin. Ein Schlangenbiß ist an der Bißmarke und an einem hämorrhagischen Ödem der Umgebung zu erkennen. Für eine erfolgreiche schnelle Therapie ist die Kenntnis der Schlangenart von Bedeutung, d. h. ob es sich um einen Vipernbiß mit vornehmlich hämatotoxischer oder um einen Natternbiß mit überwiegend neurotoxischer Giftwirkung handelt. Beim Vipernbiß tritt ein sofortiger brennender und stechender Schmerz und nur gelegentlich eine Anaesthesie der Bißwunde auf. Charakteristisch ist ein zentral fortschreitendes, druckschmerzhaftes Ödem mit Lymphangitis und Lymphadenitis. Nach 12–36 Stunden sind bläulich-livide Verfärbungen der betroffenen Körperregion, Blasenbildung, Nekrosen und Gewebsdefekte sichtbar. – Bei Natternbissen ist eine rasche Anaesthesie der Bißwunde, eine Ödem und blaulivide Verfärbung der Bißstelle charakteristisch.

Die erste Handlung besteht in lokalen Maßnahmen mit Anlegung einer venösen Stauung – keiner Blutleere – und breiter Inzision oder Zirzumcision der Bißstelle. Das betroffene Glied soll kühl und ruhig gestellt werden. Im Anschluß daran werden je nach Kenntnis der Anamnese ein mono- oder polyvalentes Schlangenantiserum, ein Schmerzmittel und Antibiotika zur Beseitigung der Superinfektion verabreicht. Weiterhin stehen Schockbekämpfungsmaßnahmen an.

5.3. Insektenstiche

Bienen-, Wespen- und Hornissenstiche.
Sie erhalten als Gifte Hämolysin und Histamin. Die Reaktion des Körpers auf einen solchen Stich kann bis zum anaphylaktischen Schock reichen. Deshalb ist in jedem Fall eine prophylaktische Desensibilisierung durch Gabe spezifischer Insektenstichantigenextrakte zu überlegen. – Die Erstbehandlung besteht in der Stachelextraktion und der Applikation von 10%igem Haushaltssalmiak; infiziert sich die Wunde, soll sie offen behandelt werden und ein Antibiotikum verabreicht werden.

5.4. Waldzecke

Es handelt sich um eine unmerklich in die Haut eindringende parasitäre Milbe. Es kann ein Virus übertragen und toxische Erscheinungen mit Hämorrhagien im zentralen Nervensystem verursachen. Der Körper reagiert mit einer lokalen Desinfektion. Die Zecke soll durch Aufgeben von Öl entfernt werden.

5.5. Versorgung von Nerven- und Sehnenverletzungen

Nervenverletzung. Bei jeder Verletzung sollte Motorik und Sensibilität im Verletzungsgebiet und seiner Umgebung *vor* der Wundversorgung überprüft werden. – Die Versorgung des verletzten Nervs kann sofort (primär) oder aufgeschoben (sekundär) durchgeführt werden. Primär ist die Versorgung im allgemeinen nur bei wichtigen Nervenstämmen erforderlich. Die zerfetzten Enden werden mit dem scharfen Messer angefrischt; die Faszikelnaht wird unter Verwendung einer Lupenbrille oder eines Operationsmikroskops (Abb. 26) mit atraumatischem Nahtmaterial 8 × 0 vorgenommen. Wichtig ist die Übungs- und Elektrisie-

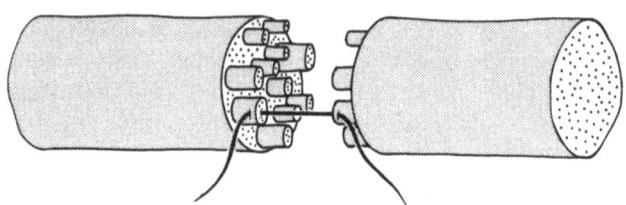

Abb. 26. Interfaszikuläre Nervennaht

rungsbehandlung für die Dauer von 6–12 Monaten. Selten ist bei großen Defekten die freie autologe Transplantation (z. B. mit dem N. suralis) notwendig.

Die Regenerationsprognose hängt von der Rechtzeitigkeit der Naht ab; im allgemeinen darf eine sekundäre Nervennaht 2–6 Wochen aufgeschoben werden.

Sehnenverletzungen. Durch direkte stumpfe Gewalteinwirkung kommt es nur bei gespannter Sehne zur Sehnenruptur: häufig sind Zerreißungen und Abrisse der Sehnenansätze durch indirekte Gewalt. Bevorzugte Lokalisationen sind Tuberculum majus, Trochanter minor und major, Olecranon, Strecksehnenabriß am Fingerendglied, Achillessehnenriß. – Überlastungsschäden, degenerative Gelenkveränderungen und Medikamente (z. B. Prednisolon) führen zu sogenannten spontanen oder pathologischen Sehnenzerreißungen.

Offene Sehnenverletzungen sind weitaus häufiger, da es praktisch bei jeder Wunde zur Mitverletzung einzelner oder mehrerer Sehnen kommen kann. Sorgfältige Funktionsprüfungen vor *Therapiebeginn* und eine genaue *Wundrevision* ergeben Aufschluß über Lokalisation und Ausmaß der Sehnenverletzung.

5.6. Grundsätze der Behandlung

Spontane Rupturen und Abrisse sollen möglichst bald operativ versorgt werden, bevor es zur Schrumpfung des zugehörigen Muskels kommt. – Die primäre Sehnennaht bei offenen Verletzungen jedoch richtet sich weitgehend nach Zustand und Heilungsaussichten der Wunde; bei stark verschmutzten und zerrissenen Wunden sollte nach ordnungsgemäßer Ausschneidung und Hautnaht eine primäre Heilung abgewartet und sekundär eine Rekonstruktion der verletzten Sehne vorgenommen werden. Dies gilt besonders für Sehnenverletzungen der Hand, da die Wiederherstellung der Funktion entscheidend ist.

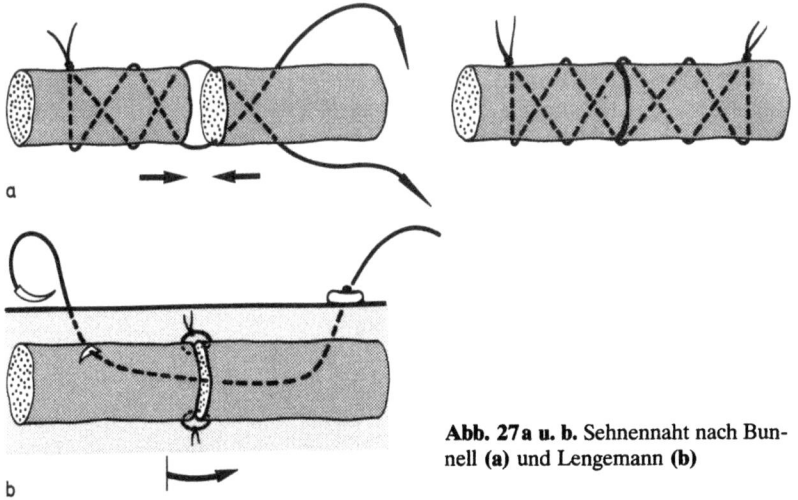

Abb. 27a u. b. Sehnennaht nach Bunnell (a) und Lengemann (b)

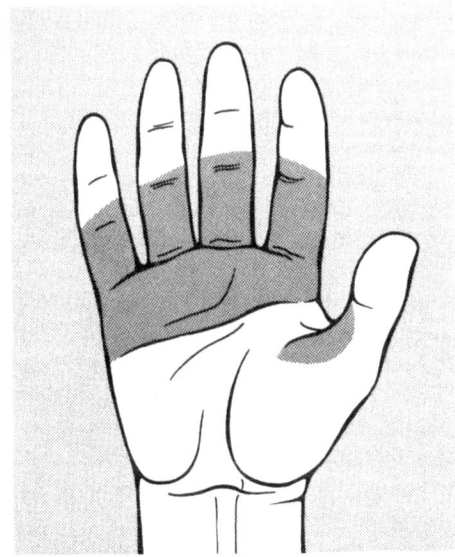

Abb. 28. Niemandsland in der Handbeugesehnen-Chirurgie

Im einzelnen wird wie folgt vorgegangen:
- Ein Sehnenabriß am Sehnenansatz einschließlich eines Knochenstücks wird neu eingepflanzt, d. h. das Knochenstück an seiner ursprünglichen Stelle fixiert.
- Bei einer Sehnendurchtrennung wird das zurückgewichene proximale Stück von einer gesonderten Inzision aufgesucht, beide Enden

angefrischt und mit atraumatischer Draht- oder Dexonnaht nach Bunnell adaptiert. Diese Naht kann versenkt oder als Ausziehnaht angelegt werden (Abb. 27).
– Sehnenverletzungen an der Beugeseite der Finger bis zur distalen Querfalte der Hand sollten nie genäht, sondern nach abgeschlossener Wundheilung durch eine freie Sehnenverpflanzung versorgt werden (Abb. 28). Die mehr proximal gelengenen Verletzungen können dagegen mit gutem Erfolg primär versorgt werden, wenn keine Wundinfektionsgefahr besteht. Bei Durchtrennung multipler Sehnen werden nur die funktionell wichtigsten genäht. Partiell durchtrennte Sehnen werden nicht genäht.

5.7. Arterienverletzungen

Diese können offen, partiell oder komplett sein oder in einer stumpfen Läsion bestehen. Die Symptome der äußeren Extremität- oder Stammarterienverletzung sind lokale arterielle Blutungen, ein großer Bluterguß und/oder die peripher aufgehobene Durchblutung (keine Pulse tastbar, Kälte und Blässe der Haut, peripherer Schmerz, Störung von Motorik und Sensibilität). Bei offenen äußeren Verletzungen ist eine pulssynchrone, spritzende Blutung nachweisbar.

Für die Diagnostik ist neben der Symptomatologie und genauen Inspektion das Tasten der Pulse und das Überprüfen der peripheren Durchblutung (Kapillarpuls) entscheidend.

Therapie. Als Erstversorgung wird eine lokale Blutstillung vorgenommen. Sie erfolgt durch digitale Kompression des rupturierten Gefäßes zentral der Verletzungsstelle, direktes Abklemmen des blutenden Gefäßes und/oder Anlegen eines Kompressionsverbandes (s. Abb. 9). – Das Anlegen einer Abschnürbinde oder Blutdruckmanschette sollte unterlassen werden, da es neben der peripheren Ischämie den venösen Rückstrom unterbricht und zu einer ausgeprägten metabolischen Azidose führt. Die betroffene Extremität soll nicht hochgelagert werden.

Nach Transport in das Krankenhaus erfolgt die Rekonstruktion, deren Technik vom angiographischen oder lokalen Befund abhängig ist und in Kapitel XVIII besprochen wird.

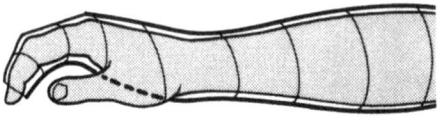

Abb. 29. Ruhigstellung nach handchirurgischen Eingriffen

5.8. Handverletzungen

Für die verantwortungsvolle Versorgung von Handverletzungen gelten die folgenden Richtlinien:
- die korrekte chirurgische Versorgung einer Handverletzung ist keine Notfalloperation, sie wird in Ruhe geplant und unter streng aseptischen Verhältnissen durchgeführt.
- Die Operation wird möglichst nicht in Lokalanästhesie sondern in Plexus- oder Allgemeinanästhesie vorgenommen.
- Eine wichtige Voraussetzung zu einer subtilen Versorgung ist die Anlage einer pneumatischen Blutleere.
- Die Haut wird so sparsam wie möglich exzidiert, oberstes Prinzip ist ein atraumatisches Vorgehen.
- Hautnähte müssen spannungsfrei sein, dies wird durch Entlastungsschnitte, plastische Erweiterung durch Z-Naht, Dreh-, Verschiebe- oder Schwenklappen erreicht.
- Primäre Sehnennähte werden nur außerhalb des sogenannten Niemandlandes (s. Abb. 28) verlaufen. Sie werden nicht bei großen, schmutzigen, über 8 Stunden alten und hinsichtlich Wundinfektion gefährdeten Wunden durchgeführt.
- Nach Wundversorgung werden Finger-, Hand- und Unterarm in Funktionsstellung fixiert (Abb. 29).

VI. Schäden durch physikalische Einwirkungen

1. Kälteschäden

Durch Unterkühlung entstehen meist irreversible Schädigungen des Gesamtorganismus.
Sie werden durch zu tiefe Außentemperaturen oder eine erhöhte Leitfähigkeit des Temperaturüberträgers verursacht. Beim Absinken der Köprerkerntemperatur unter 35 °C werden die Gefäße eingeengt, und es tritt ein Muskelzittern auf. Beim weiteren Absinken der Temperatur folgt ein Blutdruckabfall, eine Bradykardie und die Bewußtlosigkeit. Die Herzaktion geht schließlich in Kammerflimmern über.
Behandlung Mit Aussparung von Kopf und Hals wird eine langsame Erwärmung mit einem warmen Bad durchgeführt; die eintretende Gefäßerweiterung mit Kollaps wird durch rasche Infusion mit Blutersatzmitteln aufgefangen. Gleichzeitig werden Prednisolon, Sauerstoff und Natriumbicarbonat verabreicht.
Bei der Erfrierung handelt es sich um eine lokale, kältebedingte Vitalschädigung einzelner Gewebsanteile. Wir unterscheiden ähnlich wie bei der thermischen Wunde vier Stadien:

I: Erythem
II: Blasenbildung
III: Gangrän mit Nekrose, Schwarzfärbung des Gewebes durch Hämolyse und endangitische Veränderung an der peripheren Strombahn
IV: Thrombenbildung mit Gefäßverschluß

Das Ziel der Behandlung besteht in Aufhebung der Ischämie durch gefäßerweiternde Mittel und parenterale und lokale Wiedererwärmung. Die Wundversorgung entspricht der der thermischen Verletzung. Zusätzlich kann der Sympathikus blockiert werden. Die Indikation zur Amputation muß früh gestellt werden.

2. Elektrische Stromverletzung

Beim Durchfluß von Wechselstrom durch das Gehirn kommt es zu epileptiformen Krämpfen; am Herzen bewirken Ströme über 25 mA einen Herzstillstand. Dieser Effekt wird bei der Beseitigung von Kammerflimmern therapeutisch ausgenutzt.

Elektrothermische Wirkungen entstehen an der Ein- und Austrittsstelle des Stromes, da hier die größte elektrische Stromdichte besteht. Man findet über das Hautniveau erhabene, grau-blaue bis gelblich verfärbte, rundliche, rosetten- und strichförmige Schädigungen, die sogenannten *Strommarken*.

Therapie. Man unterscheidet eine Allgemein- und eine Lokaltherapie. Die Allgemeinbehandlung besteht im Ausschalten des Stromkreises, dem Beginn der extrathorakalen Herzmassage beim Herzstillstand und der sofortigen elektrischen Defibrillation. Gleichzeitig wird eine Mund-zu-Mund- bzw. Mund-zu-Nase-Beatmung oder eine solche mit einem Beatmungsgerät vorgenommen. Zusätzlich werden Blutersatz- und Natriumbicarbonatlösungen infundiert (Einzelheiten siehe Kap. II und XII).

Die örtlichen Schäden werden offen behandelt. Nach Demarkation der Nekrosen wird das abgestorbene Gewebe entfernt; der Defekt kann gegebenenfalls durch Hauttransplantation gedeckt werden (s. Kap. XX).

3. Ätzungen

Gewebsschäden werden vorwiegend durch starke Säuren und/oder Laugen hervorgerufen. Die entstehenden Nekrosen sind in Ausmaß und Wirkung mit den Verbrennungen 1.–3. Grades (s. Kapitel VII) vergleichbar.

Bei Säureverätzungen werden Haut und Schleimhäute gereizt; bei stärkerer Konzentration finden sich Koagulationsnekrosen, die im Laufe der Behandlung abgestoßen werden.

Laugenverätzungen bewirken im Gegensatz dazu Kolliquationsnekrosen; das Bindegewebe wird aufgelockert, die Zerstörung schreitet intensiver fort.

Behandlung

Das wichtigste Prinzip ist die lokale Neutralisierung mit Säuren bzw. Alkalien. Bei Schleimhautverätzungen durch Säure oder Lauge sollen die Verletzten daher Milch bzw. Zitronensaft oder Essig trinken. Die chirurgische Behandlung erfolgt wie bei der thermischen Wunde (s. Kap. VII).

4. Verschüttungs- und Explosionsverletzungen

Bleibt ein Patient länger als 1 Stunde *verschüttet*, so stellt sich infolge Blut- und Plasmaaustritts in die Gewebe ein hypovolämischer Schock ein. Dieser muß unter allen Umständen (s. Kap. XIII) zuerst behandelt werden, da sonst ein Nierenversagen droht.

Die Explosionsverletzung ist unter Wasser gefährlicher als die Übertragung der Gewaltexplosion durch Luft. Gefährdet sind vor allem Lungen, Bauchinhalt und Ohr. Bei der Explosionsverletzung der Lunge besteht eine ausgedehnte Blutung in das Lungenparenchym und die Alveolen durch Lungenriß mit Bluthusten, Zyanose und Atemnot. Stets sollte eine Blut- und Luftansammlung in der Brusthöhle (Hämato-Pneumothorax) oder eine Blutansammlung im Herzbeutel (Hämoperikard) ausgeschlossen werden. In Zweifelsfällen muß eine Thoraxaufnahme angefertigt werden.

Die Behandlung besteht in künstlicher Beatmung, eventuell mit Überdruck, Entlastung von Brusthöhle und Herzbeutel durch Punktion bzw. Drainage.

Die typische Bauchverletzung bei der Explosion ist der Einriß des Zwölffingerdarms; ein wenig seltener treten Leber- und Milzrisse auf. Stets ist das Bild eines akuten Abdomens, eventuell mit hämorrhagischem Schock nachweisbar, und es muß die Rupturstelle nach Eröffnung der Bauchhöhle versorgt werden.

5. Gewebeschäden durch Strahlenenergie

Als Quelle der Strahlung kommen Röntgen-, Radium-, Isotopen-, freie Beta- und Gammastrahlen sowie Atomenergie in Frage.

Die Heilungstendenz von Röntgenschäden ist infolge degenerativer Veränderungen im Bindegewebe und an den Gefäßen deutlich eingeschränkt. Nach längerer Röntgenbestrahlung kommt es außerdem zur Abgeschlagenheit, Tachykardie, Kopfschmerzen, Müdigkeit, Inappetenz, Durchfall und Erbrechen, was als Röntgenkater bezeichnet wird.
– Bei Dauer- und Ganzkörperbestrahlung besteht die Gefahr des

Übergangs in eine Strahlenkachexie. Röntgenstrahlen führen auch zu Störungen des blutbildenden Systems wie Leukopenie, Anämie und Agranulozytose.

Therapie

Bei Röntgenkater: Vitamingaben, Infusionstherapie, Unterbrechung der Strahlenbehandlung. – Lokal bei Hautödemen und -erythemen regelmäßige Salbenverbände, die auch prophylaktisch anzuwenden sind. Das Röntgenulkus erfordert die weite Exzision im Gesunden und die plastische Deckung (s. Kap. XX).

Eine Schädigung des blutbildenden Systems muß durch regelmäßige Kontrolle des Blutbildes verhindert werden; tritt sie dennoch auf, wird die Röntgentherapie sofort unterbrochen und es werden Frischblut, hohe Dosen von Prednisolon und Antibiotika verabreicht.

Die Atomenergie kann einmal durch Explosion Lungenrupturen, perforierende Wunden und Verbrennungen sämtlicher Schweregrade verursachen; ferner tritt ein Schock infolge äußerer Strahlung mit nachfolgender Knochenmark- und Lymphschädigung ein. – Wird die äußere Bestrahlung überlebt, kommt es meistens in wenigen Tagen infolge Sepsis und Hämorrhagie zum Tod. Eine Therapie ist meistens sinnlos oder kommt zu spät.

VII. Verbrennungen

Die Hitze verursacht am Ort der Wirkung eine Koagulationsnekrose, wenn die Temperatur 56 °C überschreitet. Die Freisetzung von Histaminen und toxischen Lipoproteinen ist die Folge. Letztere konnten aus der verbrannten Haut extrahiert und mit ihnen bei gesunden Mäusen eine Verbrennungskrankheit hervorgerufen werden. Durch den Einstrom dieser Lipoproteine kommt es zu Kapillarschädigungen mit Permeabilitätsstörungen, Austritt von Wasser, Elektrolyten und Eiweißen und zur Ausbildung eines exzellulären Ödems mit Kompression der Arteriolen und Kapillaren, womit der Circulus vitiosus der Hypoxie, Anoxie und metabolischen Azidose in Gang gesetzt wird.

Das Ausmaß der Brandverletzung ist von der Intensität und Einwirkungsdauer der Wärmeenergie abhängig.

Man unterscheidet folgende Schweregrade:

I. *Das Erythem*, eine Verbrennung des Stratum corneum: die Heilung erfolgt ohne wesentliche Therapie und ohne Narbe (Abb. 30a).

II. *Die Blasenbildung mit Nekrose* der gesamten Epidermis und Anteilen des Koriums: diese Wunde heilt durch gezielte Epithelisation vom Rand und von den erhaltenen Hautanhangsgebilden her. Die Heilung kann durch Entfernung der Nekrosen und sterile Verbände unterstützt werden (Abb. 30b + c).

III. *Die ausgedehnte Nekrose* mit Verbrennung von Epidermis, Korium und epithelialen Hautanhangsgebilden sieht weiß, braun oder schwarz aus und ist schmerzunempfindlich. Nach Injektion des Farbstoffes Disulfinblau (0,25 ml/kg KG) färben sich die befallenen Bezirke nicht an. Die Heilung kann nur nach Abstoßung oder Abtragung der Nekrosen und durch Epithelwanderung vom Rand her erfolgen; deswegen werden die Bezirke mit Hauttransplantaten gedeckt (Abb. 30d).

IV. *Die Verkohlung mit Nekrose* aller Gewebsschichten; eine Heilung ist nicht möglich.

Die Verbrennungstiefe: Sie kann mit Hilfe eines Glasspatels (Ausbleiben der Kapillarfüllung) bei Grad III, durch Prüfung der Sensibilität

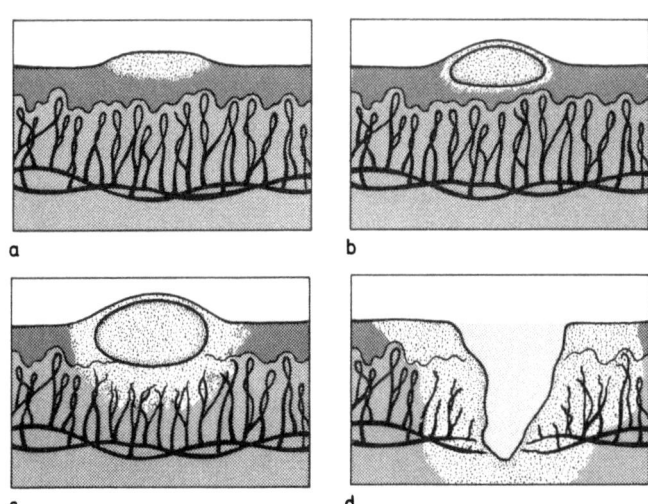

Abb. 30a–d. Schweregrade der Verbrennung. **a** Erythem, **b u. c** Blasenbildung und Nekrose, **d** ausgedehnte, tiefe Nekrose

mit einer Nadel (keine Schmerzempfindung bei Grad III) oder ausbleibender Färbung nach Injektion von Disulfinblau intravenös (0,25 ml/kg KG) objektiviert werden.

1. Ausdehnung der Verbrennung

Die Prognose der Verbrennungskrankheit ist von der Tiefe der Verbrennung und ihrer Ausdehnung abhängig. Zur Schätzung der verbrannten Flächenausdehnung dient die Neuner-Regel (Wallace) (Abb. 31); für die Tiefe gilt, daß bei oberflächlicher Verbrennung (Grad I) nur die Hälfte des Areals, bei Grad III die gesamte Fläche gerechnet wird. Die Verbrennungskrankheit tritt beim Erwachsenen (Abb. 31a) ab 15%iger, beim Säugling und Kind (Abb. 31b) ab 5–10%iger Verbrennung 3. Grades auf. Die Überlebensaussichten nehmen im hohen Alter ab.

2. Die Verbrennungskrankheit

Die Verbrennungskrankheit verläuft in folgenden *vier Stadien:*
Stadium I (der ersten 48 Stunden)
 Jede Verbrennung führt durch Schädigung der Kapillaren zur vermehrten Permiabilität, Austritt von Plasma aus den Gefäßen in den

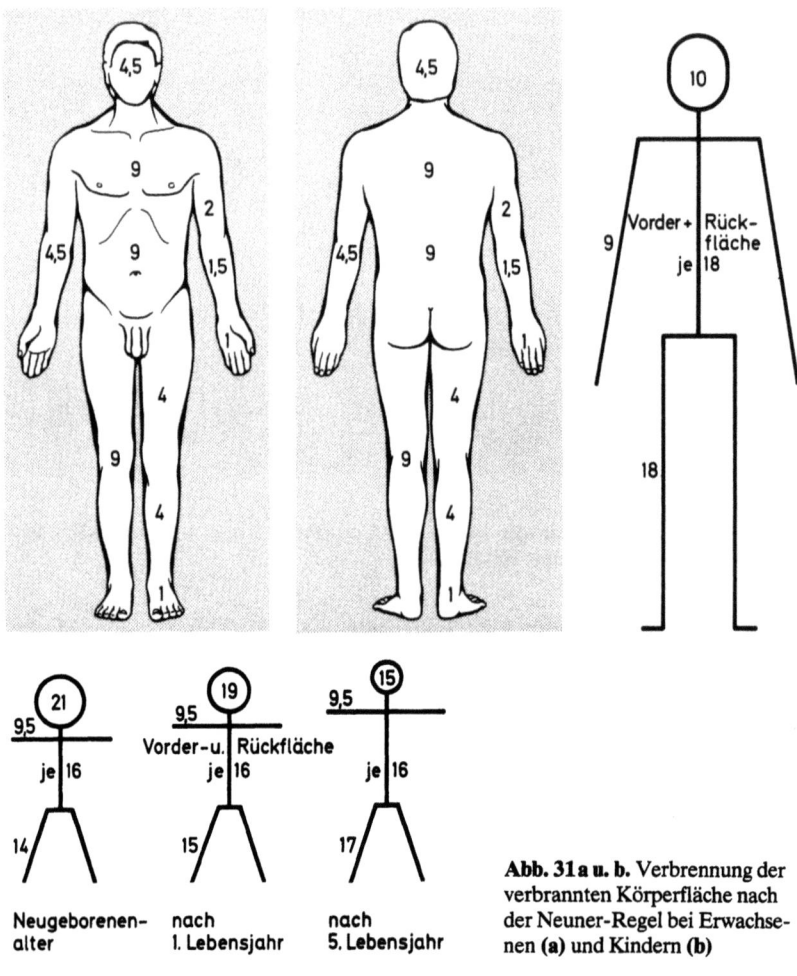

Abb. 31 a u. b. Verbrennung der verbrannten Körperfläche nach der Neuner-Regel bei Erwachsenen (a) und Kindern (b)

extrazellulären Raum (plasmogener oder Verbrennungsschock) mit hochgradiger Natriumretention und Kaliumverlust. Die Flüssigkeitsverluste können 10–14 Liter ausmachen. Es resultiert ein Verbrennungsödem, eine plasmaähnliche, sehr natriumreiche Flüssigkeit, die Plasmadiarrhoe. Der übrige Teil des Körpers wird entwässert (Dehydratation). Die Plasmadiarrhoe in den 3. Raum ist größer als die Flüssigkeitsverluste nach außen. Die laborchemischen Untersuchungen ergeben eine Hämokonzentration, erhöhte Hämatokritwerte, deutliche Natriumanstiege bei erniedrigtem Kalium.

Wird in diesem Stadium keine frühzeitige und ausreichende Substitution vorwiegend der Flüssigkeit-, Elektrolyt- und Eiweißverluste vorgenommen, stirbt der Verbrannte am Verbrennungsschock bzw. dessen Folgen, z. B. Nierenversagen.

Stadium II
Es ist durch die Natriumdiurese und die Ödemresorption, die durchschnittlich 48 Stunden nach dem Verbrennungsereignis auftritt, gekennzeichnet. Das Wundödem fließt in den Gefäßraum zurück; gleichzeitig werden Natrium und Kalium durch die Nieren ausgeschwemmt. Dadurch droht 48–72 Stunden nach der Verdrängung eine Überwässerung des Körpers mit Hämodilution, Hypoxie und Überlastung des Herzens.

Dieses Stadium wird von den meisten Autoren nicht besonders aufgezählt und zum Stadium I, dem Verbrennungsschock, bzw. dem Stadium II, der Verbrennungskrankheit, die hier als Stadium III behandelt wird, gerechnet. Da ihm jedoch wesentliche von den anderen Stadien sich unterscheidende pathophysiologische Vorgänge zugrunde liegen, erscheint uns ein besonderes Hervorheben gerechtfertigt.

Steigt die Urinmenge über 100 ml/Std an, muß die Flüssigkeitszufuhr sofort eingeschränkt werden, da eine Überbelastung des Kreislaufes mit Herzinsuffizienz und Lungenödem droht. Die zunehmende Blutverdünnung ruft eine Anämie hervor; Bluttransfusionen sind erstmalig notwendig, ihre Bilanzierung muß sorgfältig wegen der Gefahr der Kreislaufbelastung durchgeführt werden.

Stadium III
Sogenannte Verbrennungskrankheit, aber auch Stadium des Hungers, der Sepsis und Katabolie genannt. – In diesem Stadium sterben die meisten Verbrannten. Intoxikation, Katabolie und Infektion werden im wesentlichen durch folgende pathophysiologische Mechanismen ausgelöst:

a) Die Resorption bakterieller Endotoxine in Haut und Darm und die Freisetzung toxischer Lipoproteine aus der verbrannten Haut.
b) Durch den hochgradigen Mangel an Eiweiß, Kalorien und Erythrozyten, der zur Wundkachexie führt und die Intoxikation bzw. Infektion verstärkt.
c) Durch den Verlust des biologischen Schutzes der Haut.

Die Therapie muß diese Faktoren berücksichtigen; spätestens zu diesem Zeitpunkt muß eine Hautdeckung durchgeführt werden. Die Phase beginnt im allgemeinen am 3. bzw. 4. Tag und kann bis zu vier Wochen andauern.

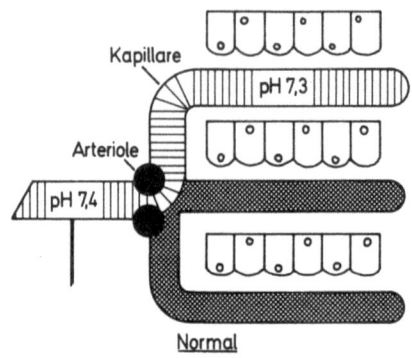

a Normal

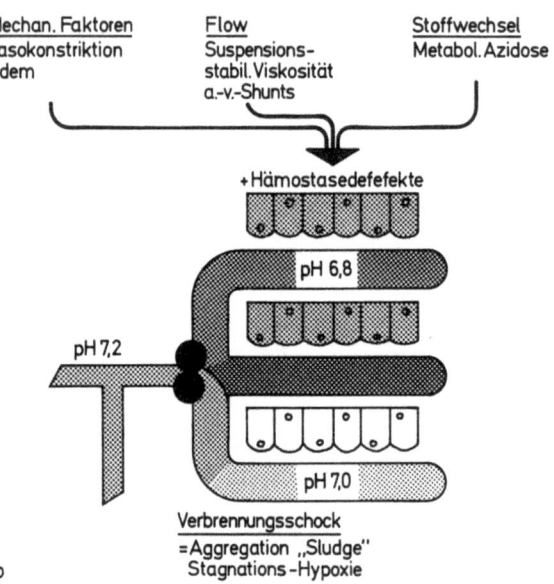

b

Abb. 32a u. b. Schematische Darstellung der Pathophysiologie der Verbrennungskrankheit in der Endstrombahn im Stadium I und II. **a** normale Verhältnisse, **b** durch die Stoffwechselstörungen werden die primären Auswirkungen des Verbrennungsschocks potentiert

Stadium IV

entspricht dem Wiederaufbau; die Bilanz wird positiv, das Körpergewicht steigt; die Wundheilung schreitet schneller fort. Andererseits kann sich auch die Verbrennungskachexie verstärken und zu einem letalen Ausgang führen.

3. Erstversorgung am Unfallort

Am Unfallort sollten folgende ärztliche Maßnahmen beim Schwerverbrannten durchgeführt werden:
- Brennende Kleider sind sofort mit Wasser, durch Einwickeln in Decken, (feuchte) Tücher oder ähnliches, notfalls durch Rollen des Verletzten am Boden zu löschen. Die Kleidung über den Brandwunden muß sogleich entfernt werden. Bei allen umschriebenen Verbrennungen an den Gliedmaßen kann der betroffene Gliedanteil sofort in kaltes Wasser eingetaucht oder unter fließendes Wasser gehalten werden, bis eine Schmerzlinderung eintritt (bis zu 10 Minuten).
- Anschließend wird die Wunde mit einem keimfreien Verband aus dem Erste-Hilfe-Kasten bedeckt und großflächige Verbrennungen werden sofort in Brandwundentücher oder – falls nicht vorhanden – in saubere Leinentücher gehüllt. Das Auftragen von Öl, Salbe oder Puder unterbleibt.
- Um den Verbrannten wird anschließend eine Wolldecke gelegt, oder er wird mit dieser bedeckt, ohne daß die Brandwunden berührt werden.
- Dem bewußtseinsklaren Verletzten kann schluckweise Wasser oder Tee, auf keinen Fall Alkohol verabreicht werden. Bewußtlosen Verletzten darf keine Flüssigkeit eingeflößt werden.
- Bei Verätzungen durch Chemikalien werden die Kleider sofort entfernt, und der Verletzte reichlich mit Wasser abgespült.
- Anlegen einer Infusion bei Verbrennungen über 15% beim Erwachsenen, über 10% bei Kindern (bevorzugte Infusionen sind kolloidale Blutersatzmittel oder Albuminlösung). Der intravenöse Zugang muß sicher sein.
- Gabe von schmerzstillenden und sedierenden Mitteln, die nur intravenös verabreicht werden.
- Den Transport in die nächste gut eingerichtete Klinik oder Spezialabteilung der Berufsgenossenschaft in die Wege leiten; lange Transporte sollten vermieden werden. Ärztliche Begleitung ist erforderlich.
- Bei besonderen Verbrennungsarten:
  a) Hitzeschäden der Atemwege, gekennzeichnet durch Zyanose, Dyspnoe, Lungenödem und Abhusten von Rauchpartikeln. Vorsicht vor Infusionen, Absaugen des Sekretes, O_2-Gabe, eventuell Intubation, Schnelltransport mit Arztbegleitung in die Klinik.
  b) Bei Augenverletzung durch direkte Flammeneinwirkung antibiotische Augensalbe mit sterilem Verband.

4. Erstbehandlung im Krankenhaus

- Aufnahme der Anamnese (bei schweren Verbrennungen mit Unterstützung des Anaesthesisten); bei Starkstromverletzung sogleich EKG veranlassen; Erste-Hilfe-Maßnahmen nachholen, falls noch nicht durchgeführt).
- Atemwege inspizieren.
- Dokumentation der Verbrennungslokalisation und Ausdehnung (Neuner-Regel).
- Anlegen einer Infusion, am besten als Kavakatheter zur gleichmäßigen Bestimmung des ZVD.
- Schmerzbekämpfung und Sedierung.
- Orientierende Diagnostik (Blutdruck, Puls, Hautdurchblutung, Kapillarpuls).
- Blutentnahme (Bestimmung von Blutgruppe, Blutzucker, Hämoglobin, Hämatokrit, Harnstoff, Kreatinin, Elektrolyte, Gesamteiweiß, Blutgasanalyse).
- Einführen eines Blasenkatheters oder einer Magensonde.
- Festlegung der notwendigen klinischen und laborchemischen Kontrollen (Abb. 33).
  a) Urinausscheidung/Stunde plus Urinstatus,
  b) Puls und Blutdruckkontrolle alle 3–4 Minuten,
  c) Temperaturkontrolle am besten fortlaufend,
  d) zentralvenöser Druck alle 30 Minuten,
  e) Hämatokrit alle 3 Std, Hb und Erythrocyten alle 12 Std,
  f) Blutgasanalyse alle 6 Std,
  g) Elektrolytkontrolle im Serum alle 5 Std, falls möglich auch im Urin,
  h) Osmometrie im Serum und Urin falls möglich alle 12 Std.,
  i) Gesamteiweiß und Eiweißfraktionsbestimmung,
  j) weitere Spezialuntersuchungen:
  Gerinnung, Nierenfunktionsprüfung, Gewichtskontrolle.
- Infusionstherapie:
  Während der ersten 24–48 Stunden:
  1) 1,5–2,0 ml Elektrolytlösung/% verbrannter Körperoberfläche und kg KG,
  2) 0,5 ml Kolloid oder Albuminlösung (kein Plasma, da Hepatitisgefahr) / % verbrannter Körperoberfläche kg KG,
  3) 30 ml/kg Körpergewicht (beim Erwachsenen 5%ige Glucoselösung).
  Diese Formel ist nur als Orientierungshilfe zu verstehen. Die Infusionsbehandlung richtet sich nach dem Hämatokrit (soll unter

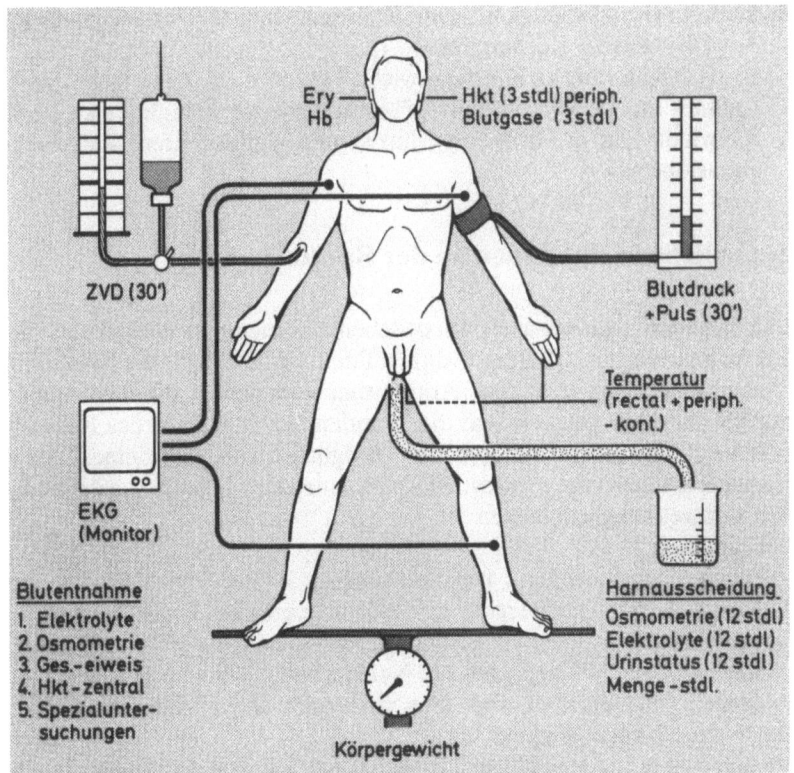

Abb. 33. Schema der definitiven Diagnostik und Verlaufskontrolle mit Zeitangabe des Verbrannten nach stationärer Aufnahme

40% sein), Urinausscheidung und allgemeinen Zustand des Verbrannten.
- Tetanusprophylaxe.
- Bei zirkulären Verbrennungen an den Extremitäten und am Thorax Entlastungsschnitte.
- Wundabstriche zur bakteriellen Untersuchung und Resistenzbestimmung,
- Aseptische Reinigung der Wundflächen, offene Wundbehandlung mit Auftragen von Antibiotika oder Auftragen bestimmter Lösungen, z. B. 0,5%iges Silbernitrat, Sulfamylone oder Silbersulfadiazin.
- Isolierung als Infektionsprophylaxe in Räumen mit mindestens 30 °C Temperatur zur Reduzierung der Kalorienverluste.
- Intubation oder Tracheotomie bei Beteiligung der Atemwege.

In Stadium III ist Flüssigkeits- und Kalorienersatz bei Verbrennungen:
- 3–4 g Eiweiß/kg Körpergewicht/Tag,
- 50–100 Kalorien/kg Körpergewicht/Tag,
- Vollblut nur bei Hb unter 10 g% und nicht vor dem 3. Tag,
- Kalorienträger in Form von Glucose und Aminosäuren, auch Fettemulsionen.

5. Örtliche Maßnahmen an der Brandwunde

Die Wunden werden unter aseptischen Bedingungen gesäubert; die Epithelreste entfernt; Blasen durch Punktion entleert, die Wundflächen mit Desinfizenzien bzw. Antibiotika eingerieben, der Verbrannte auf Metallfolien gelagert und die Wunden durch Wärme des Raumes und Ventilatoren trocken gehalten. Möglichst früh sollte eine Transplantation angestrebt werden. Hierzu eigenen sich je nach Ausdehnung der Verbrennung am besten
- Eigenhaut,
- Leichenhaut bzw. Haut von Freiwilligen,
- Tierhaut, die kommerziell in steril abgepackter Form angeboten wird.

Spätestens 7–14 Tage nach der Verbrennung sollte nach einem Débridement eventuell in mehreren Sitzungen die verbrannte Fläche durch eigene Haut gedeckt sein.

6. Weitere Maßnahmen

Von entscheidender Bedeutung ist auch, bei dem Verbrannten so früh und so ausgedehnt wie möglich eine normale Ernährung mit kalorienreicher Nahrung durchzuführen.

Wichtig ist auch eine Pneumonie- und Thromboseprophylaxe durch Umlagerung, regelmäßiges Aufstehen, Atemgymnastik und aktives Bewegen der Extremitäten unter krankengymnastischer Anleitung. Durch ein Totraumrohr, einen Luftballon, ein Beintraining im Liegen – eventuell mit einem Ergometer – kann die Bewegungstherapie und Thromboseprophylaxe intensiviert und können Kontrakturen vermieden werden.

Von großer Bedeutung ist auch die psychische Betreuung und Führung des Verbrannten, die besonders vom Pflegepersonal übernommen werden soll; am besten wäre es, wenn der Verletzte sich während der Schicht immer an eine Schwester als Vertrauensperson gebunden fühlte und der Kontakt von der gleichen Person stattfinden würde. Der Arzt muß diese Führung durch Information und Integration unterbauen. Zur Vermeidung der Infektion und zur Bekämpfung der Hospitalismusgefahr müssen die Gesetze der Aspsis bzw. Noninfektion unbedingt beachtet werden. Das Verbranntenzimmer ist isoliert und wird nur mit Kittel, Mütze, Fuß- und Mundschutz betreten, der Verbrannte nur mit sterilen Handschuhen untersucht und behandelt. In regelmäßigen Abständen sollen Rachen-, Tracheal- und Analabstriche entnommen und zusammen mit Sputum und Urin bakteriologisch untersucht werden.

An die isolierten Einzelzimmer mit Schleusen soll ein Badezimmer mit steuerbarer Dusche und ein Hebekran für den Transport vom Bett zur Wanne angeschlossen sein. Die Luftfeuchtigkeit im Zimmer beträgt 25–30%, die Temperatur 35 °C.

7. Besondere Brandlokalisationen

- *Respirationstrakt:* Durch Verbrennungen im Gesicht, Einatmen von Flammen und heißer Luft drohen ein Lorynx- und Lungenödem, eine nekrotisierende Tracheobronchitis und Pneumonie. Nottracheotomie, Trachealstrich und Antibiotikatherapie sind notwendig. Wegen der Gefahr des Lungenödems muß die Flüssigkeitsbilanz besonders sorgfältig durchgeführt werden.
- *Kopf und Nacken:* Möglichst offene Behandlung; am Lid muß frühzeitig eine Transplantation vorgenommen werden, um ein Ektropium und ein Ulkus der Hornhaut zu vermeiden.
- *Hände:* Die Ringe werden entfernt; die Finger einzeln verbunden; die ganze Hand bzw. der Unterarm auf Gipsschienen in Funktion ruhig gestellt.
- *Gelenke:* Ruhigstellung in funktionsgünstiger Position; wichtiger sind dagegen intensive aktive Bewegungsübungen unter einer qualifizierten krankengymnastischen Anleitung.
- *Damm und Genitalien:* Offen lassen und regelmäßig säubern.

8. Komplikationen bei Verbrennungen

- *Frühkomplikationen* sind bereits auf den S. 65 ff. abgehandelt.
- *Spätkomplikationen:*
- Nicht beherrschbare Infektionen mit Hospitalkeimen.

- Lungenödem, besonders Stadium II und III und bei Beteiligung der Atemwege an der Verbrennungskrankheit.
- Verbrennungsgeschwüre im Magen und oberen Dünndarm. Das Ulkus kann bluten und perforieren.
- Leberschäden: Umschriebene Nekrosen, die für die Prognose nicht bedeutsam sind.
- Kontrakturen, die durch lokale und krankengymnastische Maßnahmen teilweise vermieden werden können; sonst sind später plastische Maßnahmen notwendig.
- Hypertrophische Narbenbildung Keloid; die Rückbildung wird durch Prednisolon-Salben beschleunigt.

VIII. Frakturenlehre

1. Allgemeine Frakturenlehre

Unter einem Knochenbruch (Fraktur) versteht man eine plötzliche Zusammenhangsdurchtrennung des Knochens und der umgebenden Weichteile durch äußere Gewalteinwirkung oder körpereigene Kräfte.
Sonderfälle sind:
a) Grünholzfraktur = Bruch des langen Röhrenknochens; das Periost bleibt intakt (vorwiegend Jugendliche);
b) Spontanfraktur = Bruch ohne wesentliches Trauma, z. B. bei Knochentumoren, Metastasen (pathologische Frakturen), Osteoporose, Stoffwechselerkrankungen, z. B. Hyperparathyreoidismus, extreme Fehlstellung (Ermüdungsfraktur).
c) Fissur und Infraktion: Spaltbildung im Knochen durch Trauma, der nicht vollständig durchtrennt ist.
d) Epiphysiolyse: Der Bruch geht ganz oder teilweise durch die Epiphyse (nur bis zum Abschluß des Wachstumsalters).
Die Gewalteinwirkung kann den Knochen und seine bindegewebigen Strukturen (Periost, Endost und Gefäße) schädigen, aber auch benachbarte Gebilde wie Muskeln, Sehnen, Nerven und Gefäße und die Haut mit einbeziehen. Diese Ausmaße der Verletzung entscheiden weitgehend über den Verlauf und das Heilungsergebnis. Einwirken des Traumas und Reaktion des Knochens darauf bestimmen die allgemeinen und örtlichen Auswirkungen der Fraktur:
1) Die allgemeinen Auswirkungen betreffen vor allen Dingen den Kreislauf. Durch den manchmal erheblichen Blutverlust (Abb. 34) entsteht der sogenannte traumatische Schock. Die Hypotension kann durch eine Fettembolie verstärkt werden, die nach Frakturen langer Röhrenknochen besonders häufig auftritt.
2) Lokale Auswirkungen:
Blutgefäße: Nach Zerreißung der Gefäße im Endost und Periost bei jedem Knochenbruch entsteht ein Frakturhämatom. Bei Verletzung größerer Gefäße schwillt die Extremität stark an. Bleibt die Muskelfaszie erhalten, werden Muskeln, Nerven und Blutgefäße komprimiert. Als mögliche Folgen treten Muskelnekrosen, Nervenlähmungen und

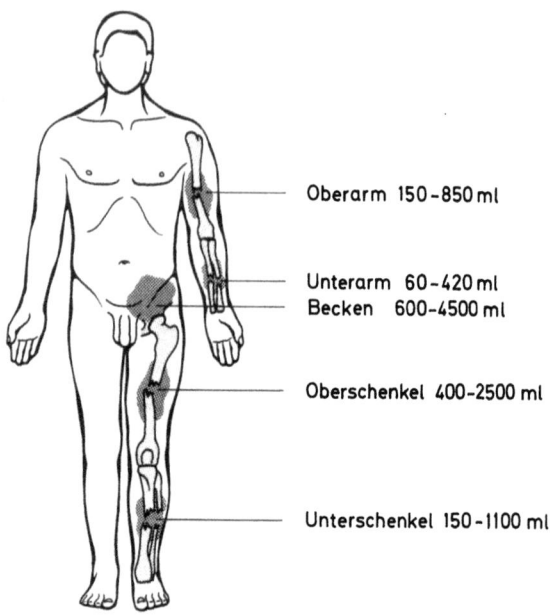

Abb. 34. Menge des Blutverlusts bei verschiedenen Frakturen

periphere Durchblutungsstörungen auf. Ein pralles Hämatom muß daher durch Faszienspaltung entlastet und ausgeräumt werden; das verletzte Gefäß soll unterbunden werden.

Muskeln: Durchtrennte oder gequetschte Muskeln heilen nur bindegewebig; eine schrumpfende Muskelnarbe führt daher zur Kontraktur. Auch der unverletzte Muskel zieht sich nach einem Trauma reflektorisch zusammen.

Nerven: Diese werden am häufigsten dort verletzt, wo sie dem Knochen eng anliegen (z. B. N. radialis in Oberarmmitte, N. peronaeus unterhalb des Fibulaköpfchens). Der Nerv kann gedehnt, gequetscht oder durchgerissen werden. Druckschädigung der Nerven entstehen durch inneren Druck, z. B. Bluterguß, disloziertes Fragment) oder durch äußere Kompression (z. B. durch Lagerung oder durch direkt anliegenden, ungepolsterten Gips).

Sehnen: Sie reißen meist an ihren Ansatzstellen, nicht selten mit Knochenstücken ab und werden selten durch scharfkantige Fragmente an- oder durchgeschnitten.

Haut: Die Haut wird durch äußere Gewalt oder Anspießung von innen verletzt.

Bei unverletzter Haut spricht man von einer geschlossenen Fraktur.

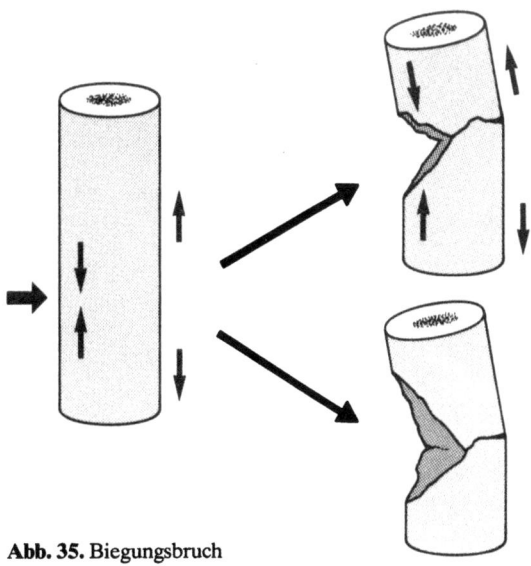

Abb. 35. Biegungsbruch

Bei einer offenen Fraktur besteht eine Verbindung zwischen Fraktur und Außenwelt.

Die offene Fraktur bedeutet eine erhöhte Infektionsgefahr und wird in drei Schweregrade unterteilt:

Offene Fraktur I. Grades: Durchspießung von innen ohne wesentliche Schädigung der übrigen Gewebe.

Offene Fraktur II. Grades: Ausgedehnte Hautverletzung durch Durchspießung von innen oder Eröffnung von außen mit mäßiger Schädigung der umgebenden Struktur.

Offene Fraktur III. Grades: Große Eröffnung der Fraktur mit ausgedehnter Schädigung von Muskeln, Sehnen, Gefäßen und/oder Nerven.

Oberflächliche Hautschädigung wie Prellung und Schürfungen sind noch keine offene Fraktur. Erst durch sekundäre Hautnekrosen kann eine solche entstehen.

2. Einteilung der Frakturen

Frakturen kann man einteilen nach der Art der Gewalteinwirkung, der Anzahl der Fragmente und dem Verlauf der Bruchlinien.
1) Nach der Art der Gewalteinwirkung
a) Die direkte Gewalteinwirkung, z. B. Stoßstangenfraktur des Unterschenkels nach Autounfall.

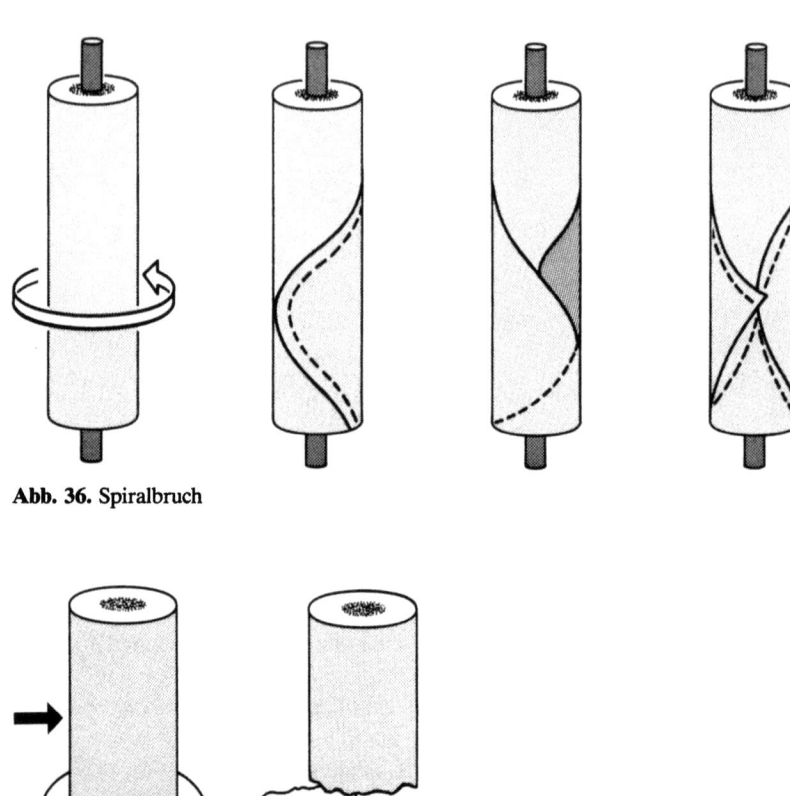

Abb. 36. Spiralbruch

Abb. 37. Abscherbruch

b) Biegungsbrüche: Sie kommen durch Zugspannung auf der Konvex- und Druckspannung auf der Konkavseite zustande. Auf der Konvexseite reißt der Knochen ein, auf der Konkavseite entsteht ein Biegungskeil.

c) Spiralbrüche: Sie entstehen, wenn der eine Teil des späteren Fragmentes fixiert ist und auf den anderen eine Drehkraft einwirkt.

d) Abscherbrüche: Die Gewalteinwirkung lokalisiert sich an der Grenze zwischen abgestützten und freien Knochenanteilen.

e) Kompressionsbruch, der besonders häufig an spongiösen Knochen auftritt; unter starker Druckeinwirkung von kranial oder kaudal kommt es zum Zusammensintern des Knochens, z. B. Wirbel- oder Tibiakopfbruch.

Abb. 38. Impressionsbruch (Kompression des Tiliaplateaus)

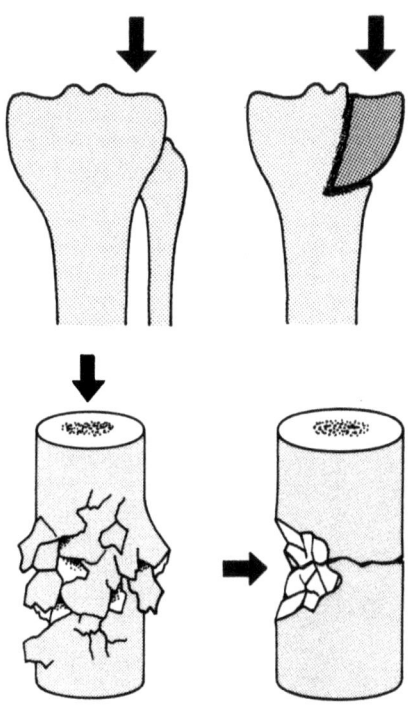

Abb. 39. Trümmerbruch

2) Weiterhin können die Frakturen nach dem Verlauf der Bruchlinie, z. B. Schräg-, Quer-, Längs- oder Defektbruch unterschieden werden.

Diese Differenzierung hat für die Reposition und die Art der chirurgischen Versorgung (konservativ oder operativ) eine gewisse Bedeutung.

3) Die Einteilungen der Frakturen in die Anzahl der Fragmente (z. B. einfache Brüche, Trümmerfrakturen, Schußbrüche) und nach der Lokalisation des Bruches (z. B. medialer Schenkelhalsbruch, Femurschaftbruch, pertrochantärer Femurbruch) haben für die chirurgische Versorgung nur eine niedrigere Rangstellung.

Es wird zwischen vier verschiedenen Dislokationstypen (Verschiebung der Bruchstücke) unterschieden:
– Dislocatio ad latus: Verschiebung in seitliche Richtung.
– Dislocatio ad axim: Verschiebung mit Achsenknickung.
– Dislocatio ad longitudinem: Verschiebung in Längsrichtung, wobei bei
  a) cum contractione eine Fragmentverkürzung,

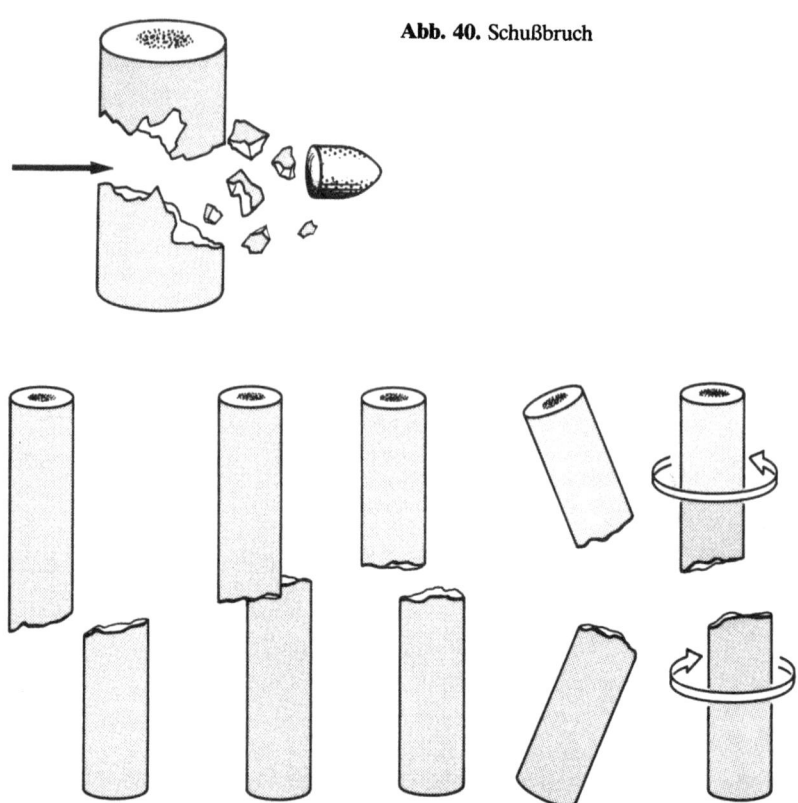

Abb. 40. Schußbruch

Abb. 41. Möglichkeiten der Verschiebung der Bruchstücke bzw. Dislokationstypen

b) cum distractione eine Fragmentverlängerung und
c) cum implantatione = ein Ineinanderstauchen der Fragmente vorliegt.
– Dislocatio ad peripheram: Verschiebung der Fragmente mit Drehfehler (Rotation)

3. Frakturheilung

Entscheidende Voraussetzung für eine ungestörte Knochenheilung sind:
– ausreichende Vaskularisation,
– ununterbrochene Ruhigstellung der Fraktur.

Abb. 42. Die Heilung des Knochens per primam:
1 Kapillaren durchwandern den Bruchspalt,
2 Osteoklasten zerstören den »alten« Knochen,
3 neue Osteone, die von Osteoklasten aufgebaut werden, entstehen im Bett der abgebauten Osteoklasten

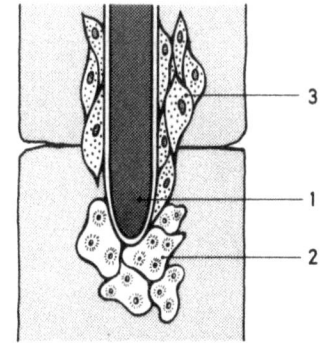

Man unterscheidet eine primäre und eine sekundäre Heilung.

Bei der ersten wird sofort neues Knochengewebe gebildet, während die sekundäre ein bindegewebiges Narbenstadium durchläuft. Sind die Frakturflächen so nah aneinandergelegt, daß von außen einsprossende Gefäße keinen Platz haben, wird der Frakturspalt durch in Längsrichtung vorwachsende Osteone überbrückt. Ein Kallus ist äußerlich nicht sichtbar. Die primäre Heilung ist abgeschlossen.

Bei ausreichenden Spalten zwischen den Fragmenten können von außen Gefäße einsprießen und jugendliche Bindegewebszellen einwachsen, die sich sekundär in Knochenzellen umwandeln.

Das Frakturhämatom wandelt sich in Bindegewebe um, man nennt dies bindegewebigen Kallus. Der Bindegewebskallus wird durch eine regellose netzförmige Knochenbällchenstruktur (Fixationskallus) ersetzt, die sich unter mechanischen Einflüssen entsprechend ihrer Beanspruchung differenziert. Längsgerichtete Osteone entstehen im Bereich der Kompakta und Bällchenstrukturen im Bereich der Spongiosa. Ist die ursprüngliche Struktur des Knochens wiederhergestellt, ist die Heilung per secundam abgeschlossen.

Störung der Knochenbruchheilung:

Unter der Voraussetzung einer exakten Reposition und ausreichender Fixation sind im allgemeinen keine Störungen zu erwarten. Da als entscheidende Voraussetzung für die Knochenbruchheilung oben die Vaskularisation und die ununterbrochene Ruhigstellung angeführt wurden, können
– vorbestehende Gefäßleiden, mangelnde Zirkulation infolge Traumatisierung der Gefäße die Knochenheilung verzögern bzw. verhindern.
– Ebenso können mechanische Faktoren, insbesondere bei Gipsfixationen, die z. B. locker wird, oder bei mechanisch nicht idealer

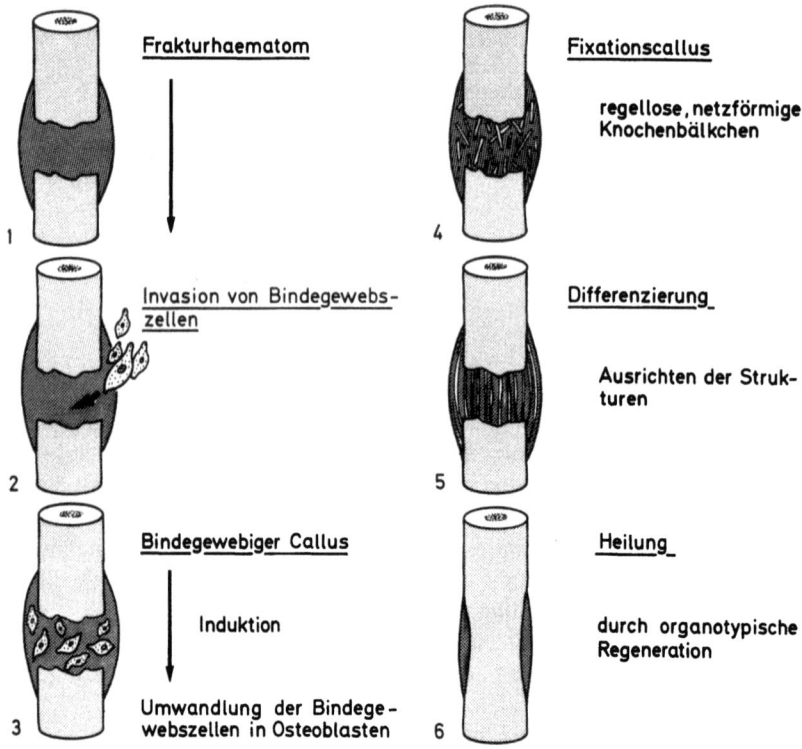

Abb. 43.
Die Heilung des Knochens per secundam oder die Heilung des Bruchs über den Kallus

Osteosynthese als Schwer- oder Zugkräfte zu einem künstlichen Gelenk, einer Pseudarthrose, führen.
- Ein weiterer wichtiger Störungsfaktor der Knochenbruchheilung ist die Infektion.

4. Diagnose des Knochenbruchs

Besteht der Verdacht auf einen Knochenbruch, so müssen zunächst lebensbedrohliche Zustände, z. B. ein posttraumatischer und/oder hämatogener Schock, ausgeschlossen und behandelt werden. Erst dann sollte man nach Knochenbrüchen suchen.

Sichere Frakturmerkmale sind Bruchstücke in offenen Wunden, auffällige Achsenfehlstellungen, Knochenreiben und falsche Beweglichkeit.

Unsichere Frakturmerkmale sind: Schmerz, Schwellung und Functio laesa, da sie auch nach alleinigen Weichteilverletzungen auftreten können.
Diagnostische Sicherheit schafft nur das Röntgenbild. Es müssen Aufnahmen in zwei Ebenen möglichst unter Abbildung der benachbarten Gelenke angefertigt werden. In Zweifelsfällen sollte man Schräg- oder Schichtaufnahmen ergänzen.

Wesentlich für die Diagnostik sind die Prüfung von Durchblutung, Sensibilität und Motilität distal des Bruches bei der Erstdiagnose und im Verlauf. Eventuell müssen notfallmäßig entlastende Maßnahmen, z. B. Hämatomausräumung, Faszienspaltung, Reposition durchgeführt werden. – Weiterhin soll man an die Mehrfachfraktur abseits des erkannten Bruches denken.

Zur Notfallbehandlung gehört die Schienung des Knochenbruchs vor jeder Umlagerung und für den Transport und das sterile Abdecken offener Frakturen. Diese Abdeckung sollte erst im Operationssaal unter sterilen Voraussetzungen entfernt werden.

5. Prinzipien der Frakturbehandlung

Bei Kenntnis der pathophysiologischen Grundlagen der Frakturheilung kommen folgende Behandlungsprinzipien in Betracht:
– Möglichst exakte Reposition,
– Sichere Fixation,
– Ununterbrochene Ruhigstellung.

Diese Behandlungsprinzipien lassen sich auf konservativem und operativem Wege durchführen. Die Schweizerische Arbeitsgemeinschaft für Osteosynthesefragen (AO) trug durch klare Indikationsstellungen und Standardisierung der Operationstechnik wesentlich zur Abgrenzung der Indikation von konservativen und oparativen Knochenbruchbehandlungen und zur Verbesserung der Resultate der operativen Behandlung bei.

6. Die konservative Frakturbehandlung

Es gibt zwei Möglichkeiten:
– Die Reposition und Fixation im Gipsverband.
– Die Reposition und Ruhigstellung in der Extension, der möglicherweise sekundär eine Gipsfixation angeschlossen wird.

6.1. Reposition

Diese wird unter Schmerzausschaltung und Muskelentspannung vorgenommen. Die Enden der Brüche werden durch Zug, Gegenzug und seitlichen Druck exakt aufeinandergestellt. Gelingt dies trotz mehrmaliger Versuche nicht, muß operiert werden.

6.2. Extension

Ein achsengerechter gleichmäßiger Zug beseitigt die Verkürzung und stellt durch gleichzeitige Schienung der umgebenden Weichteile die Fragmente aufeinander (s. Abb. 63).
Röntgenkontrollen objektivieren den Erfolg der Therapie. Die Extensionsbehandlung hat folgende Vorteile:
– Die Fraktur bleibt geschlossen; die Weichteile können ständig überwacht werden.
– Die Stellung der Fraktur läßt sich röntgenologisch sicher beurteilen und durch einfache Maßnahmen korrigieren.
Man muß aber auch die Gefahren und Nachteile der Extensionsbehandlung kennen:
– Eine absolute Ruhigstellung ist nicht möglich.
– Eine bereits geringe Distraktion kann den knöchernem Durchbau verhindern.
– An der Drahtdurchtrittsstelle können Infekte zu Osteitiden führen.
– Der langdauernde Zug über dem Gelenk überdehnt die Gelenkbänder.
– Der Patient muß während der ganzen Behandlung im Bett liegen.

6.3. Gipsbehandlung

Eine absolute Ruhigstellung ist auch im Gipsverband nicht möglich. Der Gipsverband darf bei frischen Frakturen nicht zirkulär angelegt werden, sondern muß vollständig gespalten oder bis zur Abschwellung der Weichteile als Schiene angebracht werden. Die benachbarten Gelenke müssen in Funktionsstellung ebenfalls fixiert werden. Knochenvorsprünge sind zu polstern. Durchblutung und Sensibilität müssen regelmäßig überprüft werden. Bei Schmerzen im Gipsverband muß die schmerzhafte Stelle freigelegt werden.
Die Vorteile der Gipsbehandlung sind:
– Die Fraktur bleibt geschlossen.

- Der Patient kann bald mobilisiert und z. B. mit Gehgipsverband ambulant behandelt werden.

Nachteile der Gipsbehandlung sind:
- Die Ruhigstellung ist nicht exakt. Es besteht die Gefahr der »Frakturkrankheit«, die durch Muskelathrophie, Gelenkversteifung, Knochenentkalkung mit Nieren- und Harnleitersteinen, Druckschäden und Sudeckscher Dystrophie gekennzeichnet ist.
- Bei nicht fachgemäßer Anlegung des Gipses können Durchblutungsstörungen, Nervenlähmungen, Druckgeschwüre entstehen und der Knochenbruch verzögert oder mit Ausbildung einer Pseudarthrose heilen.

7. Die operative Frakturenbehandlung

Durch Eröffnen der Fraktur wird eine exakte Reposition ermöglicht; die stabile innere Fixation erlaubt wenige Tage postoperativ die Aufnahme von Bewegungsübungen, wodurch Muskelathrophien, Gelenksteifen u. a. verhindert werden.

Eine operative Frakturbehandlung ist jedoch mit dem Risiko der Operation überhaupt und einer erhöhten Infektionsgefahr behaftet.

7.1. Operatives Vorgehen und Instrumentarium

Voraussetzung zur Operation sind aseptische Vorbereitungs- und Operationsverhältnisse, eine besonders geschulte Operationsmannschaft und ein vollständiges Instrumentarium. Die Nachbehandlung sollte überwacht; die Spätergebnisse kontrolliert und dokumentiert werden.

Eine bewegungsstabile Fixation gestatten die folgenden Osteosyntheseverfahren: Zugschraube, Zuggurtung, Marknagel, Plattenosteosynthese die Kombination dieser Methoden.

Für alle diese Osteosyntheseverfahren seien Beispiele genannt: 1) Das Prinzip der Kompressionsosteosynthese durch Schrauben beruht darauf, daß durch die *Zugwirkung der Schraube* eine Kompression im Bereich der Fraktur erzeugt wird. Dies erreicht man dadurch, daß eine Kortikalis soweit aufgebohrt wird, daß die Schraube durch dieses »Gleitloch« eingeführt werden kann. In der Gegenkortikalis wird in ein schmaleres Loch ein Gewinde geschnitten – »Gewindeloch«. Die in das Geleitloch eingedrehte Schraube faßt das eingeschnittene Gewinde der gegenüberliegenden Seite und zieht das Fragment an sich. Auf

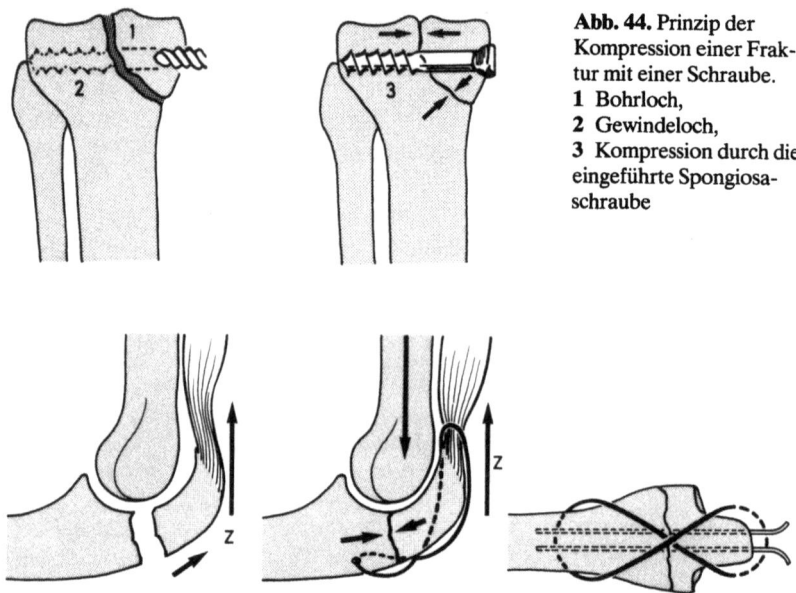

Abb. 44. Prinzip der Kompression einer Fraktur mit einer Schraube.
1 Bohrloch,
2 Gewindeloch,
3 Kompression durch die eingeführte Spongiosaschraube

Abb. 45. Prinzip der Zuggurtungs-Osteosynthese (Fraktur des Olecranon): Z = Zugkräfte werden in Druckkräfte umgewandelt

diese Weise wird eine Kompression der Fraktur erreicht, wie es am Beispiel der Schraubenosteosynthese im Tibiakopfbereich demonstriert wird (Abb. 44).

2) Das Prinzip der *Zuggurtung* besteht darin, daß nach provisorischer Adaptation *des dislozierten Fragments* durch zwei Kirschner-Drähte durch eine oberflächliche, achterförmige Umschlingung mit Verankerung am distalen und proximalen Fragment die Zugkräfte des am dislozierten Fragment ansetzenden Muskels aufgefangen werden. Auf diese Weise werden Zug- in Druckkräfte umgewandelt und eine ständige Kompression im Frakturspalt erreicht, wie das Beispiel der Zuggurtungsosteosynthese am Olecranon deutlich wird (Abb. 45).

3) Die *Marknagel-* oder innere Fixation:

Der Marknagel dient als innere Schienung und bietet eine stabile Osteosynthese bei Schaftfrakturen der langen Röhrenknochen im mittleren Drittel. Bei der Marknagelung der Oberschenkelschaftfraktur wird die Markhöhle in der Nähe des Trochanter major nach Freilegung des Knochens mit einem spitzen Gegenstand, dem Pfriem, eröffnet und ein Bohrdorn eingeführt. Über diesen Führungsdraht wird die Markhöhle mit Bohrköpfen zunehmenden Durchmessers erweitert. Nach

Abb. 46. Marknagelung einer Querfraktur im Röhrenknochen

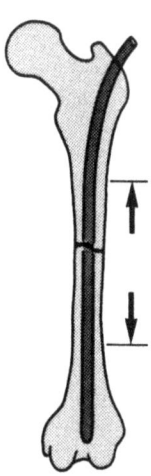

Entfernung des Knochenmehls durch Spülen kann der in Länge und Querschnitt passende Nagel eingeschlagen werden. (Abb. 46).

4) Die *Plattenosteosynthese:*

Nach Reposition der Fraktur wird eine Platte entsprechender Länge angebracht, mit Zangen provisorisch fixiert und mit einer oder zwei Schrauben an einem Fragment befestigt. Auf der gegenüberliegenden Seite wird das Spanngerät angebracht und die Fraktur komprimiert (Abb. 47). Nach Einführen der Schrauben auf der Gegenseite ist die Fraktur unter Kompression stabilisiert. An Stelle eines Spannapparates kann aber auch eine DCP-, eine selbstspannende Platte verwandt werden.

7.2. Weichteilbehandlung bei der Osteosynthese

Richtige Hautinzision, Schonung der Weichteile durch atraumatisches Operieren, genaue Kenntnis des Verlaufs von Nerven und Gefäßen einschließlich der Varianten und sorgfältige Nahttechnik charakterisieren das Vorgehen. Die Zugänge durch die Muskulatur führen entlang von Septen zwischen die Muskeln hindurch, die nicht traumatisiert werden dürfen. Der Knochen soll in seiner Umgebung belassen und die Frakturlinien nur auf einen sehr kurzen Bezirk vom Periost befreit werden, da eine optimale Gefäßversorgung erhalten bleiben soll. Zur Vermeidung eines Hämatoms werden Saugdrainagen eingeführt. Läßt sich die Eröffnung einer Muskelfaszie nicht vermeiden, soll diese auf

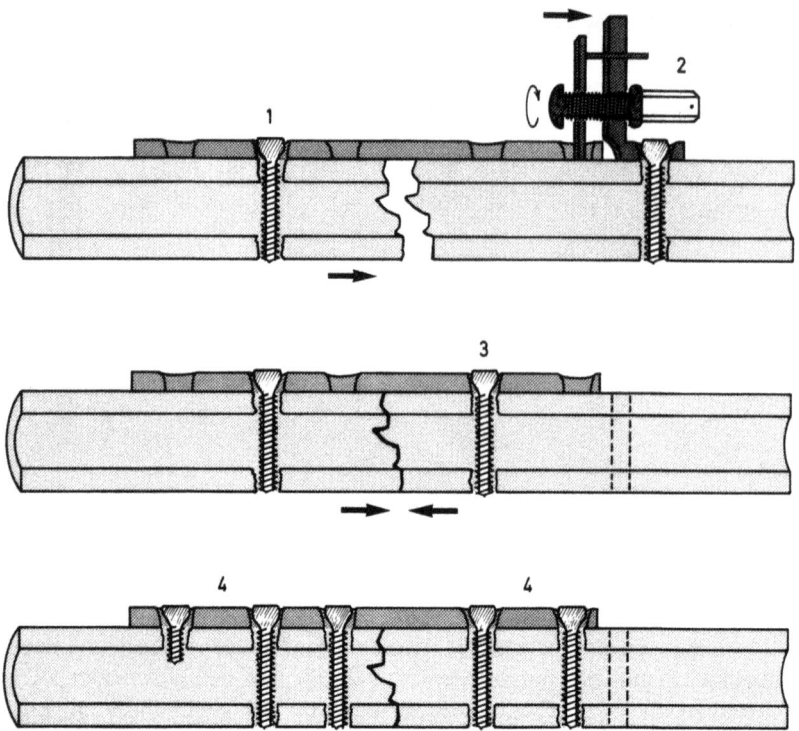

Abb. 47. Prinzip der Druckplatten-Osteosynthese bei einer Querfraktur im Röhrenknochen. **1** Fixation der Platte mit Schraube, **2** Anlegen des Plattenspanngeräts und Beginn der Kompression der Fraktur, **3** das Spanngerät ist entfernt, die Kompression mit einer 2. Schraube bewirkt **4** Weitere Schrauben zur besseren Belastbarkeit sind in beide Fragmente eingeführt worden

keinen Fall geschlossen werden. Für den Hautverschluß, die alleinige Naht, wenn man von der gleichzeitigen Versorgung von Nerven und Gefäßverletzungen absieht, hat sich eine intrakutane Technik bewährt.

Postoperativ soll die Extremität hochgelagert und zur Vermeidung von Thrombosen und der postoperativen Ödemneigung elastisch gewickelt werden; in bestimmten Fällen hat sich eine vorübergehende Fixation durch Gips bewährt. Der Patient soll seine Extremität mit steigender Intensität am 1. postoperativen Tag bewegen und nach 6–8 Tagen aufstehen und ohne Belastung herumlaufen.

7.3. Operationsindikationen

Durch ständige Vervollkommnung der Technik und der Spätergebnisse haben sich folgende Operationsindikationen für Osteosynthesen herauskristallisiert:
- Offene Fraktur,
- der bis in Gelenk reichende Bruch, der fast nie ideal reponiert werden kann,
- die durch starken Muskelzug dislozierte Fraktur,
- die instabile Fraktur, insbesondere beim älteren Menschen,
- die konservativ irreponible Fraktur, z. B. durch Interponat,– die Pseudoarthrose,
- die Schenkelhalsfraktur, insbesonders bei alten Menschen und beim Adduktionstyp,
- die Luxationsfraktur,
- mit Einschränkung auch die Epiphysiolyse.

Bei besonderen Typen dieser Frakturen besteht nur eine relative Operationsindikation; die genaue Differenzierung ist in dieser Kurzform nicht möglich.

8. Frakturen im Bereich des Gesichtsschädels
Von L. A. Rivas

Wie Statistiken ergeben, wird der Kopf als exponierter Körperteil bei dem Unfallmechanismus besonders häufig in Mitleidenschaft gezogen; so wird z. B. der Kopf bei Motorradfahrern bei 70,3%, PKW-Fahrern bei 74,3%, LKW-Fahrern bei 49,4%, Mopedfahrern bei 38,1% usw. verletzt.

8.1. Klinische Symptomatik

Die klinischen Symptome bzw. sichere Frakturzeichen sind:
1. Änderung der Knochenkontur, d. h., wenn ein Teil des Gesichtsskelets eine Asymmetrie oder Verschiebung aufweist. Dies kommt häufig bei Impressionsfrakturen des Jochbogens, Nasenbeinfrakturen, Frakturen des Oberkiefers mit einer sogenannten Elongation oder Verlängerung des Mittelgesichtes oder auch im Unterkieferbereich bei einer starken Verschiebung und Überlagerung der Bruchenden vor.

2. Okklusionsstörung, d. h., es befinden sich eine oder mehrere Stufen in der Zahnreihe.
3. Abnorme Beweglichkeit der Bruchenden, die meistens bei allen Frakturen des Ober- und Unterkiefers nachweisbar ist. Dieses Symptom ist allerdings bei Brüchen im aufsteigenden Ast des Unterkiefers sowie im Kiefergelenkbereich nicht nachprüfbar.
4. Krepitation als typisches Reibegeräusch, das der Untersucher wahrnehmen kann, wenn beide Frakturenden gegeneinander verschoben werden.

Es gibt einige Frakturen im Oberkieferbereich, die sich weder durch den klinischen Befund, noch durch die röntgenologische Untersuchung einwandfrei diagnostizieren lassen. In solchen Fällen bringt erst der Operationsbefund eindeutige Auskunft.

8.2. Zahntraumen

Traumen im Zahnbereich bei Kindern, Jugendlichen und Erwachsenen stellen den Zahnarzt nicht selten vor schwierige Probleme. Er hat zu entscheiden, was mit herausgeschlagenen Zähnen (vorwiegend im Frontzahnbereich) geschehen soll, ob eine Replantation dieser Zähne empfehlenswert ist oder eine prothetische Versorgung zu erfolgen hat. Der Erfolg der Replantation ist nach Ansicht der meisten Autoren davon abhängig, inwieweit die Wurzelhaut erhalten bleibt und in welchem Umfang der replantierte Zahn vom Alveolarknochen umschlossen wird. Im Gegensatz dazu hält W. Meyer als Vorbedingung für den Erfolg einer Replantation nicht allein die Vitalerhaltung der Wurzelhaut für ausschlaggebend, sondern auch die volle Vitalität der Zementschicht. Bei der totalen Zahnluxation mit ausgedehnter Wurzelhautschädigung ist daher das Schicksal replantierter Zähne in Frage gestellt.

Es fehlt bisher noch jeder Beweis, welches Gewebe gegebenenfalls allein über den Erfolg einer Zahnreplantation entscheidet. Bekanntlich sind die replantierten Zähne jugendlicher Patienten wesentlich intensiveren Abbauerscheinungen ausgesetzt als die älterer Patienten. Die teilweise Erhaltung des entzündungsfreien Parodonts verzögert erheblich die Resorption. Je mehr Parodontalgewebe vom Trauma verschont wird, um so länger wird der replantierte Zahn zu erhalten sein. Wir sind der Meinung, daß die Bedeutung der Wurzelhaut an replantierten Zähnen weder unter- noch überschätzt werden darf. Sie bewirkt eine gute Adaptation des replantierten Zahnes an seine Alveole und verhütet vor allem die Resorption oder eine knöcherne Verwachsung mit dem Alveolarknochen.

Bei der Replantation eines total luxierten Zahnes sind für den Erfolg folgende Voraussetzungen ausschlaggebend: Präzise Anpassung des Zahnes an die Alveolenwunde,
intakte Wurzelzementoberfläche,
schonende Behandlung der Weichteile bzw. des Parodontiums und eine gute Fixierung. Hierzu werden folgende Maßnahmen angewandt:

- Kappenschiene nach Pfeiffer,
- Achterligaturen, kombiniert mit selbsthärtendem Kunststoff,
- Untereinander verbundene Kronenbänder,
- Drahtkunststoffschienenverband nach Schuchardt.

Bei einem total luxierten Zahn soll eine Exstirpation der Pulpa vorgenommen werden. Der Wurzelkanal kann entweder mit Phosphatzement oder mit Silber- oder Kunstharzstiften gefüllt werden. Die Erhaltung eines total luxierten Zahnes kann auch bei »erfolgreicher« Replantation nur als Übergangslösung angesehen werden; früher oder später stellen sich fortschreitende Resorptionsprozesse ein, die zum Verlust des Zahnes führen. Eine Indikation ist gegeben:

a) bei Verlust aller Schneidezähne im Wachstumsalter als Übergangslösung bis zur endgültigen prothetischen Versorgung,
b) bei Verlust der mittleren Schneidezähne und Nichtanlage der seitlichen Schneidezähne,
c) wenn eine kieferorthopädische Behandlung, wie beispielsweise die Aufwanderung der seitlichen Schneidezähne der betroffenen Kieferhälfte in die entstandene Lücke nicht möglich ist.

Zahnfrakturen unterteilen sich in extra- und intraalveoläre. Die extraalveolären Frakturen betreffen die Krone des Zahnes. Diese Art von Fraktur kann den Schmelz des Zahnes erfassen, Schmelz und Dentin oder Schmelz, Dentin und Zement mit oder ohne Eröffnung der Pulpa. Die intraalveolären Frakturen beinhalten eine Kontinuitätstrennung der Zahnwurzel. Diese Frakturen verlaufen vorwiegend im mittleren Teil der Zahnwurzel und selten im apikalen Bereich.

Die Heilung der intraalveolären Frakturen ist direkt abhängig von der Vitalität des Zahnes, d. h., ob der Zahn durch Trauma devitalisiert wurde oder wegen umfangreicher Eröffnung der Pulpa devitalisiert werden muß.

Als Behandlungsmaßnahme bei extraalveolären Frakturen kommen nur konservierende Maßnahmen in Frage. Bei intraalveolären Frakturen empfiehlt sich die Schienung der Wurzel durch einen Metallstift, aber auch die Ruhigstellung des Zahnes durch eine Kappenschiene oder einen Drahtkunststoffschienenverband.

8.3. Weichteilverletzungen

Weichteilverletzungen, die mit Frakturen im Gesichtsbereich vergesellschaftet sind, sollen nach dem Prinzip »von innen nach außen« versorgt werden, d. h., zuerst sollen die Knochenverletzungen behandelt werden und zum Schluß erfolgt die Versorgung der Weichteilverletzungen. Die primäre Versorgung von alleinigen Weichteilverletzungen ist auf jeden Fall erstrebenswert, weil dadurch eine genaue Adaptation der Wundränder erreicht werden kann. Man vermeidet großzügige Exzisionen und fördert dadurch eine primäre Heilung mit Bildung einer strichförmigen Narbe. Im Gegensatz dazu findet eine sekundäre Heilung statt, wenn die Wundränder klaffen oder zerfetzt sind oder mehrere Stunden unversorgt blieben. Hier bleibt nach der Abheilung eine breite, eingezogene Narbe mit Keloidneigung zurück, die zu einem späteren Zeitpunkt korrekturbedürftig ist.

8.4. Grundsätze der Frakturbehandlung

Wie bei jeder Fraktur ist auch im Kieferbereich wichtig, die gebrochenen Kieferteile durch eine starre Immobilisation ruhigzustellen. Dieses geschieht beim bezahnten Kiefer durch einen Schienenverband, der an den vorhandenen Zähnen mit Drahtligaturen fixiert wird. Beim teilbezahnten Kiefer verwendet man eine kombinierte Schiene mit prothesenähnlichem Sattel. Eine wertvolle Hilfe für die Reposition des dislozierten Fragmentes ist im bezahnten Bereich die Wiederherstellung der Neutralokklusion. In dieser Position erfolgt die Ruhigstellung durch starre intermaxilläre Verdrahtungen für etwa drei Wochen; nach der dritten Woche beginnt die funktionelle Behandlung mit elastischen Kräften zwischen Ober- und Unterkiefer.

Bei Oberkieferfrakturen unterscheiden sich die Behandlungsmaßnahmen von denen des Unterkiefers, da die alleinige Fixierung am seinerseits beweglichen Unterkiefer nicht ausreicht. Bei Oberkieferfrakturen ist es notwendig, daß nicht nur die Einstellung der Neutralokklusion, sondern auch eine zusätzliche Fixierung an einem unbeweglichen Punkt des Schädels vorgenommen wird, sei es durch kombinierte extra-intraorale Verbände oder chirurgische Aufhängung durch Drähte am Stirnbein oder am Jochbogen.

Wegen der Vielzahl von intraoralen Schienenverbänden sei auf die entsprechenden Lehrbücher hingewiesen. Besonders empfehlenswert ist der Drahtkunststoffschienenverband nach Schuchardt. Er wird aus einem halbrunden, weichen Edelstahldraht mit Sprossenschiene hergestellt. Der größte Vorteil dieses Schienenverbandes ist, daß er sich im Munde direkt adaptieren läßt und dort durch selbsthärtenden Kunststoff erweitert und ergänzt werden kann; so kann z. B. in zahnlosen Kieferabschnitten eine Schiene durch freihändig angefertigte Kunststoffsättel verlängert werden. Bei Vorhandensein eines Deckbisses oder Tiefbisses kann eine Schiene im Unterkieferfrontzahnbereich den Zusammenbiß verhindern. In solchen Fällen läßt man die Schiene im Unterkieferfrontzahnbereich auf der lingualen Seite verlaufen. Die Frakturbehandlung beim unbezahnten Kiefer wird an anderer Stelle erörtert.

8.5. Alveolarfortsatzfrakturen im Ober- und Unterkiefer

Unter Alveolarfortsatzfrakturen versteht man eine Absprengung von einem oder mehreren Zähnen samt ihrem Knochenfach vom Kieferkörper. Solche Verletzungen werden vorwiegend von einem Abriß des Zahnfleisches und nicht selten von perforierenden Verletzungen der benachbarten Weichteile begleitet. Diese Art von Verletzungen kommt sehr häufig im Frontzahn- oder Prämolarenbereich vor, selten im Seitenzahnbereich.

Die Diagnose solcher Verletzungen ergibt sich meistens rasch aus der klinischen Untersuchung, da häufig innerhalb einer Alveolarfortsatzfraktur isolierte oder mehrfache Zahnluxationen zu verzeichnen sind. Kennzeichnend für solche Verletzungen ist, daß die Kontinuität des Unter- oder Oberkiefers stets erhalten bleibt.

Eine der gefürchtetsten Komplikationen bei Alveolarfortsatzfrakturen sind die ausgedehnten Verletzungen der umgebenden Schleimhaut und die dadurch verminderte Durchblutung des dislozierten zahntragenden Knochenteils. Bei Zerreißung der zuführenden Gefäße besteht durch verminderte Durchblutung die große Gefahr einer Nekrose. Deshalb ist es ratsam, solche Frakturen so schnell wie möglich zu behandeln bzw. die entsprechende Reposition durchzuführen. Die Fixierung geschieht stets durch eine Schienung, die an den noch fest gebliebenen Zähnen verankert wird.

Bei ausgedehnten Zahnluxationen, vergesellschaftet mit Alveolarfortsatzbrüchen, müssen wiederholte Vitalitätsprüfungen vorgenommen werden. Bei einer festgestellten Devitalisierung des Zahnes, traumatisch bedingt, empfiehlt sich eine Wurzelbehandlung und eventuell zu einem späteren Zeitpunkt eine Wurzelspitzenresektion.

Die Verletzungen im Schleimhautbereich müssen durch Situationsnähte möglichst exakt adaptiert werden. Ausgedehnte Alveolarfortsatzfrakturen lassen sich in der Regel sehr schlecht reponieren. Deshalb ist es manchmal ratsam, durch die vorhandene Schleimhautverletzung, d. h. unter Sicht, die Reposition vorzunehmen, danach die Wundränder durch Situationsnähte zu adaptieren und zum Schluß die Okklusion durch einen Drahtkunststoffschienenverband zu fixieren.

Wie bereits erwähnt wurde, werden solche Verletzungen im Kindesalter mit einer Kunststoffkappenschiene behandelt. Beim spärlich bezahnten Kiefer findet die sogenannte Prothesenschiene, die meistens im Labor hergestellt werden muß, eine optimale Anwendung. Hier geht es aber nicht nur um die Erhaltung der luxierten Zähne, sondern in erster Linie um die Erhaltung des Alveolarfortsatzes, der für die spätere prothetische Versorgung besonders wichtig ist.

Die Kombination von Alveolarfortsatzfrakturen mit anderen Brüchen des Ober- oder Unterkiefers werden in dem entsprechenden Kapitel abgehandelt.

8.6. Unterkieferfrakturen

Wegen der besonders exponierten Lage des Unterkiefers kommen Frakturen in diesem Bereich häufiger vor als im Oberkiefer. Man unterteilt die Unterkieferfrakturen in vier Gruppen:
1. Im bezahnten Gebiet,
2. Im zahnarmen oder Kieferwinkelbereich,
3. Im aufsteigenden Ast,
4. Im Wechselgebiß oder Wachstumsalter.

Frakturen im Unterkiefer können einfach, doppelt oder mehrfach sein und sind in vielen Fällen auch kombiniert mit Mittelgesichtsfrakturen.

8.6.1. Unterkieferfrakturen im bezahnten Gebiet

Die Frakturen im bezahnten Gebiet des Unterkiefers können paramedian, in der Prämolaren- oder Molarenregion vorkommen. Während solche Frakturen in der Front- oder Eckzahngegend einen relativ geradlinigen Verlauf haben, entsteht im Molarenbereich durch den Muskelzug meistens ein schräger Verlauf, nicht selten mit Überlagerung von Knochenfragmenten. Daher sind im Seitenzahnbereich die Dislokationen meist größer als im Frontzahnbereich.

8.6.2. Frakturen im Kieferwinkelbereich

Der Unterkiefer bildet im Kieferwinkelbereich eine Prädilektionsstelle für Frakturen, weil hier eine relativ dünne Knochenkompakta und -spongiosa sowie sehr häufig ein Weisheitszahn in Durchbruch oder vollständig retiniert vorliegt. Wenn in diesem Bereich eine große Dislokation mit einer Ruptur des angrenzenden Periosts zustande kommt, kann Muskulatur zwischen die Frakturenden eingeklemmt werden. Der Verlauf von Frakturen im Kieferwinkelbereich ist vorwiegend schräg.

8.6.3. Frakturen im aufsteigenden Ast des Unterkiefers

Solche Frakturen kommen relativ selten vor und sind meistens mit einer Kiefergelenkfraktur kombiniert. Sie verlaufen parallel zur Längsachse, quer oder schräg am Muskelfortsatz oder am Gelenkfortsatz. Solche Verletzungen entstehen durch Gewalteinwirkung gegen den Kieferwinkel von kaudal her. Das frakturierte Fragment wird meistens durch Zug des M. masseter nach außen und durch den M. temporalis nach kranial verschoben. Sehr häufig sind Kombinationsverletzungen mit Gelenkfrakturen oder eine isolierte Fraktur des Processus articularis mit einem schrägen Verlauf, die als Kollumfraktur bezeichnet wird. Quer- oder Schrägbrüche in diesem Bereich entstehen meistens durch Kompression. Die Dislokation ist hier ebenfalls abhängig von der Muskel- und Periostzerstörung. Eine Fraktur im Bereich des Processus muscularis kommt relativ selten vor und bedarf in der Regel keiner Behandlungsmaßnahmen, da sie kein funktionelles Hindernis beinhaltet.

Die Sicherstellung der Diagnose bei den erwähnten Frakturen ergibt sich aus der klinischen und röntgenologischen Untersuchung, letztere muß grundsätzlich in 2 Ebenen durchgeführt werden.

8.6.4. Behandlungsmaßnahmen

Man unterteilt die Behandlungsmaßnahmen der Unterkieferfrakturen in a) konservative und b) chirurgische.

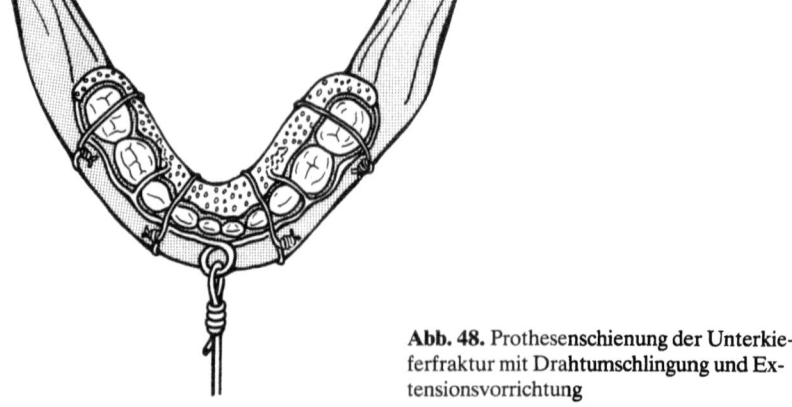

Abb. 48. Prothesenschienung der Unterkieferfraktur mit Drahtumschlingung und Extensionsvorrichtung

Zu den konservativen Maßnahmen gehört die Reposition und Fixation der Unterkieferfragmente ohne Zuhilfenahme eines operativen Vorgehens. Die einzige operative Maßnahme ist die Entfernung des im Bruchspalt stehenden Zahnes sowie die Versorgung von Weichteilverletzungen. Die Entscheidung, ob eine Unterkieferfraktur konservativ oder operativ versorgt werden muß, ist direkt abhängig von den entsprechenden Gegebenheiten. Hierzu zählt das Vorhandensein einer ausgeprägten Dislokation, die Lokalisation der Fraktur im bezahnten oder unbezahnten Teil des Unterkiefers sowie die Möglichkeit, eine manuelle Reposition vornehmen zu können.

Es gibt Frakturen, bei denen eine Behandlung ohne Schienenverband vertretbar ist, wie z. B. bei Infraktionen, bei Frakturen ohne Dislokation und ohne Okklusionsstörung, die meistens bei Längsbrüchen des aufsteigenden Astes vorkommen. Eine Ausnahme bilden auch hier bestimmte Frakturen im Wechselgebiß oder auch beim zahnlosen Unterkiefer. Wichtig ist hierbei eine regelmäßige Beobachtung der Patienten sowie eine Sonderkost während der ersten 2–3 Wochen, bis eine genügende Knochenkonsolidierung eingetreten ist. Wenn innerhalb der Beobachtungszeit eine Verschiebung der Frakturenden klinisch oder röntgenologisch beobachtet wird, oder eine Okklusionsstörung entsteht, muß man zu immobilisierenden Maßnahmen greifen.

Nahezu bei allen Frakturen des bezahnten Unterkiefers wird der Drahtkunststoffschienenverband nach Schuchardt verwandt. Die wesentlichen Vorteile dieser Schiene liegen in ihrer einfachen und schnellen Anbringung, ihrer direkten intraoralen Anwendung, im Verzicht auf jede labortechnische Hilfe und schneller Behandlungsmöglichkeit, einer optimalen Fixation auch bei langer Tragedauer und, was besonders wichtig ist, in einer weitgehenden Schonung des Parodontiums. Dieser Frakturverband hat innerhalb der Verletzungen im Kieferbereich eine breite Anwendung gefunden, so daß er heute als optimal zu bezeichnen ist. Darüberhinaus läßt sich der Drahtkunststoffschienenverband nach Schuchardt, wie bereits besprochen, bei Vorhandensein eines Deckbiß ohne weiteres modifizieren und im Lückengebiß oder schwach bezahnten Kieferteil durch prothesenähnliche Sättel ergänzen oder kombinieren. Diese Prothesenschiene kann nach einem Abdruck angefertigt oder mit selbsthärtendem Kunststoff freihändig durchgeführt werden.

Nachteilig ist jedoch beim schwach bezahnten Kiefer die ungenügende Fixationsmöglichkeit, die im Unterkiefer zusätzlich perimandibuläre Drahtumschlingungen (circumferential wiring) erfordert.

Bei einer Unterkieferfraktur sollten die Schienungsmaßnahmen stets nach dem bimaxillären Verfahren ausgeführt werden, das nach der Reposition die intermaxilläre Fixation in neutraler Okklusion durch Drähte erfordert.

Der sogenannte unimaxilläre Schienenverband findet nur Anwendung im Frontzahnbereich bei günstigen Fällen, in denen keine Dislokation und im Bereich der Zahnreihe keine Okklusionsstörung vorliegt. Weist jedoch die unerläßliche Röntgenkont rolle keine optimale Reposition der Frakturenden nach, ist die zusätzliche Anbringung einer Schienung im Oberkieferbereich unbedingt notwendig. Eventuell wird die Durchtrennung und anschließende Überbrückung der Unterkieferschiene an der Frakturstelle zur besseren Reposition erforderlich. Bei Frakturen außerhalb der Zahnreihe werden grundsätzlich solche Schienenverbände eingegliedert. Die Röntgenkontrolluntersuchung ist eine zusätzliche diagnostische Hilfe, nach der endgültig entschieden wird, ob weitere chirurgische Maßnahmen durchzuführen sind.

Unterkieferfrakturen innerhalb der Zahnreihe werden in der Regel für 3 Wochen in Neutralokklusion mit intermaxillären Drahtligaturen starr ruhiggestellt. Während dieser Zeit sind die Patienten auf flüssige bzw. breiige Nahrung angewiesen. Durch die starre Immobilisation soll eine ungestörte Kallusbildung im Bruchspalt ermöglicht werden. Nach 3 Wochen werden die intermaxillären Drahtligaturen für weitere 2 Wochen durch Gummizüge ersetzt. Diese können vom Patienten für die Mahlzeiten herausgenommen und nach vorgenommener Mundhygiene selbst wieder eingesetzt werden.

Nach einer Gesamtbehandlungszeit von 5–6 Wochen ist die Frakturstelle in der Regel soweit konsolidiert, daß die Entfernung der Schienenverbände möglich ist. Man sollte jedoch als zusätzliche Sicherheitsmaßnahme zuvor den Schienenverband im Bereich der Frakturstelle mit einem feinen Fissurenbohrer durchtrennen und dann manuell prüfen, ob noch eine Beweglichkeit vorliegt, oder ob eine ausreichende Konsolidierung zustande gekommen ist. Ist dies der Fall, kann man ohne Bedenken beide Schienenverbände entfernen; sind die Frakturenden noch beweglich, beschränkt man sich auf die Entfernung der Oberkieferschiene und beläßt die Unterkieferschiene nach Überbrückkung für weitere 2–3 Wochen.

Bei Unterkieferfrakturen in schwach bezahnten oder zahnlosen Gebieten sind die chirurgischen Maßnahmen bei der heutigen modernen Entwicklung der Plattenosteosynthese die Therapie der Wahl.

8.6.5. Chirurgische Behandlung

Durch operative Maßnahmen bei Frakturen im Unterkieferbereich will man eine optimale Reposition der dislozierten Fragmente sowie deren exakte Adaptation erreichen. Diese Maßnahmen beinhalten folgende Verfahren:

Die Drahtnahtosteosynthese

In Form einer einfachen oder doppelten Drahtnaht sowie die Kombination mit einer Achter-Ligatur.

Diese unterstützende Maßnahme, die grundsätzlich mit einem Schienenverband angewandt wird, ist keinesfalls eine stabile Osteosynthese. Durch sie erreicht man eine exakte Adaptation der Bruchenden während der entsprechenden Ruhigstellung des Unterkiefers gegen den Oberkiefer. Gleichzeitig schaltet man die muskulären Kräfte aus, die bei einer Fraktur außerhalb der Zahnreihe auftreten. Diese Drahtosteosynthese wird bei allen dislozierten Frakturen angewandt oder bei solchen, wo trotz Schienungsmaßnahmen keine optimale Reposition zu erzielen war. Bei zahnlosen Patienten kann man auch die Prothesen als Schienenverband benutzen, kombiniert mit perimandibulären Drahtumschlingungen und Drahtosteosynthesen. Seit der fortschrittlichen Entwicklung der Plattenosteosynthesen steht jedoch diese Behandlungsmethode nicht mehr im Vordergrund.

Die Druckschraubenosteosynthese

Zu den gebräuchlichsten Druckschraubenplatten in der modernen chirurgischen Kieferfrakturbehandlung gehören die Druckschrauben-

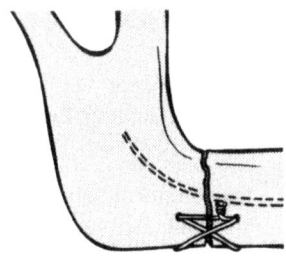

Abb. 49. Drahtosteosynthese der Unterkieferfraktur (Achter-Ligatur)

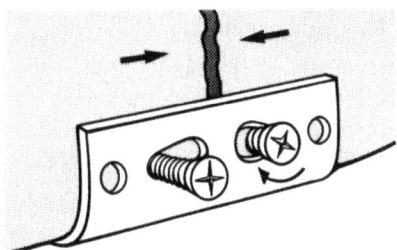

Abb. 50. Druckschrauben-Osteosynthese der Unterkieferfraktur nach AO

osteosynthese nach Luhr und die Zuggurtungsplattenostesynthese nach Niederdellmann.

Die Druckschraubenosteosynthese nach Luhr ist eine Vitalliumplatte mit 2 exzentrischen und 2 äußeren runden Löchern für die Aufnahme der entsprechenden Schrauben (Abb. 50). Die Luhr-Platte wird so an der reponierten Unterkieferfraktur adaptiert, daß der vorhandene Bruchspalt zwischen den exzentrischen Löchern verläuft. Beim Festziehen der Schrauben mit konischen Schraubenköpfen in den exzentrischen Löchern weichen die Fragmente zur Fraktur hin aus und erzielen so einen Druck gegeneinander. Die äußeren Schrauben bewirken eine zusätzliche Stabilisation der Platte. Diese Art von Plattenosteosynthese ermöglicht die unmittelbare Entfernung der intermaxillären Fixation. Man soll jedoch die Unterkieferschiene noch für 2–3 Wochen belassen, weil so die Zugkräfte im Alveolarfortsatzbereich besser aufgefangen werden können.

Die perkutane Osteosynthese

Mit Schrauben, Schraubengestänge und Überbrückung mit extraoralen Kunststoffverbänden ist heute fast in Vergessenheit geraten und wird nur von einzelnen Chirurgen zu Hilfe genommen.

Die AO-Plattenosteosynthese

Bei Frakturen im Unterkieferbereich müssen folgende wichtigen Punkte berücksichtigt werden:

– Auswahl und Anwendung der Implantate nach biomechanischen Erfordernissen, die sich im Falle einer Fraktur ergeben.
– Genaue Anpassung der Platten an die Knochenoberfläche durch entsprechendes Vorgehen mit einem genormten Besteck.
– Genaue Reposition der Frakturenden.
– Exakte Durchführung der Bohrlöcher im Knochenbereich.
– Genaues Schneiden eines Knochengewindes.
– Exakte Anpassung der in der Länge entsprechenden Schrauben.
– Unterrichtung des Patienten über die naturgemäßen Grenzen seines metallischen Implantates und Warnung vor zu starker Beanspruchung vor ausreichender Knochenheilung der Fraktur.

Wie bereits erwähnt, ist das Ziel jeder Frakturbehandlung die Wiederherstellung der Funktion. Dafür muß bei Frakturen im bezahnten Teil des Ober- und Unterkiefers die Okklusion exakt wiederhergestellt werden. Bei operativem Vorgehen von einem extraoralen Zugang ist diese exakte Einstellung der Okklusion sowie die anschließende Reposition und Fixation der Knochenfragmente nur bedingt möglich.

Bei Frakturen im ausreichend bezahnten Kiefer ohne Dislokation ist zweifellos die konservative Versorgung mit Drahtkunststoffschienenverbänden die Methode der Wahl. Die Indikation zur AO-Plattenosteosynthese ist zunächst beim unbezahnten oder mangelhaft bezahnten Kiefer gegeben, jedoch auch bei Frakturen im bezahnten Kiefer mit erheblichen Dislokationen, weil ein solches chirurgisches Vorgehen eine erhebliche Kürzung der Behandlungsdauer bedeutet. Es gibt aber manchmal Fälle, bei denen die sofortige Wiederherstellung der Funktion wichtiger erscheint als die exakte Okklusionseinstellung.

Ziel der AO-Plattenosteosynthese ist die »Funktionsstabile Vereinigung der Knochenfragmente«. Durch solche Maßnahmen erreicht man in der Regel nicht nur eine reizlose Frakturheilung, sondern auch einen ähnlichen Prozeß wie beim embryonalen Organismus, d. h. eine primäre Ossifikation oder die Bildung von Knochen auf direkte Weise ohne Einheilung von Bindegewebe zwischen den Frakturenden.

Die funktionsstabile Plattenosteosynthese wird mit Metallplatten durchgeführt. Dafür verwendet man in der modernen Traumatologie bei Unterkieferfrakturen modifizierte Platten nach Lane oder Fingerplatten der Arbeitsgemeinschaft für Osteosynthese, Druckplatten nach Luhr etc.

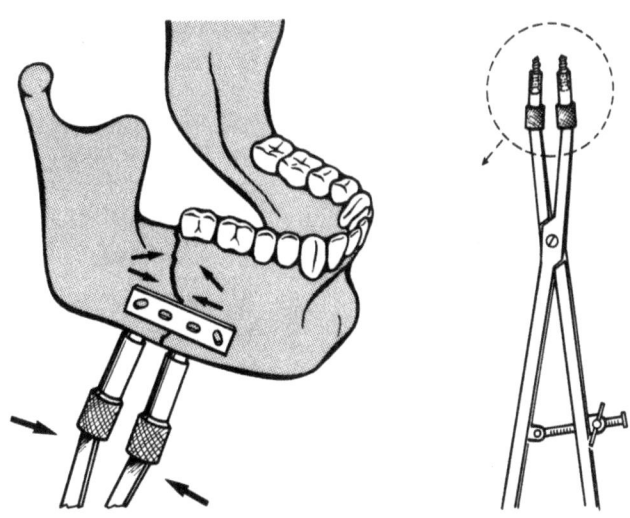

Abb. 51. Repositionszange nach Spiessl zur Osteosynthese der Unterkieferfraktur

Die Indikation zu stabilen Plattenosteosynthesen im Unterkiefer ist bei folgenden Frakturen gegeben:
- Frakturen im unbezahnten oder teilbezahnten Kiefer.
- Frakturen im bezahnten Bereich mit Dislokation.
- Tiefe Gelenkfrakturen.
- Dislozierte Kieferwinkelfrakturen mit Interposition von Weichteilen.
- Wenn eine bimaxilläre Ruhigstellung nicht vorgenommen werden kann, z. B. bei Patienten mit Anfallsleiden, Erkrankung des Respirationstraktes oder Polytraumen.
- Zur Fixation von Knochentransplantaten wie z. B. die Wiederherstellung des Unterkiefers durch Beckenkammstransplantation nach Unterkieferresektion.

Die gebräuchlichste bzw. stabilste Plattenosteosynthese ist die von Spiessl angegebene Plattenkombination (Abb. 51) mit einer Druckplatte am Unterkieferrand und einer zusätzlichen Platte mit Zugwirkung nahe des Alveolarfortsazes. Um die mechanischen Bedingungen zu verbessern, wurde diese »Zugplatte« von Niederdellmann und Schilly nach statischen Gesichtspunkten verändert. Diese Platte besitzt neben einer Vorspannung in axialer Richtung eine zusätzliche Vorspannung in Richtung »auf den plattenfernen Frakturspalt« durch eine 45-Grad-Bohrung, so daß hierdurch eine Erhöhung der Belastungsfähigkeit durch Abbau der Druckzone im alveolären Bereich entsteht.

Diese Platte ermöglicht eine genaue Adaptation am Unterkieferrand und eine exakte Reposition dislozierter Fragmente sowie die Wiederherstellung des Kontaktpunktes im Zahnbereich. Hierdurch ist es mit einer einzigen Platte möglich, auch im plattenfernen Frakturbereich die Biegezugkräfte aufzufangen, so daß auf einen intraoralen Schienenverband verzichtet werden kann. Ein Schienenverband wird lediglich kurz vor der Behandlung zur Einstellung der Okklusion eingesetzt und unmittelbar nach Eingliederung der Zuggurtungsplatte sowie exakter Kontrolle der Okklusion entfernt.

Histologische Untersuchungen nach Plattenosteosynthesen am Hundeunterkiefer mit Zuggurtungsplattenosteosynthesen haben gezeigt, daß eine primäre Knochenheilung in vollem Umfang zu bestätigen war.

8.6.6. Mehrfachfrakturen des Unterkiefers

Von den Mehrfachfrakturen des Unterkiefers soll der Doppelbruch im Kinnbereich besonders hervorgehoben werden. Diese Art von Frakturen führt zu einer beträchtlichen Behinderung der Atmung, so daß eine sofortige Versorgung notwendig ist. Das ausgesprengte Mittelstück wird durch den Muskelzug nach kaudal und dorsal gezogen und bewirkt dadurch eine Verlegung der Atemwege durch die Zunge. Das Ausmaß der Verletzung steht in direkter Beziehung zu der Gewalteinwirkung.

Die Behandlung der doppelseitigen Unterkieferfraktur im Kinnbereich mit starken Dislokationen erfolgt durch den bereits beschriebenen Drahtkunststoffschienenverband oder eine Kombination desselben mit Plattenosteosynthesen. Mehrfach- oder Trümmerfrakturen im Seitenzahnbereich sollen möglichst konservativ behandelt werden, da bei chirurgischen Maßnahmen kleine und kleinste Knochenfragmente für die notwendige Reposition vom Periost befreit werden müssen, wobei wegen der entstehenden Minderdurchblutung die Gefahr einer Nekrose gegeben ist.

Bei Defektfrakturen sollte man die entstandene Knochenlücke durch eine Plattenosteosynthese überbrücken, um den Unterkiefer zu stabilisieren. Auf diese Weise erzielt man bessere Voraussetzungen für die später durchzuführende Osteoplastik. Es sei erwähnt, daß bei solchen therapeutischen chirurgischen Maßnahmen eine erhöhte Infektionsgefahr vorliegt.

8.7. Kiefergelenkfrakturen

Frakturen im Bereich des Gelenkfortsatzes lassen sich im Gegensatz zu anderen Frakturen nicht durch die typische und abnorme Beweglichkeit des proximalen und meistens dislozierten Fragmentes nachweisen. Ein typisches klinisches Zeichen ist in den meisten Fällen eine Störung der Okklusion, Abweichung des Unterkiefers zur traumatisierten Seite, Schmerzhaftigkeit in der Gelenkgegend bei Druck auf den Kinnbereich, eingeschränkte Mundöffnung und, was relativ selten ist, eine Schwellung in der Gelenkgegend. Die Gelenkfortsatzfrakturen werden eingeteilt in:
- Kondylusfraktur oder Capitulumfraktur, bekannt als hohe Gelenkfraktur.
- Kollum = Halsfraktur.
- Fraktur an der Basis des Gelenkfortsatzes oder tiefe Kollumfraktur.

Diese Fraktur erstreckt sich meistens von der Incisura semilunaris zum hinteren Rand des aufsteigenden Astes in schrägem Verlauf. Häufige Luxationen bei den Kiefergelenkfrakturen, meistens mit Zerreißung der Gelenkkapsel und Verlust der Normalstellung innerhalb der Gelenkpfanne, sind:
a) Luxation nach medial,
b) Luxation nach dorsal,
c) Luxation nach ventral.

8.7.1. Therapie der Kiefergelenkfrakturen

Die Therapie der Kiefergelenkfrakturen unterscheidet sich wesentlich von der Behandlung anderer Frakturen im Bereich des Gesichtsskelets. Im Gegensatz zur exakten Reposition des dislozierten Fragmentes mit dem Ziel der Restitutio ad integrum ist bei Gelenkfortsatzfrakturen eine exakte Reposition meist nicht durchführbar. Somit ist die Wiederherstellung der normalen Anatomie allein mit konservativen Maßnahmen selten möglich. Mit konventionellen Schienenverbänden erzielt man zwar die Wiederherstellung der neutralen Okklusion, jedoch keine optimale Reposition der Gelenkfrakturen. Chirurgische Maßnahmen oder Reposition und Fixation mit Knochendrahtnähten sollen sorgfältig überlegt werden. Diese Therapie ist bei hohen Gelenkfrakturen nicht indiziert, da durch Ablösung von Periost eine Gefährdung der Durchblutung im Gelenkkopfbereich verursacht wird.

Bei solchen Frakturen soll stets eine konservativ-funktionelle Behandlung angestrebt werden, durch die sich eine Ankylose vermeiden läßt. Die funktionelle Therapie erreicht man durch gezielte Bewegungsübungen sowie eine relativ kleine Bißerhöhung, durch die das Gelenk entlastet wird. Hier hat sich die funktionelle Behandlung mit einem Aktivator (Reichenbach) durchgesetzt. Bei Kiefergelenkfrakturen ohne Dislokation, d. h. ohne Okklusionsstörung, genügt in den meisten Fällen die funktionelle Behandlung mit einem Aktivator. Im Falle der Verschiebung der Okklusion empfiehlt sich die kombinierte Behandlung mit Drahtkunststoffschienenverbänden, wobei die intermaxilläre Fixation etwa 14 Tage belassen wird und anschließend mit funktionellen Kräften weiterbehandelt wird.

Operative Maßnahmen werden somit bei hohen Gelenkfortsatzfrakturen sehr selten durchgeführt. Eine Knochendrahtnaht bei dislozierten Frakturen im Gelenkbereich ist jedoch bei der tiefen Kollumfraktur jenseits des Wachstumsalters indiziert. Die Gefahr der Devitalisation des Knochenfragmentes durch mangelnde Durchblutung besteht hier nicht. Ein wesentlicher Vorteil dieser operativen Maßnahme ist die anatomische Wiederherstellung im Kiefergelenkbereich. Die doppelseitigen Kiefergelenkfrakturen, die mit einer Rückverlagerung des Unterkiefers einhergehen, werden mit einer Extensionsbehandlung eingeleitet. Ist hierdurch die gewünschte Vorverlagerung des Unterkiefers erreicht, wird die funktionelle Behandlung mit einem Aktivator fortgesetzt.

Kiefergelenkverletzungen im Wachstumsalter haben eine besondere Stellung. Die entsprechenden therapeutischen Maßnahmen unterscheiden sich von denen jenseits des Wachstumsalters.

8.8. Behandlung der Unterkiefer- und Kiefergelenkfrakturen im Wachstumsalter

Operative Maßnahmen werden beim wachsenden Unterkiefer nur in Ausnahmefällen angewandt. Druckschrauben- oder Zuggurtungsplatten sind stets kontraindiziert, um Verletzungen der im Kiefer liegenden Zahnkeime zu vermeiden. Die Maßnahmen beschränken sich im Wesentlichen auf die Fixation des Schienenverbandes, die intermaxilläre Ruhigstellung des Unterkiefers oder die Extensionsbehandlung bei Frakturen im Gelenkbereich. Im Milch- und Wechselgebiß sind die konventionellen Schienenverbände, wie sie bei Erwachsenen zur Behandlung von Unterkieferfrakturen verwandt werden, meistens nicht möglich, so daß die Fixation an den konisch gestalteten Milchzähnen schwer durchzuführen ist.

Während Unterkieferbrüche sowohl innerhalb als auch außerhalb des Zahnreihe einer Immobilisation bedürfen, ist die funktionelle Therapie bei Gelenkfortsatzfrakturen auf jeden Fall indiziert. Es ist deshalb notwendig, zwischen immobilisierenden Maßnahmen und funktionell-aktiver Therapie zu unterscheiden.

8.8.1. Immobilisierende Maßnahmen

Die »circumferential wiring« oder Drahtumschlingung ist in Verbindung mit einer Prothesenschiene als einzige Maßnahme sowohl bei Frakturen des Alveolarfortsatzes als auch bei Unterkieferfrakturen verwendbar. Nach Abdruck, Durchsägen und Reposition am Gipsmodell erfolgt die Anfertigung einer Prothesenschiene, die durch vier perimandibuläre Drahtumschlingungen eingebunden wird. Von diesen muß mindestens eine distal der Fraktur verlaufen.

Im kindlichen Kiefer, der ja bekanntlich zu schnellerer Kallusbildung und Frakturheilung befähigt ist, gewährleistet ein solcher Prothesenschienenverband eine ausreichende Fixation der Fragmente. Dieses Gerät kann in der Regel nach 4 Wochen entfernt werden.

Frakturen im Seitenzahn oder Kieferwinkelbereich, sowie Frakturen der aufsteigenden Äste, die eine bimaxilläre Fixation erfordern, werden durch diesen Schienenverband nicht erfaßt. Hier hat sich die zygomatico-maxilläre Aufhängung des Unterkiefers bewährt, die sowohl im Milchgebiß in Verbindung mit der beschriebenen Prothesenschiene, als auch im zahnlosen Kiefer in Verbindung mit der Prothese des Patienten Anwendung findet. Die Unterkiefer-Prothesenschiene wird mit drei, gegebenenfalls vier Drahtumschlingungen befestigt. Für die intermaxilläre Fixation werden die distalen Drähte zusätzlich an den Jochbögen und die mesialen Drähte an der Apertura piriformis fixiert. Dadurch erreicht man eine ausreichende Immobilisation in kraniokaudaler Richtung, sowie in der sagittalen Ebene. Dieser Schienenverband bleibt 3 Wochen in situ, nach Ablauf dieser Zeit werden die Aufhängedrähte entfernt. Die mit Drahtumschlingungen fixierte Prothesenschiene wird bei Brüchen innerhalb der Zahnreihe noch für weitere 1–2 Wochen belassen. Bei Brüchen außerhalb der Zahnreihe wird sie zusammen mit den Aufhängedrähten entfernt.

Diese Methode findet gelegentlich auch Anwendung bei doppelseitigen Gelenkfortsatzfrakturen, wenn Okklusionsstörungen oder zusätzliche Unterkieferfrakturen eine vorübergehende intermaxilläre Fixation erforderlich machen. Nach Möglichkeit wird jedoch bei einer Gelenkfortsatzfraktur die bimaxilläre Ruhigstellung vermieden.

8.8.2. Funktionell-aktivierende Maßnahmen

Die befürchtetste Komplikation bei Gelenkfortsatzfrakturen im Kindesalter ist die Ankylose, die durch die erhöhte osteogenetische Potenz der Kiefergelenkregion im Wachstumsalter begünstigt wird. Mit einem Aktivator können einseitige Frakturen in der Regel sehr gut behandelt werden, jedoch lassen sich doppelseitige Frakturen mit einer Rückverlagerung des Unterkiefers damit nicht immer nach vorn bringen. Durch eine Extensionsbehandlung wird die drohende Ankylose mit Sicherheit verhindert, weil dadurch der Unterkiefer von der Schädelbasis abgezogen wird. Rehrmann und Schettler verwenden dazu zwei paramedian unterhalb des Kinnrandes eingesetzte Haken, die in Verbindung mit Gummizügen den Unterkiefer nach vorn bringen. Die Gummizüge werden an einem Drahtbügel aufgehängt, der in einer Kopfgipskappe verankert ist. Hiermit erreicht man eine elastische Aufhängung des Unterkiefers, die gleichzeitig Mundöffnungsbewegungen erlaubt, so daß die Funktion gewährleistet ist. Eine etwas einfachere Maßnahme, die sich besonders gut bewährt hat und von Krüger 1969 zur Extensionsbehandlung des Robin-Syndroms angegeben wurde, ist eine Lingual- oder Prothesenschiene mit vier perimandibulären Drahtumschlingungen, an denen die Extensionsapparatur befestigt wird. Zunächst wird eine Rollenextension angebracht; in der 2. Woche wird diese durch ein Kopfgips-Gestänge ersetzt. Die Behandlung wird danach mit einem Aktivator fortgesetzt.

Eine weitere Maßnahme, die sehr gute Dienste leistet, ist die kombinierte Extensions- und Aktivatorbehandlung. Ein vorher angefertigter und geteilter Aktivator wird getrennt eingesetzt, im Munde in der gewünschten Vorbißstellung zu einem Aktivator zusammengefügt und mit vier perimandibulären Drähten fixiert. Über eine am Aktivator eingreifende Rollenextension wird der Unterkiefer so weit nach vorn gebracht, bis der Patient den Mund unter Führung des Aktivators schließen kann. Nach etwa 8–10 Tagen mit einem Extensionsgewicht zwischen 600 und 1200 Gramm ist es in der Regel möglich, den Mundschluß auch ohne Aktivator in der gewünschten Richtung durchzuführen. Ist dieses Ziel erreicht, können die perimandibulären Drähte entfernt werden; die Aktivatorbehandlung wird anschließend in der üblichen Weise fortgeführt.

8.9. Oberkieferfrakturen

Die Behandlung von Mittelgesichtsfrakturen, Jochbogen- und Jochbeinfrakturen mit oder ohne Beteiligung des Orbitabogens, zielt darauf hin, nicht nur die anatomische Form, sondern auch die Funktion wiederherzustellen. Deshalb ist die exakte Reposition dislozierter Fragmente erstrebenswert. Die verschiedenen Repositionsmaßnahmen haben die Konsolidierung der Fragmente in der gewünschten Stellung zum Ziel. Voraussetzung für eine exakte Reposition und somit eine erfolgreiche Behandlung solcher Verletzungen ist die genaue Diagnose, die sich nicht nur auf den Untersuchungbefund, sondern vorwiegend auf den Röntgenbefund stützen muß. Die Ergebnisse der verschiedenen Behandlungsmethoden haben gezeigt, daß man sowohl mit konservativen als auch mit chirurgischen Maßnahmen zum Ziel kommt. Man sollte jedoch die chirurgischen Maßnahmen vorziehen, weil diese für den Patienten wesentlich angenehmer sind als eine längere Verweildauer von kombinierten intra-extraoralen Geräten.

Oberkieferfrakturen, Impressionsfrakturen des Mittelgesichtes, Jochbeinfrakturen, frontobasale Verletzungen sollen nach Möglichkeit so schnell wie möglich nach dem erfolgten Trauma behandelt werden. Eine Spätversorgung erschwert die Behandlungstechnik, so daß befriedigende Resultate sowohl in funktioneller als auch kosmetischer Hinsicht schwer zu erreichen sind.

Ziel der operativen Behandlung bei Mittelgesichtsfrakturen ist eine stabile Knochenkonsolidierung mit möglichst geringem Aufwand an äußeren Fixationsmitteln.

Die im Laufe der Zeit entstandenen chirurgischen Eingriffe zur Behandlung von Mittelgesichtsfrakturen haben zum Ziel, eine gewisse Systematik bei solchen Traumen zu treffen.

8.9.1. Einteilung

Die historische Einteilung der Mittelgesichtsfrakturen nach Le Fort von 1901 (Le Fort, De Lille) in Le Fort I, II und III mit der Ergänzung von Wassmund aus dem Jahre 1927 in I–IV werden nach einer Überprüfung den heutigen Verhältnissen nicht mehr gerecht. In der heutigen Literatur setzt sich vorwiegend die anglo-amerikanische Klassifizierung durch, die Schwenzer im Jahre 1967 in die deutsch-sprachige Literatur eingeführt hat. Danach werden Traumen im Mittelgesichtsbereich folgenderweise unterteilt:

- Zentrale Frakturen,
- Laterale Frakturen,
- Zentrolaterale Frakturen.

Zentrale Frakturen sind auch die sogenannten Pyramidenfrakturen, wobei der Oberkiefer vom Gesichtsskelet getrennt ist. Sie sind verbunden mit einer Kontinuitätstrennung der Knochenstrukturen im Bereich des Nasenbeins.

Zentrolaterale Frakturen beinhalten eine Trennung zwischen Gesicht und Schädelbasis, so daß die Suturae zygomatico-frontales beteiligt sind.

Die lateralen Frakturen umfassen verschiedene Verletzungen des Gesichtsschädels, wobei das Jochbein im Mittelpunkt steht.

Diese Frakturen mit ihren behandlungstechnischen Gesichtspunkten führen zu einer Einteilung der Therapie nach den anatomischen Gegebenheiten. Die operative Therapie hat sich zumindest in den letzten 10 Jahren positiv bewährt.

8.9.2. Diagnostik

Röntgenuntersuchungen

Bei Verletzungen im Mittelgesichtsbereich sind Röntgenaufnahmen ein wesentliches Hilfsmittel zur Feststellung eines Traumas. Obwohl in vielen Fällen auch ohne Röntgenbilder der Verlauf der Frakturlinien vermutet werden kann, darf auf diese wichtige diagnostische Maßnahme nicht verzichtet werden, zumal die Röntgenbilder aus forensischen Gründen unentbehrlich sind.

Mit Spezialaufnahmen des Mittelgesichts kann eine subtilere Diagnostik betrieben werden als nur mit Übersichtsaufnahmen des Schädels. Zur Beurteilung der Übergangsregion vom Hirn- zum Gesichtsschädel, also Stirnhöhle, Orbita, Jochbogen und Nasenbereich, sind folgende Röntgenaufnahmen geeignet:
- Postero-anteriore Übersichtsaufnahme des Schädels.
- Seitliche Aufnahme der Stirnhöhlen-Nasenbeinregion.
- Postero-anteri ore, etwas kranial exzentrische Aufnahme für beide Orbitae.
- Stirnbeinhinterwand, steroskopische Aufnahme von Seiferth und Uffenorde.
- Vergleichsaufnahme der Nasennebenhöhlen bzw. axiale Aufnahme.
- Aufnahme nach Titterington, bekannt als »Henkeltopfaufnahme«.

- Als weitere Möglichkeit die Durchleuchtung des Schädels.
- Tomographie des Mittelgesichts.
- Xeroradiographie.

Bei Schädel- und Mittelgesichtstraumen gelten zwei unterschiedliche Meinungen bezüglich der Röntgenuntersuchungen:
- Die röntgenologische Untersuchung sollte möglichst bald nach dem erlittenen Trauma als behelfsmäßige Untersuchungsmethode durchgeführt werden. Dies gewinnt an Wichtigkeit, wenn eine rasche operative Versorgung notwendig ist und von ihr die entsprechende Information über die einzuschlagenden Therapiemaßnahmen zu erwarten ist.
- Eine vollständige und genaue Aufnahme des Schädels sollte zu einem Zeitpunkt vorgenommen werden, zu dem dem Patienten eine solche Untersuchung mit Spezialröntgenaufnahmen aufgrund des Allgemeinzustandes zugemutet werden kann. Sie soll grundsätzlich bei allen Fällen von Schädeltraumen durchgeführt werden, besonders dann, wenn es sich nur um den Ausschluß einer einzigen Fraktur handelt.

Eine solche gezielte Röntgenuntersuchung soll nach Möglichkeit sämtliche Details und pathologischen Merkmale gut zur Darstellung bringen, vor allem, um Komplikationen rechtzeitig erkennen zu können und eine spätere Beurteilung posttraumatischer Beschwerden zu ermöglichen.

Diese röntgenologische Untersuchung kann auch einige Zeit nach erlittenem Trauma erfolgen, vorausgesetzt, daß beim betreffenden Fall eine abwartende, konservative Therapie empfehlenswert erscheint.

Bei Traumen im Mittelgesichtsbereich und insbesondere bei Oberkieferfrakturen verlangt man von einer röntgenologischen Untersuchung einen genauen Aufschluß über die Orientierung der Frakturlinie, Dislokation, Zahl und Position der Knochenfragmente. Das bedeutet, daß nur die durchgeführten Röntgenaufnahmen ohne klinischen oder Palpationsbefund eine exakte Auskunft über die pathologischen Merkmale geben, z. B. über Art und Ausdehnung der Dislokation, Abstützung der Fragmente gegeneinander, Kontinuitätstrennung des Orbitabogens, Entstehung einer Hernie, Beteiligung der Kieferhöhle, Hämatosinus etc.

Der Befund muß dem Behandelnden vor der Operation durch ein Minimum an Röntgenbildern gesichert sein. Die Anforderungen an die durchgeführten Röntgenaufnahmen werden nach Clementschitsch dann erfüllt, wenn folgende Richtlinien berücksichtigt werden:
- Orientierung und deutliche Darstellung des Processus frontosphenoidalis.

– Begrenzung des Os zygomaticus an der Sutura zygomatico-frontalis, zygomatico-temporalis und zygomatico-maxillaris sowie der Übergang zum knöchernen Nasengerüst und zum Oberkiefer im Bereich der Tubera maxillae und der Crista zygomatico-alveolaris.

Nach Ansicht von Clementschitsch sind bei Frakturen im Mittelgesichtsbereich folgende Röntgenaufnahmen empfehlenswert:
– Vergleichsaufnahme der Nasennebenhöhlen in postero-anteriorer Richtung,
– Gesichtsschädelaufnahme axial, 1. Ausführung,
– Gesichtsschädelaufnahme axial, 2. Ausführung.

Klinische Untersuchung

Kennzeichnend für Mittelgesichtsfrakturen sind meistens Ödem- und Hämatombildungen, vorwiegend an der periorbitalen Region (Brillenhämatom), Asymmetrie des Gesichtes oder Verlängerung des Mittelgesichtes wie z. B. bei Le Fort I-Frakturen, subkonjunktivale Blutungen mit ziliarer Injektion, bei retrobulbären Blutungen eine Protrusio bulbi und bei Kontinuitätstrennung des Orbitabodens ein Descensus des Bulbus mit vorhandener Diplopie. Hautemphyseme sind in der Regel nicht vorhanden, es sei denn, daß Luft aus den Nasennebenhöhlen in die Weichteile entweicht.

Wichtig für die Stellung der Diagnose ist der Palpationsbefund im Bereich des unteren und oberen Orbitarandes. Intraoral ist meistens eine abnorme Beweglichkeit des Oberkiefers mit Okklusionsstörung vorhanden. Auch eine Aufsprengung der Raphe mediana im Gaumenbereich, die in der Regel von einem Pseudodiastema begleitet wird, ist möglich.

Bei kombinierten Oberkiefer- und Jochbeinfrakturen liegt vorwiegend eine Impressionsfraktur des Jochbeines vor. Diese verursacht Mundöffnungsschwierigkeiten, weil die Exkursion des Processus muscularis im Gelenkbereich durch die Impression des Jochbeins nicht mehr gewährleistet ist. Die verschiedenen Dislokationsrichtungen bei Oberkieferfrakturen sind mannigfaltig, doch liegt in der Regel eine Zurückverlagerung und ein Descensus des Oberkiefers vor, so daß bei vielen Patienten eine Pseudoprogenie nachzuweisen ist.

8.9.3. Behandlungsmaßnahmen

Wie bereits erwähnt, unterteilen sich auch hier die Behandlungsmaßnahmen in konservative und chirurgische.

Konservative Behandlung

Wie bei Unterkieferfrakturen hat sich auch im Oberkiefer der Drahtkunststoffschienenverband nach Schuchardt sehr bewährt. Im Seitenzahnbereich des Oberkiefers trägt die Schiene kleine eingelötete Kanülen, die zur Aufnahme extraoraler Bügel oder von Aufhängedrähten dienen. Eine Behandlung mit extraoralen Geräten, wie z. B. Kopf-Kinn-Kappe, kommt nur bei Prothesenträgern in Frage, wenn keine ausgeprägte Okklusionsstörung vorliegt. Diese Apparatur soll in der Regel 5–6 Wochen getragen werden.

Die sogenannten intra-extraoralen Schienenverbände, d. h. Oberkieferschienenverband mit extraoralem Bügel, Kopfgips und Kinnkappe, bekannt als »Hirschgeweih«, sind fast in Vergessenheit geraten. Diese Verbände, die früher nur bei Oberkieferfrakturen verwendet wurden, behindern den Patient erheblich. Heute hat sich als therapeutische Maßnahme die chirurgische Therapie in Kombination mit Aufhängedrähten endgültig durchgesetzt.

Chirurgische Behandlung

Bei Frakturen im Oberkieferbereich – zentral, lateral oder zentrolateral – wird der erwähnte Drahtkunststoffschienenverband mit Kanülen eingegliedert. Liegt eine Aufsprengung im Bereich der Raphe mediana vor, kann dieser Schienenverband durch palatinale Drähte und eine Gaumenplatte aus selbsthärtendem Kunststoff ergänzt werden. Im Unterkieferbereich wird die übliche Schiene eingegliedert.

Bei frisch erlittenem Trauma bereitet die manuelle Reposition keine besonderen Schwierigkeiten. Bei Frakturen, die mehr als 10 Tage zurückliegen, entsteht durch Narbenzug eine Verlagerung des Oberkiefers nach dorsal. Hier ist es notwendig, vor Beginn der Behandlung eine Rollenextension mit Gewichten zwischen 500 und 1500 Gramm anzubringen. Mit dieser Behandlungsmöglichkeit erreicht man in 24 bis 48 Stunden eine gute Einstellung des Oberkiefers. Sodann erfolgt die Mobilisation des Oberkiefers durch intermaxilläre Gummizüge. Ist die neutrale Okklusion erreicht, kann die bimaxilläre Verdrahtung und die entsprechende Aufhängung des Oberkiefers durchgeführt werden.

Operative Maßnahmen bei Mittelgesichtsfrakturen dienen zur Fixation des Oberkiefers an einem festen Punkt des Schädels sowie Reposition und Fixation bei dislozierten Jochbeinfrakturen und Kontinuitätstrennung des Orbitabodens. Von den verschiedenen chirurgischen Möglichkeiten der Drahtaufhängung haben sich zwei Methoden durchgesetzt:

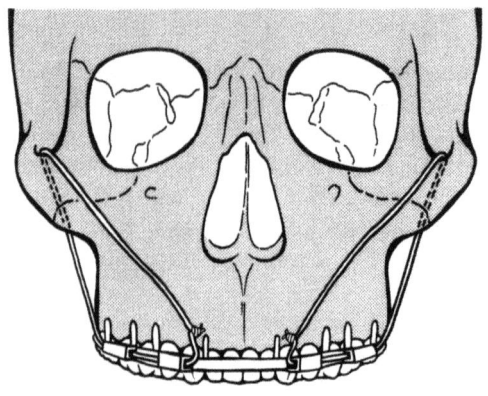

Abb. 52. Zygomatico-maxillare Aufhängung der Oberkieferfraktur (a.-p.)

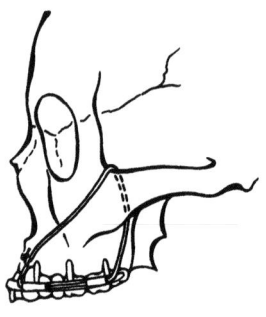

Abb. 53. Zygomatico-maxillare Aufhängung der Oberkieferfraktur (*seitlich*)

- Die Jochbogenaufhängung oder zygomatico-maxilläre Aufhängung mittels Draht bei Frakturen Le Fort I und II.
- Die Stirnbein- oder zygomatico-frontale Aufhängung des Oberkiefers wird bei den Le Fort III-Frakturen angewandt.

Beim bezahnten Oberkiefer verwendet man einen Oberkiefer-Drahtkunststoffschienenverband mit Kanülen im Eckzahn- und Molarenbereich. Für den zahnlosen Oberkiefer verwendet man die Oberkieferprothese des Patienten und im Kindesalter eine Prothesenschiene mit Kanülen, die nach Abdruck im zahntechnischen Labor hergestellt werden muß. Die intermaxilläre Fixation bei Oberkieferfrakturen wird in der Regel 4 Wochen getragen; die Aufhängedrähte und die Oberkieferschiene werden für weitere 2 Wochen belassen. Nach Abschluß der Behandlung lassen sich die Aufhängedrähte von intraoral her entfernen. Die Drahtnähte, die meistens an der Sutura fronto-zygomatica oder zygomatico-maxillaris notwendig sind, werden in der Regel belassen.

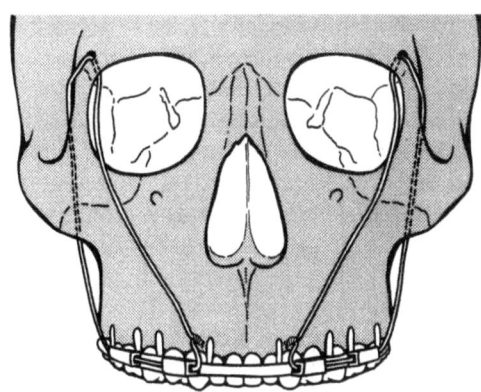

Abb. 54. Zygomatico-frontale Aufhängung der Oberkieferfraktur (a.-p.)

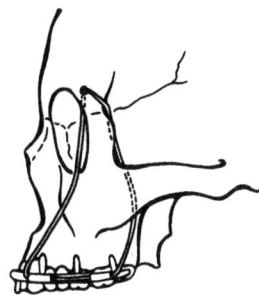

Abb. 55. Zygomatico-frontale Aufhängung der Oberkieferfraktur *(seitlich)*

8.10. Isolierte Frakturen des Jochbeins

Frakturen im Bereich des Jochbeins oder Jochbogens sind sehr oft mit Frakturen des Oberkiefers kombiniert. Diese Frakturen können einfach oder mehrfach, mit und ohne Dislokation, mit und ohne Beteiligung des Orbitabodens vorliegen. Bei einer isolierten Fraktur im Bereich des Jochbeins handelt es sich in der Regel um eine Kontinuitätstrennung der Knochenstruktur im Bereich der Suturae zygomaticofrontalis, -maxillaris und -temporalis. Solche Frakturen entstehen meist durch Schlag, Stoß oder Sturz vorwiegend bei Sportverletzungen, wie z. B. Fußball, Reiten, Boxen. Alle Frakturen im Bereich des Jochbeins, die mit einer Dislokation verbunden sind, führen bei falscher oder fehlender Behandlung durch eine Gesichtsasymmetrie zur Entstellung des Gesichts. Jochbein- und Jochbogenfrakturen verursachen eine Abflachung der Wangenkonturen oder durch Dislokation der am

Augenboden beteiligten Knochen einen Enophthalmus, Veränderung der Pupillenachse, Stellungsänderung im Bereich der Lidachse sowie eine bestimmte Kopfhaltung bei persistierenden Diplopien. Eine Hernie am Orbitaboden hat hierbei zu Eintritt von orbitalem Fettgewebe in die Kieferhöhle geführt, der eine Verlagerung des Bulbus nach kaudal und dorsal nach sich zieht. Eine sogenannte kaudomediale Dislokation des Jochbeins mit einer Verlagerung des Ligamentum palpebrale laterale führt zu einer Verkürzung und Erweiterung des Lidspaltes, eine kaudolaterale Dislokation zu einer Verlängerung und Verschmälerung.

Die intraokulären Komplikationen können vielfältig sein, so daß bei Verdacht auf eine Jochbeinfraktur mit Kontinuitätstrennung des Orbitabodens ein Opthalmologe zugezogen werden muß. Zu den Komplikationen gehören z. B. Verlust des Auges durch Zerreißung des Bulbus oder auch eine Amaurose durch Kompression des N. opticus, bedingt durch ein retrobulbäres Hämatom oder eine direkte Zerreißung der Nervs je nach Dislokation der Knochenteile. Die häufigste Komplikation im periorbitalen Bereich ist eine Hypaesthesie im Ausbreitungsbereich des N. infraorbitalis. Kommt jedoch durch Gewalteinwirkung eine Prellung des Bulbus mit Einbruch der dünnen Wand des Orbitabodens zustande, entsteht eine »blow-out-fracture«.

Ferner gibt es die – relativ seltenen – Verletzungen der Tränenwege, z. B. wenn solche Frakturen mit Weichteilverletzungen einhergehen.

8.10.1. Therapeutische Maßnahmen

Wie bei den übrigen Frakturen im Bereich des Gesichtsschädels werden auch die Jochbeinfrakturen durch konservative oder operative Maßnahmen behandelt. In den letzten Jahren hat sich jedoch die operative Therapie bewährt. Mit Hilfe der cirurgischen Maßnahmen besteht die Möglichkeit, dislozierte Fragmente in einer anatomisch exakten Stellung zu reponieren und zu fixieren. Die Behandlung von Jochbeinfrakturen muß so bald wie möglich und in einer Operationssitzung geschehen, da sich gerade im Bereich des Jochbeins Frakturen ohne Behandlung nach 8–12 Tagen in dislozierter Stellung konsolidieren können. Eine verzögerte Behandlung muß jedoch durchgeführt werden, wenn ein schweres Schädel-Hirntrauma vorliegt und der Patient noch nicht operationsfähig ist.

Einfache, isolierte Jochbeinfrakturen ohne wesentliche Dislokationen und ohne Jochbogenfrakturen können in Kurznarkose durch die sogenannte perkutane Reposition durch Traktion mit einem Einzin-

Abb. 56. Perkutane Hakenreposition bei Jochbeinfrakturen

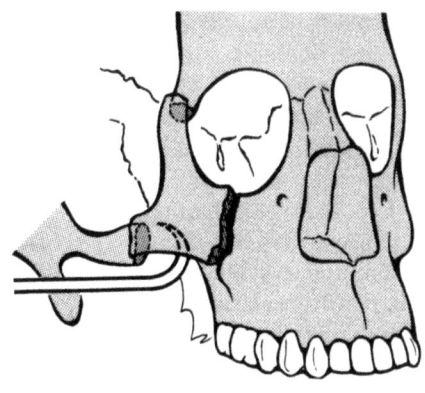

ker-Knochenhaken zufriedenstellend behandelt werden (Abb. 56). Diese chirurgisch-konservative Maßnahme wurde von Lehmann und Stromayer angegeben und ist bis heute mit geringfügigen Modifikationen die Therapie der Wahl. Eine weitere Repositionsmethode ist das von Gillies, Kilner und Stone beschriebene Verfahren. Hier wird ein Hautschnitt an der Haargrenze in der Temporalgegend vorgenommen; mit einem breiteren Elevatorium wird das dislozierte Jochbein über die Fascia temporalis gehoben und dadurch in seine korrekte anatomische Lage gebracht. Die Reposition läßt sich während des Eingriffs palpatorisch kontrollieren. Muß man ein Absinken des Jochbeins durch Muskelzug befürchten, so wird die Retention mit einem etwas kleineren Extensionshaken an einer Kopfgipskappe mit Gestänge für etwa 10 Tage in situ belassen. Dieser kleinere Knochenhaken verhindert durch leichte Traktion eine nachträgliche Dislokation.

Bei Impressionsfrakturen des Jochbeins mit Beteiligung der Kieferhöhle und Hämatosinus ist u. a. die Caldwell-Luc-Operation mit digitaler Reposition des Orbitabodens und anschließender Austamponierung der Kieferhöhle beschrieben worden. Statt dessen kann auch ein Ballonkatheter verwendet werden oder die sogenannte Supramidfeder nach Becker.

Liegt jedoch eine Orbitabodenfraktur mit Prolaps von Orbitainhalt in die Kieferhöhle vor, sollte unbedingt reponiert und wenn nötig der Bulbus gehoben werden. In diesem Fall ist eine Orbitabodenplastik notwendig. Hier hat sich besonders die Drahtosteosynthese im Bereich der Sutura zygomatico-frontalis sowie Sutura zygomatico-maxillaris bewährt. Die entstandene Verbindung zwischen Orbitaboden und Kieferhöhle muß mit Einlagerung von lyophilisierter Dura oder durch Implantation eines autologen Knorpelsegmentes abgedichtet werden.

Entscheidend für die hier beschriebenen konservativen oder chirurgischen Maßnahmen ist eine gezielte röntgenologische Untersuchung. Zuerst sollte eine Vergleichsaufnahme der Nasennebenhöhlen angefertigt werden, dann die tomographische Untersuchung des Orbitabodens oder, was sich in der letzten Zeit sehr bewährt hat, die xeroradiographische Aufnahme.

Die Knochendrahtnähte am lateralen oder medialen Orbitarand können in der Regel belassen werden.

Eine neue Methode zur Behandlung solcher Frakturen ist die Miniplattenosteosynthese. Da aber die Kasuistik bislang noch relativ spärlich ist, können noch keine endgültigen Schlüsse gezogen werden.

8.11. Allgemeine Komplikationen bei Frakturen des Gesichtsskelets

An dieser Stelle können nicht alle möglichen Komplikationen ausführlich beschrieben werden, es sei daher auf die umfangreiche Literatur hingewiesen. Wir beschränken uns nur auf die häufigsten Komplikationen, die durch Trauma im Bereich des Gesichtsskelets auftreten können:

– *Bruchspaltinfektion.* Kommt vorwiegend bei Frakturen im Unterkieferbereich vor, wenn keine genügende Ruhigstellung durchgeführt worden ist.
– *Bruchspaltabszeß.* Eine weitere Komplikation der Bruchspaltinfektion; die Therapie besteht in der Spaltung und Drainage des Abszesses sowie einer antibiotischen Abschirmung.
– *Bruchspaltosteomyelitis.* Diese erfordert eine langwierige Behandlung mit einer langen bimaxillären Fixation und nach entsprechender antibiotischer Abschirmung eine Sequestrektomie oder Dekortitation der betreffenden Knochenpartie. Hier verbleibt in der Regel nach Abheilung der entzündlichen Erscheinung eine Pseudarthrose, so daß das fehlende Knochenfragment mit einer zu einem späteren Zeitpunkt durchzuführenden Osteoplastik überbrückt werden muß.
– *Defektfrakturen.* Diese kommen vorwiegend bei Gewalteinwirkung von Fremdkörpern, Schußverletzungen, Verbrennungen etc. vor. Bei solchen Verletzungen soll die primäre Therapie die übriggebliebenen Knochenfragmente durch Schienenverband in der richtigen Okklusionsstellung ruhigstellen, danach erfolgt die Versorgung der fast immer vorhandenen Weichteilverletzungen. Nach Abheilung kann das fehlende Knochenfragment durch Knochentransplantation ersetzt werden.

- *Konsolidierte Frakturen in dislozierter Stellung* bedürfen in der Regel der Refrakturierung durch Osteotomie.
- *Ankylosen* können durch Ankyloseoperationen beseitigt werden.
- *Nervenschädigungen.* Vorwiegend bei Mittelgesichtsfrakturen führen Narben zu Anaesthesien, Paraesthesien, Hyperaesthesien oder Amputationsneuromen, die einen reversiblen oder irreversiblen Charakter haben können.
- *Hypertrophische Narben.* Sie entstehen meistens, wenn keine exakte Vereinigung der Weichteilverletzungen vorgenommen worden ist. Hier sind Korrekturen erforderlich, die frühestens 6 Monate nach dem erlittenen Unfall durchgeführt werden sollten.

8.12. Kurz zusammengefaßter Überblick

1. Konservative Methoden
a) Drahtkunststoffschienenverband nach Schuchardt
Indikation: Fast bei allen Frakturen des bezahnten Kiefers.
Vorteil: Einfache und schnelle Anbringung, Verzicht auf zahntechnisches Labor. Durch Kunststoffüberzug Schonung des Parodonts, der Lippen und Wangen, auch bei langer Tragedauer.
Modifikationen: Bei mangelhafter Bezahnung freihändige Herstellung von prothesenähnlichen Sätteln aus selbsthärtendem Kunststoff; bei ungünstiger Gestaltung der Zähne zusätzliche Fixierung durch Drahtumschlingung.
b) Monoblock oder Aktivator
Indikation: Isolierte hohe Kollumfraktur mit und ohne Dislokation und Okklusionsstörung; als Nachbehandlung bei isolierten oder mit Kieferfrakturen kombinierten Kollumfrakturen nach Abnahme der Schienenverbände.
2. Chirurgische Kieferbruchbehandlung
Unterkieferfrakturen
a) Knochendrahtnaht
Indikation: In Verbindung mit intraoralen Schienenverbänden bei dislozierten Frakturen des Kieferwinkels, des aufsteigenden Astes und tiefer Kollumfraktur.
b) Kompressionsplattenosteosynthesen nach Luhr oder Niederdellmann
Indikation: Dislozierte Frakturen im horizontalen Ast, aufsteigenden Ast; tiefe Kollumfraktur.
c) Drahtumschlingung
Indikation: In Verbindung mit partiellen Prothesen oder bei Kindern

mit Prothesenschienen, bei Frakturen des schwach bezahnten Unterkiefers, ferner bei Frakturen des zahnlosen Alveolarfortsatzes.

d) Drahtumschlingung mit zygomatico-maxillärer Aufhängung des Unterkiefers (Aufhängung am Jochbogen und im Bereich der Apertura piriformis)

Indikation: Frakturen des zahnlosen Unterkiefers, auch bei zahnlosem Oberkiefer unter Verwendung vorhandener Prothesen, ferner bei Frakturen des kindlichen Unterkiefers außerhalb des bezahnten Gebietes.

Oberkieferfrakturen

a) Zygomatico-frontale Aufhängung

Indikation: Bei Frakturen nach Le Fort III mit zusätzlicher Drahtosteosynthese an der Sutura zygomatico-frontalis sowie bei bimaxillärer Verdrahtung und Drahtkunststoffschienenverbänden.

b) Jochbogenaufhängung

Indikation: Frakturen nach Le Fort I und II, ebenfalls unter Verwendung der bimaxillären Verdrahtung.

Jochbeinfrakturen

a) Hakenreposition und Fixierung durch Kopfgips und Gestänge

Indikation: Fraktur des Jochbeinkomplexes ohne Zerstörung des Orbitabodens und Diplopien.

b) Knochendrahtnaht oder Miniplattenosteosynthese am lateralen und unteren Orbitarand

Indikation: Bei Diplopien durch Verlagerung des Bulbus und Dislokation des Orbitabodens, Einlegen von lyophilisierter Dura, Silastik oder autologem Knorpel.

Die in dieser kurzen Zusammenfassung genannten Behandlungsmöglichkeiten von Traumen im Bereich des Gesichtsskelets erhebt keinen Anspruch auf Vollständigkeit. Sie soll dem Studierenden nur einen Überblick über die gebräuchlichsten Methoden vermitteln, da besondere Komplikationen in der Regel auch besondere Abwandlungen der angegebenen Methoden benötigen, auf die wir an dieser Stelle nicht näher eingehen können.

8.13. Stellenwert der Verletzungen im Kiefer-Gesichtsbereich im Rahmen eines Polytraumas

Im Rahmen der Polytraumen werden Kopfverletzungen in immer stärkerem Maße beobachtet. Die Vitalgefährdung des Mehrfachverletzten ist ungleich höher als die des einfach Verletzten, da sich die

Verletzungsfolgen nicht addieren, sondern potenzieren. Wenn auch das Leben des Patienten durch die Kieferfraktur selbst nur selten gefährdet ist, so führen doch Traumatisierungen des Gesichtsschädels – abgesehen von funktionellen Behinderungen und möglichen Begleiterscheinungen, wie Aspiration oder Hirnkontusion – nicht selten zu schweren Entstellungen des Gesichts, die den Patienten psychisch sehr belasten können.

Allein aus diesem Grund wird versucht, die Verletzungsfolgen durch eine optimale Primärversorgung auch bei schweren Kombinationsverletzungen so gering wie möglich zu halten.

Bei Kombinationsfrakturen fällt vor allem der hohe Anteil der Trümmerbrüche im Frontzahnbereich auf. Bemerkenswert ist der Anteil der Kollumfrakturen, die bei Kombinationsbrüchen fast ebenso häufig vorkommen wie bei den doppelt so häufig auftretenden solitären Unterkieferbrüchen.

Jede dritte Bruchlinie ist bei Mehrfachbrüchen des Unterkiefers ein Gelenkhalsbruch. Danach folgt die Eckzahnregion und am häufigsten kommen die Kombinationen Median- und Paramedianfraktur mit Gelenkhalsbruch oder Bruch der Eckzahnregion mit Gelenkhalsbruch vor.

Auf eine solche kombinierte Unterkieferfraktur kommen nur 1,3 Oberkieferfrakturen. Am häufigsten sind Kombinationen von Kollumfrakturen und Brüchen nach Le Fort II und III.

Die Lokalisation der Frakturen entspricht dem vorherrschenden Unfallmechanismus mit Aufschlagen des PKW-Fahrers auf Lenkrad und Armaturenbrett sowie des Beifahrers auf Armaturenbrett und Frontscheibe. Dabei kommt es zu direkten Traumen des Frontzahngebietes und zu indirekten Biegungs- und Abscherungsbrüchen der Gelenkköpfchen.

Schwache Kräfte, die im Kinnbereich einwirken, können zu isolierten Kollumfrakturen führen, während es bei stärkeren Traumen zu direkten Brüchen am Ort der Krafteinwirkung sowie zu indirekten Brüchen durch Kraftübertragung kommt. Vergleicht man die Unterkieferfrakturen, die mit Oberkieferfrakturen vergesellschaftet sind, mit solitären Unterkieferfrakturen, so beeindruckt vor allem der hohe Anteil an Trümmerfrakturen. Auch dies ist auf den Unfallmechanismus zurückzuführen.

Es gibt mehr kombinierte Ober- als Unterkieferfrakturen. Das läßt sich durch die topographisch-anatomischen Beziehungen und die allgemein vorherrschenden Unfallmechanismen erklären. Der Oberkiefer liegt relativ geschützt im Gegensatz zur Unterkieferspange, die den Gewalteinwirkungen stärker ausgesetzt ist. Bei den Aufschlagverletzungen wirkt meist eine breitere Fläche auf das Gesicht ein, wodurch der Unterkiefer oft mitbeteiligt ist.

8.13.1. Therapie

Bei Mehrfachverletzungen mit Kieferfrakturen ist vor der primären Behandlung der Kieferbrüche vor allem eine optimale Wiederherstellung der Vitalfunktionen unser Ziel. Wir müssen also den kieferchirurgischen Eingriff in den Rahmen einer allgemeinchirurgischen Versorgung fügen.

Aus diesem Grund ist die Zusammenarbeit verschiedener Disziplinen (Chirurgie, Kieferchirurgie, Anaesthesiologie, Neurochirurgie, Neurologie, Ophthalmologie, Rhinochirurgie, Orthopädie) erforderlich. Vorrang bei der Versorgung von polytraumatisierten Kieferverletzten haben natürlich – wie bei allen Schwerverletzten – Maßnahmen, die der Erhaltung lebenswichtiger Funktionen dienen.

Liegen neben der Kieferfraktur noch andere Verletzungen, z. B. an den Extremitäten vor, sollten beide in einer Simultanoperation primär behandelt werden, wie es bei uns in sehr vielen Fällen durchgeführt wurde. Dadurch werden das Risiko und die Belastung durch eine zweite Narkose vermieden. Ferner wird durch das gleichzeitige Arbeiten von zwei Operationsteams sowohl die Narkose als auch die gesamte Behandlungsdauer verkürzt. Die Versorgung einer Nebenverletzung, die eine Allgemeinanaesthesie erforderlich macht, würde nach Abschluß der kieferchirurgischen Therapie eine blinde Intubation oder die vorübergehende Lösung der intermaxillären Drahtverschnürungen notwendig machen. Dagegen erscheint uns durch simultanes Operieren in den meisten Fällen eine bessere Versorgung gewährleistet.

8.14. Literatur

1. Axhausen, G.: Die histologischen Gesetze der Wiedereinheilung replantierter Zähne. Dtsch. Zahn-, Mund- u. Kieferheilk. *4*, 168 (1937).
2. Axhausen, G.: Allgemeine Chirurgie in der Zahn-, Mund und Kieferheilkunde. München: Hanser 1947.
3. Axhausen, G.: Ein Beitrag zur Zahnreplantation. Zahnärztl. Welt *5*, 130 (1948).
4. Becker A.: Zur Röntgendiagnostik und zur Reposition der Jochbeinimpressionsfraktur. Z. Laryng. Rhinol. *30*, 237 (1951).
5. Becker A.: Zur operativen Behandlung der Jochbein- oder Kieferhöhlenimpressionsfraktur. Z. Laryng. Rhinol. *31*, 40 (1952).
6. Clementschitsch, F.: Die Röntgendarstellung des Gesichtsschädels. Wien: Urban und Schwarzenberg 1948.

7. Gillies, H. D., Kilner, T. P., Stone, D.: Fractures of the Malarzygomatic Compound with Description of a New X-ray Position. Brit. J. Surg. *14*, 651 (1927).
8. Gögler, E.: Chirurgie und Verkehrsmedizin, Klinik, Mechanik u. Biomechanik des Unfalls. In: Wagner, K., Wagner, H. J., (Hrsg.): Handbuch der Verkehrsmedizin, S. 417. Berlin – Heidelberg – New York: Springer 1968.
9. Gögler, E.: Mehrfachverletzungen und Unfallmechanismen im Straßenverkehr. H. Unfallheilk. *66*, 138 (1931).
10. Hammer, A.: Der histologische Vorgang bei der Zahnreplantation nach Vernichtung der Wurzelhaut. Dtsch. Zahn-, Mund- u. Kieferheilk. *4*, 179 (1937).
11. Hammer, A.: Der gegenwärtige Stand der Zahnreplantation. Dtsch. Zahn-, Mund- u. Kieferheilk. *5*, 557 (1938).
12. Hammer, A.: Die Zahnrückpflanzung. Dtsch. zahnärztl. Z. *5*, 637 (1950).
13. Heiss, Th.: Klinische und histologische Untersuchungen an replantierten Zähnen. Öst. Z. Stomat. *42*, 73 (1944).
14. Krüger, E.: Indikation und Technik der operativen Kieferbruchbehandlung. Dtsch. zahnärztl. Z. *19*, 1057 (1964).
15. Krüger, E.: Lehrbuch der chirurgischen Zahn-, Mund- und Kieferheilkunde, Bd. 2: Berlin Quintessenz-Verlag 1974.
16. Krüger, E., Rivas, L. A.: Modifikationen der Drahtkunststoffschiene nach Schuchardt. Dtsch. zahnärztl. Z. *21*, 685 (1966).
17. Krüger, E., Rivas, L. A.: Operative Behandlung von Frakturen des Unterkiefers im Wachstumsalter. In: Fortschritte der Kiefer- und Gesichtschirurgie, Bd. XIX: Die operative Behandlung der Verletzungen des Gesichtsschädels. Stuttgart: Thieme 1974.
18. Le Fort, R. L.: Etude expérimentale sur les fractures de la mâchoire supérieur. Rev. Chir. (Paris) H. 9 (1900); Jber. Fortschr. Chir. 3. Teil, 441 (1901).
19. Lohmann, H.: Ganzkörperverletzungen und ihre Behandlungsergebnisse. Mschr. Unfallheilk. *75*, 289 (1972).
20. Luhr, H. G.: Die Kompressionsosteosynthese bei Unterkieferfrakturen. Experimentelle Untersuchungen und klinische Erfahrungen. München: Hanser 1972.
21. Meyer, W.: Zahnärztliche Operationslehre, S. 122. München – Berlin: Urban u. Schwarzenberg 1961.
22. Niederdellmann, H.: Elektronische Messungen zur Biomechanik bei Osteosynthesen am Unterkiefer. In: Fortschritte der Kiefer- und Gesichtschirurgie, Bd. XIX, S. 42. Stuttgart: Thieme 1974.
23. Niederdellmann, H., Schilly, W.G.: Funktionsstabile Osteosynthese im Unterkiefer. Dtsch. zahnärztl. Z. *27*, 138 (1972).
24. Niederdellmann, H., Ewers, R.: Spannungsoptische Untersuchungen bei der Verschraubung von Osteosyntheseplatten. Dtsch. zahnärztl. Z. *32*, 349 (1977).
25. Rehrmann, A., Schettler, D.: Die Behandlung der doppelseitigen Kiefergelenkfrakturen bei Säuglingen und kleinen Kindern mit der Reposition und elastischen Fixation nach Rehrmann. Dtsch. zahnärztl. Z. *21*, 77 (1966).
26. Reichenbach, E.: Unfallverletzungen im Kindesalter. Dtsch. Stomat. *4*, 33 (1954).
27. Reichenbach, E.: Verletzungen der Kiefer- und Gesichtsknochen und der benachbarten Weichteile. In: Häupl, K., Meyer, W., Schuchardt, K. (Hrsg.): Die Zahn-, Mund- und Kieferheilkunde, Bd. III, 1. Teil, S. 639. München – Berlin: Urban u. Schwarzenberg 1957.
28. Reichenbach, E.: Traumatologie im Kiefer-Gesichtsbereich, S. 257. München: Barth 1969.
29. Rivas, L. A.: Ergebnisse der Replantation nach Trauma im Frontzahnbereich bei Jugendlichen. Dtsch. zahnärztl. Z. *23*, 485 (1968).

30. Rivas, L. A., Klammer, H. L., Bengel, W.: Statistik der Kieferbrüche im Rahmen der Mehrfachverletzungen. Zahnärztl. Praxis 27, 1 (1976).
31. Schuchardt, K.: Ein Vorschlag zur Verbesserung der Drahtschienenverbände. Dtsch. Zahn-, Mund- u. Kieferheilk. 24, 39 (1956).
32. Schuchardt, K.: Fortschritte der Kiefer- und Gesichtschirurgie, Bd. XI: Das frische Trauma im Kiefer- Gesichtsbereich. Stuttgart: Thieme 1966.
33. Schuchardt, K.: Fortschritte der Kiefer- und Gesichtschirurgie, Bd. XII: Die Therapie der Spätfolgen nach Traumen im Kiefer-Gesichtsbereich. Stuttgart: Thieme 1967.
34. Schuchardt, K., Kapovits, M., Spiessl, B.: Technik und Anwendung des Drahtkunststoffschienenverbandes. Dtsch. zahnärztl. Z. 19, 1241 (1961).
35. Schwenzer, N.: Von Osteosynthesen bei Frakturen des Gesichtsskeletts. Stuttgart: Thieme 1967.
36. Spiessl, B., Schroll, K.: Gesichtsschädel. In: Nigst: Spezielle Frakturen- und Luxationslehre, Bd. 1/1, Stuttgart: Thieme 1972.
37. Stegerer, W.: Kieferbrüche an Unfalltoten. Med. Diss. München 1970.
38. Wassmund, M.: Frakturen und Luxationen des Gesichtsschädels. Berlin: Meusser 1927.
39. Wein, H.: Über Häufigkeit, Entstehungsmechanismus, Diagnostik und Therapie von Frakturen im Kiefer-Gesichtsbereich. Med. Diss. München 1968.

9. Gelenkverletzungen

Ein Gelenk besteht aus (Abb. 57), Kopf, Pfanne, – beide mit hyalinem Knorpelüberzug und umhüllt von einer Gelenkkapsel – und Gelenkspalt mit Gelenkflüssigkeit. Die Gelenkkapsel hat einen inneren synovialen Teil, der die Gelenkflüssigkeit produziert, und einen äußeren fibrösen Teil, die Haltebänder.
Man unterscheidet folgende Gelenkverletzungen:
– Kontusion = Prellung,
– Distorsion: a) Zerrung
  b) Überdehnung nicht selten mit Bandeinriß,
– Bandriß, manchmal mit knöchernem Ansatz,
– Luxation = Verrenkung
– Luxationsfraktur = Verrenkungsbruch

Kontusionen sind geschlossene durch Druck bedingte Gelenkverletzungen. Ursachen sind direkter Druck infolge Schlag, Stoß, Aufprall durch Sturz u. a.. – Bei der Untersuchung ist stets ein Schmerz, eine schmerzbedingte Funktionseinschränkung und eine Schwellung nachweisbar. Zum Ausschluß von Knochen- und Bandverletzungen sollten Röntgenaufnahmen, eventuell mit Spezialtechnik und Vergleich der gesunden Seite angefertigt werden. Man muß auf Nebenverletzungen achten.

Abb. 57. Die Anatomie des Gelenks in schematischer Darstellung. **1** Gelenkkopf, **2** Gelenkpfanne, **3** Gelenkknorpel, **4** Gelenkspalt und -flüssigkeit, **5** Gelenkkapsel, **6** Bandapparat

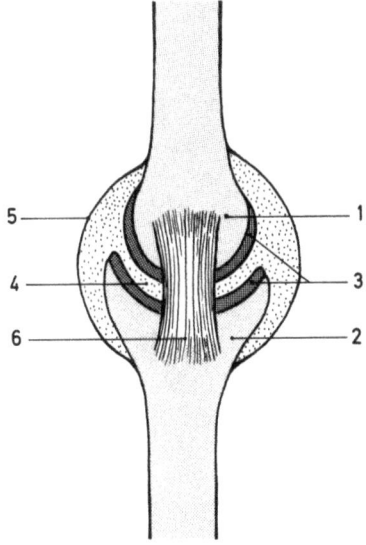

Distorsionen sind geschlossene, durch Dehnung bedingte Gelenkverletzungen. Ursache ist häufig eine indirekte, fortgeleitete Krafteinwirkung. Die Bänder können gezerrt werden und teilweise einreißen. Bei der Untersuchung findet sich ein Schmerz, besonders bei der Bewegung und an den Bandansatzpunkten. Eine Schwellung und ein Bluterguß ist nachweisbar. Man sollte stets die Bandstabilität, periphere Beweglichkeit, Sensibilität und Durchblutung prüfen. – Die Therapie entspricht der der Kontusion und besteht in vorübergehender Hochlagerung, Ruhigstellung und abschwellenden Verbänden. Bilden sich Schwellung und Schmerzen nach 6–8 Tagen nicht zurück, hat sich die Anlage eines Gipsverbandes für 3–6 Wochen bewährt.

Beim Bänderriß ist die Kontinuität eines oder mehrerer Bänder unterbrochen, eine Subluxation oder Luxation war oder ist nachweisbar. Bei der Untersuchung findet sich ein exakter Druckschmerz am Bandansatz und eine deutliche Delle im Bereich der Rupturstelle. Die Funktionseinschränkung ist ausgeprägt; das Gelenk ist instabil und aufklappbar. Stets ist ein Bluterguß im Gelenk nachweisbar. Röntgenstandard- und gehaltene Aufnahmen dienen der Sicherung und meßbaren Darstellung der Bandruptur. (Abb. 58). Die Therapie besteht in der Bandnaht und anschließender Ruhigstellung in Gips.

Bei Luxationen (Verrenkungen) besteht ein vollständiger und dauernder Kontaktverlust der gelenkbildenden Knochenenden. Man teilt die Verrenkungen nach ihrer Entstehung ein in:

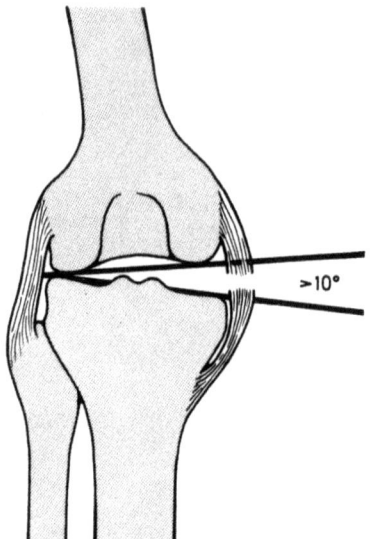

Abb. 58. Gehaltene Röntgenaufnahmen bei Ruptur des Bandapparats am Gelenk.

- traumatische,
- habituelle (plötzliche physiologische Gewalteinwirkung),
- angeborene,
- pathologische (physiologische Gewalteinwirkung auf einen pathologisch veränderten Knochen).

Neben der bei der Kontusion, Distorsion und dem Bänderriß nachweisbaren Symptomen ist eine Deformität und eine federnde Fixation nachweisbar. Meistens ist eine Gelenkpfanne leer und liegt der Gelenkkopf abnorm. Röntgenaufnahmen zum Ausschluß einer knöchernen Verletzung und zur Objektivierung des Befundes sind unbedingt erforderlich. Wichtig ist der Ausschluß bzw. die Bestätigung von Begleitverletzungen wie Knorpel-, Knochenabsprengungen und Läsionen des Miniskus. Nicht selten können auch Gefäße, Nerven und Sehnen komprimiert, gezerrt, durchgerissen oder durch die Kompression dauernd geschädigt sein. Man muß daher auf solche Verletzungen achten.
- Die Therapie besteht in einer schonenden Reposition unter Zug und Gegenzug, die am besten in Kurznarkose vorgenommen wird. Nur bei erfolglosem Versuch ist eine offene Reposition indiziert. Anschließend sollte eine Ruhigstellung für 2–4 Wochen erfolgen.

IX. Verbandslehre

Der Verband soll folgende Aufgaben erfüllen:
- Abdecken eines geschädigten Hautbezirkes,
- Ruhigstellung verletzter Gelenke oder ganzer Gliedmaßen,
- Entlastung durch Zug an Gelenken oder Knochen,
- Ausübung eines Drucks bei Weichteilschwellungen.

Als Wundauflage wird Verbandsmull verwandt, der durch einen blau gefärbten Bariumsulfatkontraststreifen oder einen Metallring röntgenologisch sichtbar gemacht wird. Er besteht aus Baumwolle oder Kunstfaser.

Zur Fixation der Verbände werden Klammern und Heftpflaster angewandt. Sie bestehen im allgemeinen aus Zell- oder Baumwolle mit einem Zinkoxyd-Kautschuk-Kleber. Wegen der allergischen Reaktionen wurden besonders hautverträgliche Kunststoffkleber entwickelt (z. B. Acetatkunstseide).

Folgende *Binden* finden Verwendung:
Mull und elastische Mullbinden, Papier-, Elastik-, Stärke- und Gipsbinden.

Schutz- und Wundverbände
Sie setzen sich aus einer sterilen Wundauflage und einem Pflaster-, Binden- oder Schlauchmullverband zusammen. An den Extremitäten sollen wegen der Gefahr von Kompression keine zirkulären Pflasterstreifen angewandt werden.

Bei den Bindenverbänden beginnt man mit einem Schräggang, läßt das freie Ende der Binde seitlich vorstehen, schlägt es ein und überdeckt es mit der nächsten Kreistour. Auf diese Weise kann die Binde nicht rutschen.

Besondere Formen solcher Verbände ist der Kopfhalterverband, die Mitra Hippokratis oder der Desaultverband. – Bei der Mitra Hyppokratis beginnt man mit von der Mitte nach beiden Seiten ausstrahlenden, sagitalen Touren, die vorne und hinten jedesmal durch eine eingeschobene horizontale Tour gedeckt werden (Abb. 59).

Der Desaultverband findet beim Oberarmkopf- und eventuell auch beim Schaftbruch oder Schulterblattbrüchen Verwendung. Er besteht aus drei Haupttouren (Abb. 60):

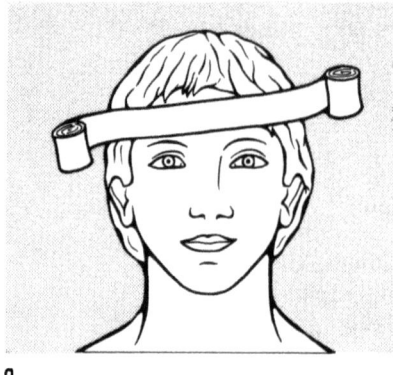
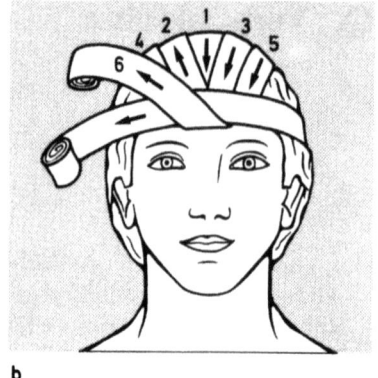

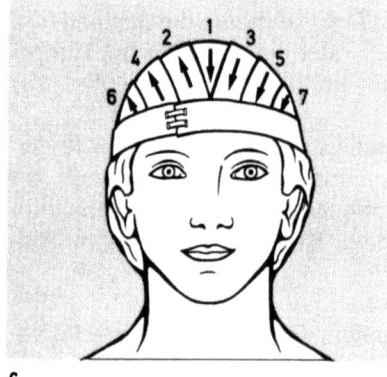

Abb. 59a–c. Anlegen einer Mitra Hippocratis bei Kopfverletzungen.
a Wickeln mit zweiköpfiger Binde oder 2 Binden gleichzeitig,
b 1 Binde verläuft in horizontaler Richtung und fixiert die andere, die von frontal nach occipital geht,
c Ohren und Augen bleiben frei

- Über einem Langkissen in der Achsel beginnt die erste Kreistour bei der gesunden Schulter durch die kranke Achsel zur Schulter zurück. Dann folgt Schulter-Achsel und steigende Kreistouren um die Brust einschließlich Achselkissen.
- Als nächstes wird der Arm an die Brust unter Hebelung des peripheren Fragmentes nach außen durch Druck auf den unteren Humerus nach medial fixiert, wobei das Achselkissen als Hypomochlion wirkt. Dies erreicht man durch absteigende Kreistouren über den an die Brust seitlich angelegten Arm, die von oben nach unten fester werden.
- Schließlich geht die Tour von der gesunden Achsel vorne zur kranken Schulter, hinten herab zum Ellenbogen, vorn zurück zur gesunden Achsel, hinten zur kranken Schulter, vorn am Arm herab zum Ellenbogen, hinten zur gesunden Achsel, wobei 2mal nach dem Schema Achsel, Schulter, Ellenbogen angelegt wird; zum Schluß kommt man an der gesunden Schulter, am Nacken abwärts zum

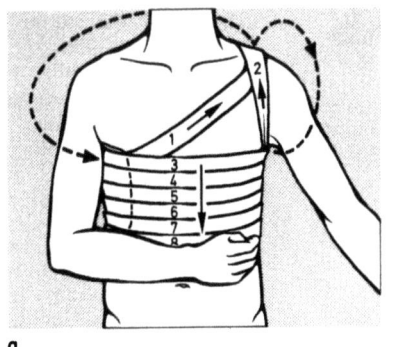 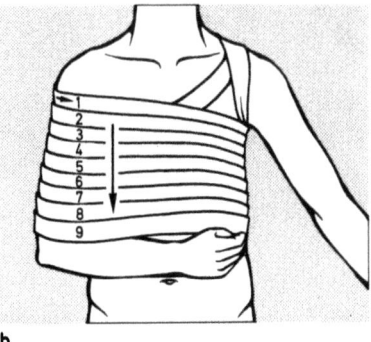

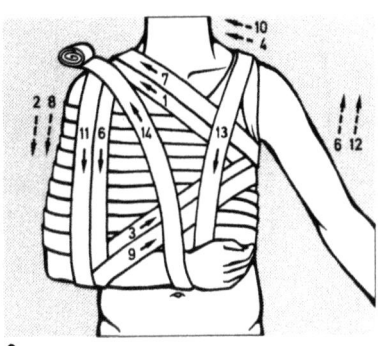

Abb. 60a–c (IX 2a–c). Anlegen eines Desault-Verbands zur Ruhigstellung des Schultergelenks. Der Verband verläuft von der
(a) Brust zur gesunden Schulter,
(b) von der Brust zur verletzten oberen Extremität (Oberarm); der weitere Verlauf ist
(c) gesunde Achsel – kranke Schulter – Ellenbogen – gesunde Achsel – kranke Schulter – gesunde Achsel – Ellenbogen – gesunde Achsel – kranke Schulter – Ellenbogen – gesunde Schulter – Handgelenk und kranke Schulter

Handgelenk und von da zur kranken Schulter. Dieser Verband kann mit Stärkebinden fixiert werden.

Druckverband
(Abb. 61). Er findet bei der provisorischen Stillung von arteriellen und venösen Blutungen Verwendung. Auf den Wundverband wird ein Verband fixiert, der zirkulär nicht schnüren darf.

Stütz- und Schienenverband. Mit ihm soll ein Körperabschnitt ruhig gestellt werden. Dazu dienen elastische Binden, Heftpflaster, Dreieckstuch, Gips- und Stärkebinden, Schienen aus Pappe, Holz, Plastik und Metall und für den Nottransport pneumatische Extremitätenschienen.

Als Beispiel sei der »Rucksackverband« (bei Claviculafracturen) genannt (Abb. 62).

Man nimmt einen mit Watte gefüllten Schlauchmull, legt ihn über den Nacken, führt ihn vorn durch die Achseln und knüpft die freien Enden auf dem Rücken. Das Ende wird durch den Schlauchverband im

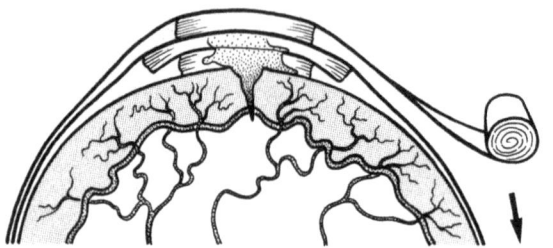

Abb. 61 (IX). Druckverband am Kopf: 1 Kompresse und 1 Schaumgummipolster werden mit je 1 elastischen Binde angewickelt

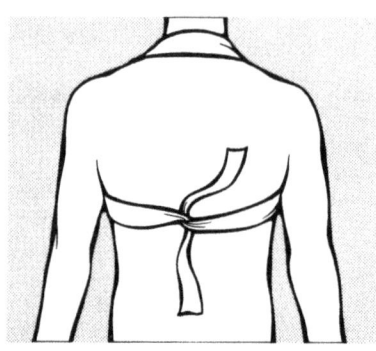 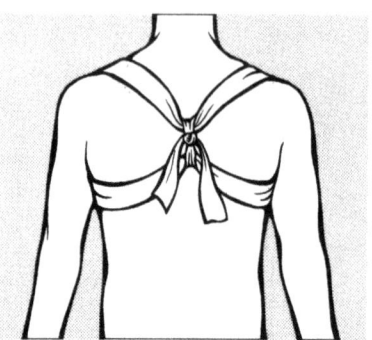

Abb. 62 (IX). Rucksackverband

Nacken geschlungen und mit dem anderen Ende unter Spannung geknüpft. Diese Fixation muß öfters überprüft und nachgezogen werden.

Klebeverband. Am häufigsten wird ein Heftpflasterverband verwendet, der zum Beispiel bei Sprunggelenksdistorsionen benutzt wird. Er wird auf die trockene, rasierte und entfettete Haut bei in Mittelstellung gehaltenem Fußgelenk steigbügelförmig an der vorderen Begrenzung der Knöchel angelegt.

Extensionsverband. Er verfolgt einen doppelten Zweck:
1. eine langsame Reposition,
2. eine Fixierung bzw. Retention.

Die Retention einer Fraktur bewährt sich bei Brüchen, die zu einer starken Schiebung durch Muskelzug neigen (z. B. Oberschenkel- oder Schenkelhalsfrakturen).

Der Bohrdraht wird im allgemeinen im Bereich der peripheren Metaphyse an den gebräuchlichsten Bohrstellen (Abb. 63) eingeführt und in einen Bügel eingespannt, auf den ein Dauerzug ausgeübt werden kann. Die durchschnittlichen Gewichte und die Extensionsdauer ist in der folgenden Tabelle zusammengefaßt:

Hüftpfannenbruch	9–11 kg	12 Wochen
Schenkelhalsfraktur	5 kg	8–12 Wochen
Oberschenkelschaftfraktur	1/7 des Körpergewichts	8–10 Wochen
Unterschenkelschaftfraktur	2–4 kg	8–9 Wochen
Oberarmschaftfraktur	2–3 kg	4 Wochen

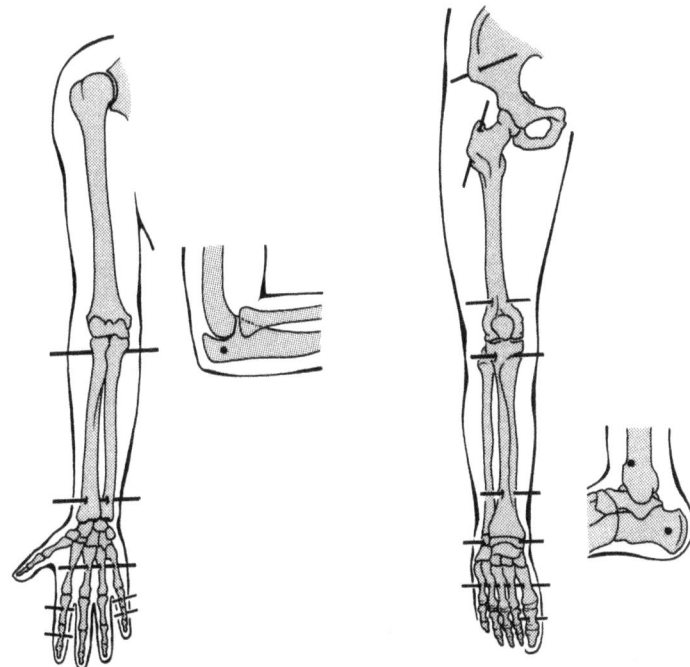

Abb. 63. Gebräuchliche Stellen am Knochensystem für das Durchbohren eines Drahts für die Extensionsbehandlung von Frakturen

Gipsverband
– Bei frischen und chronischen Entzündungen im Bereich der Extremitäten zur Ruhigstellung.
– Bei Frakturen und Luxationen zur Retention nach Reposition.
– Zur Redressment bei Deformitäten.
– Bei operativen Eingriffen an den Extremitäten zur Ruhigstellung
  Man unterscheidet den gepolsterten und den ungepolsterten Gipsverband. Beim ersterem wird der entsprechende Körperabschnitt mit

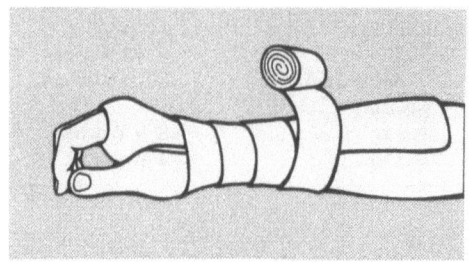

Abb. 64. Dorsale Gipsschiene, die mit einer elastischen Binde angewickelt wird

Watte oder mit einem anderen Material vor Auftragen des Gipses unterlegt.
Für einen Gipsverband müssen folgende wichtige Regeln beachtet werden:
- Die beiden der Verletzung benachbarten Gelenke sollen stets in Funktionsstellung in den Gipsverband miteinbezogen werden.
- Die druckgefährdeten Knochenvorsprünge werden besonders gepolstert (z. B. Fibularköpfchen beim Unter,chenkelgips zum Schutz des N. peronaeus).
- Der Gipsverband wird mit der flachen Hand gehalten und anmodelliert, da Fingerabdrücke Druckstellen verursachen.
- Bei frischen Verletzungen oder Entzündungen sollte der Gipsverband stets komplett gespalten werden, da sonst schwere Durchblutungsstörungen befürchtet werden müssen.
- Der Gipsverband sollte genau beschriftet werden (Datum des Unfalls, Schema des Bruchs, der Reposition, des ersten Gipsverbandes, der ersten Gipsabnahme s. Abb. 65)
- Sensibilität, Motorik und Durchblutung müssen regelmäßig überprüft werden.

Einige typische Gipsverbände

1. Dorsale Gipsschiene (Abb. 64)
   Indikation: Verletzung und Erkrankung der Hand, des Daumens und des 5. Fingers mit Fingereinschluß.
   Prinzip: Eine 8fache Longuette bei Funktionsstellung der Hand auf den Unterarm gelegt, ein Tupfer kommt zwischen die Fingerfalte; die Longuette wird mit einer feuchten Mullbinde fixiert, die nach Erhärten des Gipses ausgeschnitten und durch eine trockene Mullbinde ersetzt wird.

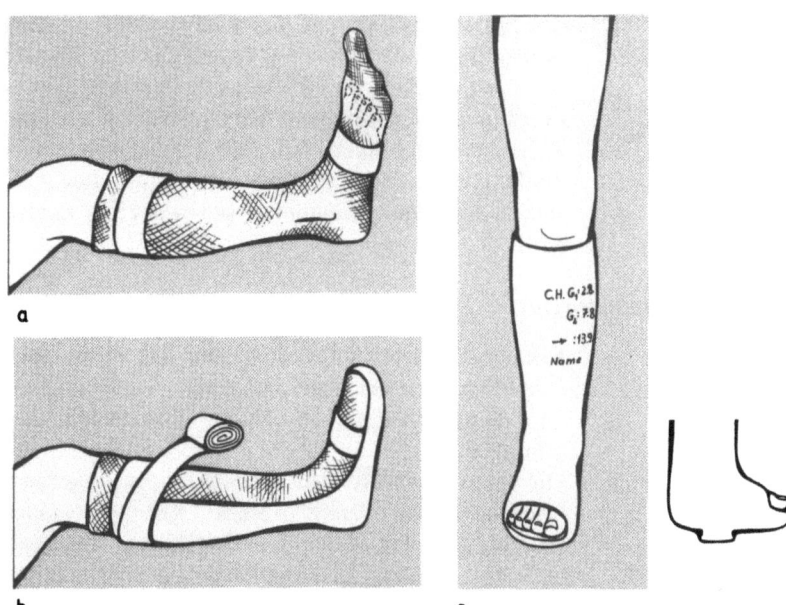

Abb. 65a–c. Anlage eines Unterschenkel-(geh)gipses. **a** Schlauch und Polsterung, **b** die dorsale Gipslonguette wird mit Gipsbinden fixiert, **c** der Gipsverband ist fertig, beschriftet und mit Absatz (Gehgips) versehen

2. *Unterarmgips*
Indikation: Typischer Radiusbruch.
Prinzip: Mittelhaltung im Handgelenk mit leichter Dorsalflektion und Vulnar-Ulnarabduktion. Über Hand und Unterarm wird ein Schlauchmull gezogen; Handgelenk, Mittelhandknochenbereich und distaler Unterarm mit Watte gepolstert. Nach Anlegen einer dorsalen Gipsschiene zirkulärer Gipsverband. Der Gips reicht bis zu dem Köpfchen der Mittelhandknochen; die Finger sind frei beweglich; die Basis des Daumens wird miterfaßt.

3. *Unterschenkelgehgips* (Abb. 65)

Indikation: Verletzung des Sprunggelenks und des Fußes.
Prinzip: Bedecken von Fuß und Unterschenkel mit Schlauchmull; Polsterung des Fibulaköpfchens,

des Sprunggelenks und des Vorfußes mit Watte; Anlegung einer dorsalen Gipslonguette, wobei das Sprunggelenk in 90°-Stellung fixiert ist. Zwei Gipsbinden werden vom Kniegelenk bis zu den Zehengrundgelenken zirkulär angewickelt; Anmodellierung der Fußsohle; Anbringung des Absatzes mit einer Longuette, die mit Gips fixiert wird.

4. *Thoraxabduktionsgips*

Indikation: Ruhigstellung des Schultergelenks, Oberarm- und Ellenbogengelenks bei Brüchen, Verletzungen und Entzündungen in diesen Gliedmaßenabschnitten.

Prinzip: Die betroffenen Gelenke werden in günstiger Gebrauchsstellung fixiert; nach Anlegen eines Schlauchmullverbandes an Brustkorb, Schulter und Arm werden die Druckstellen gepolstert und zirkuläre Gipsbinden angelegt. Der Oberarm ist in 45–50° abduziert und bei 45–60° antevertiert. Das Schultergelenk wird rotiert, bis bei Rechtswinkelstellung des Ellenbogengelenks die Hand in Kniehöhe steht. Der Vorderarm steht in Mittelstellung.

5. *Beckengips*

Indikation: Verletzung, Franktur, Entzündung im Bereich des Oberschenkels und der angrenzenden Gelenke.

Prinzip: Technik wie beim Thoraxabduktionsverband. Der Beckengips reicht am kranken Bein vom Rippenbogen bis zu den Fußspitzen und auf der gesunden Seite bis eine Handbreit oberhalb des Kniegelenks. Das Hüftgelenk ist 15–20° abduziert, das Kniegelenk leicht gebeugt (170°). Das Bein sollte so rotiert sein, daß der vordere Darmbeinstachel, die Mitte der Kniescheibe und der Großzehenspitze in einer Linie liegen.

X. Infektionen in der Chirurgie

Ehe auf die pathophysiologischen und klinischen Merkmale der chirurgischen Infektion eingegangen wird, sei hier – ohne Anspruch auf Vollständigkeit – ein kurzer Überblick über die in der Chirurgie häufigsten Mikroorganismen gegeben.

Staphylokokken sind aerob wachsende, grampositive, überall vorkommende Kugelbakterien, die entweder apathogen (Staphylococcus albus) oder fakultativ pathogen sind. Pathogene Stämme (Staphylococcus aureus) verursachen Pyodermien, Osteomyelitiden, Sepsis, Pneumonie usw.; sie produzieren mehrere Hämolysine, Hyaluronidase und Endotoxin. Gegen Antibiotika resistente Stämme sind oft sogenannte »Hospitalkeime«.

Streptokokken sind grampositive aerobe Kettenkokken mit manchen sehr invasiv wachsenden Stämmen, die durch Produktion von Enzymen (Hyaluronidase, Streptolysin) typische Infektionsformen hervorrufen (z. B. Erysipel). In aller Regel sind sie gegen Antibiotika empfindlich.

Pneumokokken (Diplococcus pneumoniae) sind grampositive Keime; virulente Formen verursachen Pneumonien, Peritonitiden, Sinusitiden usw. Die virulenten Bakterien sind von einer extrazellulären Schleimkapsel umgeben. Die Kokken sind ohne diese Kapsel nicht virulent. Dennoch kann die Fähigkeit zur Schleimkapselbildung durch Transformation von virulenten auf avirulente übertragen werden.

Enterobacteriaceen stellen eine bunte Familie gramnegativer Stäbchen dar, die mit Ausnahme von Salmonellen, Shigellen und Escherichia coli nur zu 5% Darmbewohner und fakultativ pathogen (Enterobacter, Klebsiella, Protheus, Providencia usw.) sind. Abgekapselt sind sie fähig, längere Zeit zu überleben und häufig gegen Chemotherapeutika unempfindlich.

Pseudomonas aeruginosa Ubiquitär vorkommende gramnegative Stäbchen, deren Stämme eine hochgradige Resistenz gegen Chemotherapeutika aufweisen. Die infizierten Flächen sind durch eine blaugrüne Verfärbung und einen süßlichen Geruch charakterisiert. Die Pseudomonassepsis ist sehr gefährlich und meist tödlich.

Clostridien sind grampositive sporenbildende Stäbchen, die obligate Anaerobier sind. Die freien Sporen können sehr lange im Staub überleben. Die pathogenen Stämme sind durch Produktion von verschiedenen Ektotoxinen und Enzymen an der Entstehung des Gasbrandsyndroms beteiligt. Zu dieser Gruppe gehört auch Clostridium tetani, welches das für das Krankheitsbild des Tetanus verantwortliche Toxin bildet, wobei der Keim als solcher apathogen ist.

Die sogenannten spezifischen Infektionserreger (Tuberkulose, Lues, Milzbrand) sind in der heutigen chirurgischen Praxis seltener geworden.

Actinomyces israeli der Erreger der menschlichen Aktinomykose, ist ein grampositives, anaerobes Bacterium, kein Pilz, wie bis vor kurzem angenommen wurde, das auf Penicillin empfindlich ist.

Pilze: Aspergillus ist ein ubiquitärer Pilz, der eine Oto- und Lungenaspergillosse verursacht.

Candidaalbicans-Erreger des Soor, des Mundes und des Gastrointestinums befällt häufig solche Patienten, die unter Antibiotika-Therapie stehen, außerdem Diabetiker, Krebskranke usw.

Protozoen-Entamoeba histolytica dringt in die Submukosa des Dickdarms ein und kann dann durch hämatogene Aussaat zu Leber- und Lungenabszessen führen.

Echinokokkus-Hundebandwurm. Infiziert wird der Mensch durch Kontakt mit Hunden. Im menschlichen Darm entstehen die Finnen. Die Embryonen durchbohren die Darmwand und gelangen mit dem Blut- und Lymphstrom im Verlauf von Monaten in die Leber, wo häufig Zysten entstehen. Manchmal können sich auch durch hämatogene Disseminierung Zysten in der Lunge und in anderen Organen entwickeln. Echinokokkus kommt in 2 Formen vor: Echinokokkus cysticus und E. alveolaris.

1. Die Pathagonese der chirurgischen Infektion

Die postoperativen Infektionen sind trotz der enormen Fortschritte in der Chemotherapie, Asepsis und Antisepsis immer noch eines der größten Probleme der gegenwärtigen Chirurgie, und es wird angenommen, daß etwa $^1/_3$ der Todesfälle Folge von unbeherrschbaren mikrobiellen Aggressionen sind.

Der Mensch ist von unzähligen Mikroorganismen umkreist, und die Kontamination (Vorhandensein von Bakterien) der Organe (Haut, Magen-Darm-Kanal, Bronchialsystem) ist unvermeidlich. Die Hauptbarriere gegen das Eindringen der Bakterien ins Innere des Körpers sind die Epithelien. Diese Funktion ist nicht so perfekt, als daß nicht doch einige Mikroorganismen ins Blut gelangen. Durch Zerstörung dieses Epithels und der Haut durch Krankheit oder Verletzung wird diese Kontamination erleichtert. Ob sich aus dieser Kontamination eine Infektion entwickelt, hängt von der Zahl und Virulenz der Mikroorganismen einerseits und von der Immunantwort des Organismus andererseits ab. Nach dem Eindringen von Bakterien kommt zuerst eine Gefäßreaktion zustande: Unter Einwirkung von Substanzen wie Endotoxin, Histamin und Kinin entsteht eine Kontraktion des Sphinkters der Venole, Dilatation der Kapillare, Verlangsamung der Strömung, erhöhter Durchlässigkeit der Kapillarwand für die Plasmaproteine, die die wichtigsten Abwehrfaktoren (Antikörper) beinhalten. Die Antikörper treten in Kontakt mit den Antigenen auf der Bakterienoberfläche, und diese Verbindung aktiviert das Komplement (das ist der Sammelbegriff für 11 chemisch verschiedene Plasmaproteine). Nachdem das Komplement aktiviert wird, kommt es zu einer Serie enzymatischer Reaktionen, die die Wand der Bakterien soweit lädieren, daß eine Phagozytose möglich wird. Dieser Prozeß wird als Opsonisation bezeichnet. Weder Antikörper noch Komplement (mit Ausnahme von einigen gramnegativen Keimen, bei denen das Komplement isoliert bakerizid wirkt) haben für sich allein Einfluß auf die Keime; ihre Wirkung ist erst in Zusammenhang mit zellulären Abwehrfaktoren von Bedeutung. Durch hämotaktische Reize werden die Phagozyten (Makrophagen-Leukozyten- und Mikrophagen-Zellen des RES) in Kontakt mit den vorbereiteten Bakterien gebracht, und dann beginnt die Phagozytose, die aus einer Reihe lytischer, enzymatischer Reaktionen besteht, die am Ende zur Destruktion der Keime führen (Abb. 66). Nicht alle Bakterien können von Phagozyten vernichtet werden. Manche wie z. B. Mykobakterien und Salmonellen, sind in der Lage, sich in dem Phagozyten weiter zu vermehren.

Die humoralen Antikörper gehören zur γ-Globulinfraktion des Blutserums und werden in IgA, IgM, IgG usw. unterteilt. Weitere Faktoren der humoralen Abwehr sind Lysozym, ein Enzym mit bakterizider Wirkung, und Interferon, ein Protein, das durch von Viren infizierten Zellen zum eigenen Schutz produziert wird.

Wie schon erwähnt, ist die Entwicklung einer chirurgischen Infektion von dem Kräfteverhältnis der mikrobiellen Invasion auf der einen und dem Abwehrpontential des Organismus auf der anderen Seite abhängig. Eine Wunde kann mit einer so großen Zahl von Bakterien kontaminiert sein, daß die Abwehrkräfte einfach zahlenmäßig nicht in der Lage sind, sie zu bewältigen. Hinzu kommen, für die Vermehrung der Bakterien günstige und für die Wirkung der Phagozyten ungünstige Momente, wie die Devitalisierung des Gewebes, Hämatome, Fremd-

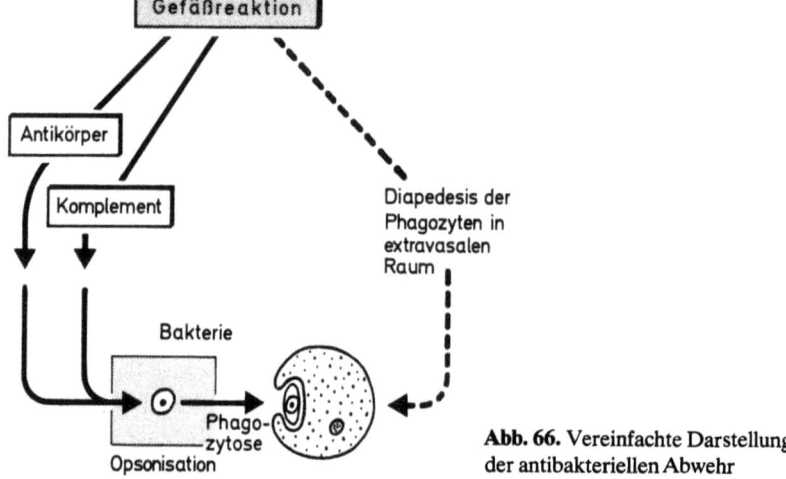

Abb. 66. Vereinfachte Darstellung der antibakteriellen Abwehr

material usw. Außerdem haben manche Bakterien an den Membranen verschiedene Komponenten, die sie vor Phagozytose schützen (Kapsel bei Klebsiellen oder Toxin bei Enterobakterien), oder sie produzieren Exotoxine, die lokal und allgemein schädlich wirken. Diese zusätzlichen pathogenen Faktoren bestimmen die Virulenz bzw. die Pathogenität der Keime.

Von Seiten des Organismus gibt es eine Reihe von Krankheitsfolgen, die ihrerseits erschweren, daß die Abwehrkomponenten rechtzeitig und in ausreichender Quantität am Ort der Invasion erscheinen (geschädigtes Gewebe und Gefäße, Schock, maligne Tumoren usw.), oder sie werden aus verschiedenen Gründen in verminderter Zahl produziert (Hypoproteinämien, Agammaglobulinämien, Zustand nach Bestrahlung usw.). Bei manchen Krankheitszuständen sind die Phagozyten in ihrer Funktion gestört (Urämie, Leukämie, Hyperglykämie).

2. Die Formen der chirurgischen Infektionen

In Abhängigkeit davon, ob die Infektionen durch körpereigene oder durch von außen eindringende Keime verursacht werden, spricht man von *endogenen* bzw. *exogenen* Infektionen. Wenn die toxische Komponente in dem Krankheitsbild übewiegt, wird die Entzündung als *Toxininfektionen* bezeichnet. *Bakteriämie* wird der Befund von Keimen im Blutstrom ohne Krankheitssymptome genannt, als *Sepsis,* wenn Infektionssymptome vorhanden sind (typische Temperatur, Schüttelfrost usw.), und von *Pyämie* spricht man, wenn eiterbildende Erreger im Spiel sind. Die in die Blutbahn gelangten Keime können fern vom Ort der Entstehung der Infektion die Kapilaren verstopfen und sog. metastatische Abszesse oder Infektionen hervorrufen. – Eine *Mischinfektion* besteht aus mehreren verschiedenartigen Keimstämmen. – Unter einer *Fokalinfektion* sind die allgemeinen Toxininfektionen zu verstehen, bei denen der Herd (Fokus) abgekapselt ist und von dort die Keime ihre Gifte in Schüben abgeben (z. B. Zahnwurzelgranulome).

Die *Phlegmone* ist eine nicht abgegrenzte, infiltrierende Entzündung, die auch subkutanes Gewebe betrifft (häufigste Erreger Staphylokokken); sie ist vom *Erysypel* (Erysypelas migrans) – Rotlauf –, das von Streptokokken verursacht ist und sich nur intracutan ausbreitet, zu unterscheiden.

Durch eine aus Granulationsgewebe bestehende Membran von der Umgebung abgegrenzte Eiteransammlung wird als *Abszeß* bezeichnet. Besondere Formen sind Abszesse des Haarbalges, der *Hautfurunkel* (wenn mehrere nebeneinander entstehen – *Karbunkel*) sowie *Schweißdrüsenabszesse*, die meist in der Achselhöhle lokalisiert sind. Ansammlungen von Eiter in präformierten Körperhöhlen (Pleura, Gallenblase, Gelenke) nennt man *Empyem*. Die Infektionserreger können von dem Ansammlungsort in die Lymphgefäße und Drüsen gelangen und dort eine *Lymphangitis* bzw. *Lymphadenitis* hervorrufen.

Die *Angina ludowici* ist eine invasive, phlegmonöse Infektion des Halses, die durch Staphylo- und Streptokokken, aber auch andere aus Zahnalveolen stammende Keime verursacht wird. Das klinische Bild ist durch allgemeine (hohes Fieber, Toxinwirkung) und lokale schwerwiegende Krankheitszeichen (Kompression der Luftwege z. B.) charakterisiert.

Die *Angina Plaut-Vincenti* ist eine nekrotisierende Mandelinfektion, die durch eine Spirochäte und das Bacterium fusiforme, die miteinander in Symbiose leben, hervorgerufen wird.

Noma ist eine sich schnell ausbreitende gangränöse Infektion der Wange, deren Erreger nicht bekannt ist. Es bestehen Hinweise darauf, daß gramnegative Anaerobier eine wichtige Rolle spielen.

Bei der *Aktinomykose* findet sich eine meist am Hals lokalisierte, fistelnde Wunde, für die ein gelber Eiter typisch ist.

Die sogenannten *spezifischen Infektionen*: Tbc, Lues und Lepra haben in der gegenwärtigen Chirurgie keinen größeren Krankheitswert.

3. Tetanus (Wundstarrkrampf)

Er ist eine Toxininfektion, die durch einen sporenbildenden Anaerobier, das Clostridium tetani verursacht wird. Der Wundstarrkrampferreger lebt im Darm des Menschen, dem vieler Tiere und im Garten-, Acker- und Wiesenboden. Die Sporen sind sehr widerstandsfähig und können im Staub noch nach längerer Zeit auskeimen. Clostridium tetani wird erst im günstigen, d. h. anaeroben Verhältnissen virulent. Besonders geeignet sind tiefe Wunden und Stichverletzungen oder solche, in denen durch Quetschung devitalisiertes Gewebe von der Zirkulation ausgeschaltet ist (Verletzungen in der Landwirtschaft u. ä.), obwohl gesagt werden kann, daß grundsätzlich keine Wunde vor einer clostridiellen Kontamination sicher ist. Weiterhin kann ein Tetanus auch in mischinfizierten Wunden, wo Aerobier O_2 verbrauchen, entstehen. Ebenfalls kann sich nach Operationen durch Verunreinigung mit Dickdarminhalt, ferner nach Aborten, sogar nach Zahnextraktionen ein Wundstarrkrampf entwickeln. Der *Tetanus neonatorum* entsteht durch Nabelschnurinfektion. Der sogenannte *urbane Tetanus* wurde in letzter Zeit häufiger nach Einspritzung von Drogen bei Rauschgiftsüchtigen beobachtet. Unter den erwähnten Bedingungen wachsen die Tetanusbazillen und in der Wunde verbleibend produzieren sie dort ihr Ektotoxin, das aus 3 Komponenten besteht: Tetanuspasmin (wirkt neurotoxisch und krampfauslösend), Neurotoxin und Tetanolysin (möglicherweise kardiotoxisch und hämolytisch).

Auf welchem Wege das Toxin in das ZNS, wo es sich an die graue Substanz bindet, gelangt (entlang der Nerven, durch den Blut- oder Lymphstrom oder kombiniert auf allen drei Wegen), ist nicht geklärt.

Nach einer Inkubationszeit von 2–60 Tagen entwickelt sich das folgende klinische Bild: Zuerst treten die prodromalen Symptome – Schlauflosigkeit, Rücken-, Zahn- oder Kopfschmerzen auf. Weiter entsteht eine Überempfindlichkeit gegenüber Licht und Lärm, durch die Krämpfe ausgelöst werden können. Die Krämpfe entstehen zuerst in der Massetermuskulatur, wodurch eine Kiefersperre und der charakteristische Gesichtsausdruck (Risus sardonicus) entsteht. Dann folgen tonische Krämpfe des Halses, des Rückens (Opisthotonus) und der Bauchmuskulatur. In schweren Fällen dauern die Krämpfe zunehmend länger und breiten sich auf mehrere Muskelgruppen aus.

Bei langandauerndem Krampf der Atemmuskulatur kann es zum hypoxischen Herzstillstand kommen. Bei leichteren Fällen bleiben die Krampfanfälle auf vereinzelte Muskelgruppen beschränkt.

Die Therapie ist symptomatisch (Licht- und Lärmisolation, Sedierung, am besten mit Diazepam und in schweren Fällen Relaxation und Beatmung). Kann als Eintrittstelle eine Verletzung gefunden werden, muß diese weit im Gesunden exzidiert werden und offen bleiben. Die Antibiotika spielen eine untergeordnete Rolle in der Therapie. Die Behandlung ist insgesamt sehr komplikationsreich, und die Mortalität beträgt heute noch um 50%.

Ein einmal abgeklungener Tetanus hinterläßt keine Immunität. Deswegen kommt der sehr effektvollen Prophylaxe eine erstrangige Bedeutung zu: Jede Wunde muß lege artis versorgt werden (Ausschneiden aller devitalisierten Gewebsanteile, sorgfältige Säuberung ggf. Verzicht auf primäre Naht, s. Kap. V).

Die aktive Immunisierung wird durch die Gabe von Toxoid (Tetanol), ein auf besondere Weise bearbeitetes Tetanustoxin, erreicht. Der Impfstoff ist unschädlich, und durch Gabe von 2 oder 3 Injektionen in Abständen von 4 Wochen wird nach Ablauf von einer Woche ein sicherer Immunschutz für die Dauer von 1–3 Jahren gewährleistet. Nach dieser Zeit kann der Impfschutz durch Gabe von einer Injektion aufgefrischt werden und wirkt auch bei frisch Verletzten als perfekte Prophylaxe.

Die passive Immunisierung wird durch die Gabe von Hyperimmunglobulinen vom Menschen erreicht. Menschliches Hyperimmunglobulin schützt schon während der Inkubationszeit (Abb. 67).

Aus dem oben Gesagten ergibt sich folgende Empfehlung für die Tetanusprophylaxe: Bei vorher durchgeimpften Verletzten Auffrischung mit erneuter Injektion mit Tetanol (nicht unbedingt notwendig, wenn die Impfung weniger als ein Jahr zurückliegt). Bei Nichtgeimpften sofortige passive und aktive Immunisierung, wobei die Tetanolgabe nach 4 Wochen und 6 Monaten wiederholt gegeben werden soll.

Der *Gasbrand* ist eine reaktionslose Muskelnekrose mit Gasbildung, die durch verschiedene, meistens zusammen vorkommende anaerobe Clostridien (perfingens, novi, septicum, histolyticum) verursacht wird. Nach einer Inkubationszeit von wenigen Stunden bis zu 3–4 Tagen wird die Umgebung der Wunde gelblich-bräunlich, und knisternde Gasbläschen sind im Gewebe tastbar. Der Zustand des Patienten verschlechtert sich schnell unter dem Bild einer allgemeinen Intoxikation (Fieber, Tachykardie, Ikterus usw.). Die sichere diagnostische Abgrenzung gegenüber anderen Gangränformen mit Gasbildung gelingt durch den histologischen Nachweis der Muskelnekrose mit spärlicher wenn überhaupt vorhandener, leukozytärer Infiltration.

Die Therapie besteht in der breiten mehrfachen Inzision, einschließlich Fasciotomie, Gabe von Antibiotika, Behandlung in der Sauerstoffüberdruck-Kammer und Amputation der betroffenen Extremität. Die

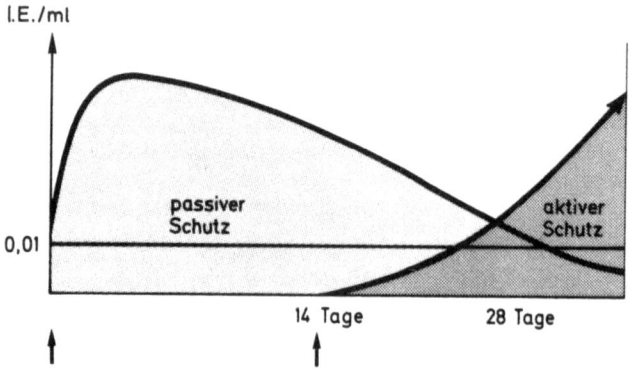

Abb. 67. Spiegel der Tetanusantikörper nach Impfung

Mortalität ist abhängig vom Zeitpunkt des Behandlungsbeginns, vom Ausbreitungsgrad der Gangrän und von der allgemeinen Widerstandsfähigkeit des Betroffenen. Dennoch liegt sie trotz aller Fortschritte bei 60–90%.

4. Die Therapie der chirurgischen Infektionen

Die lokalen Symptome einer Infektion sind schon seit Celsius und Galen bekannt: Rubor, Tumor, Calor, Dolor und Functio laesa. Allgemeine Zeichen sind: Tachykardie, Fieber, Schüttelfrost, Blutsenkungsbeschleunigung, Leukozytose und später bzw. je nach Ausmaß der Infektion auch Zeichen der Schäden an den parenchymatösen Organen, in erster Linie Nieren, Leber und Lunge. Eine chirurgische Infektion kann mit Medikamenten, mit allgemeiner oder lokaler Wirkung (Antiphlogistika o. Ä.), operativen Maßnahmen oder durch sinnvolle Kombination der beiden Verfahren bekämpft werden.

Nach der Definition von Ehrlich ist unter Chemotherapie die Behandlung der Infektionen mit chemischen Substanzen zu verstehen. Im Prinzip wirken alle diese Substanzen entweder bakteriostatisch (wachstumshemmend) oder bakterizid, wobei der Effekt von der Dosis abhängig sein kann.

Historisch gesehen wurden zuerst solche Verbindungen entwickelt, die die Fähigkeit besaßen, lokal angewandt bakterizid zu wirken. Es handelte sich um die Desinfektionsmittel, die für den Organismus unschädlich sind und deren Wirkungsweise auf die Bakterien verschiedenartig ist (z. B. durch Freisetzung von O_2 im Status nascendi, der

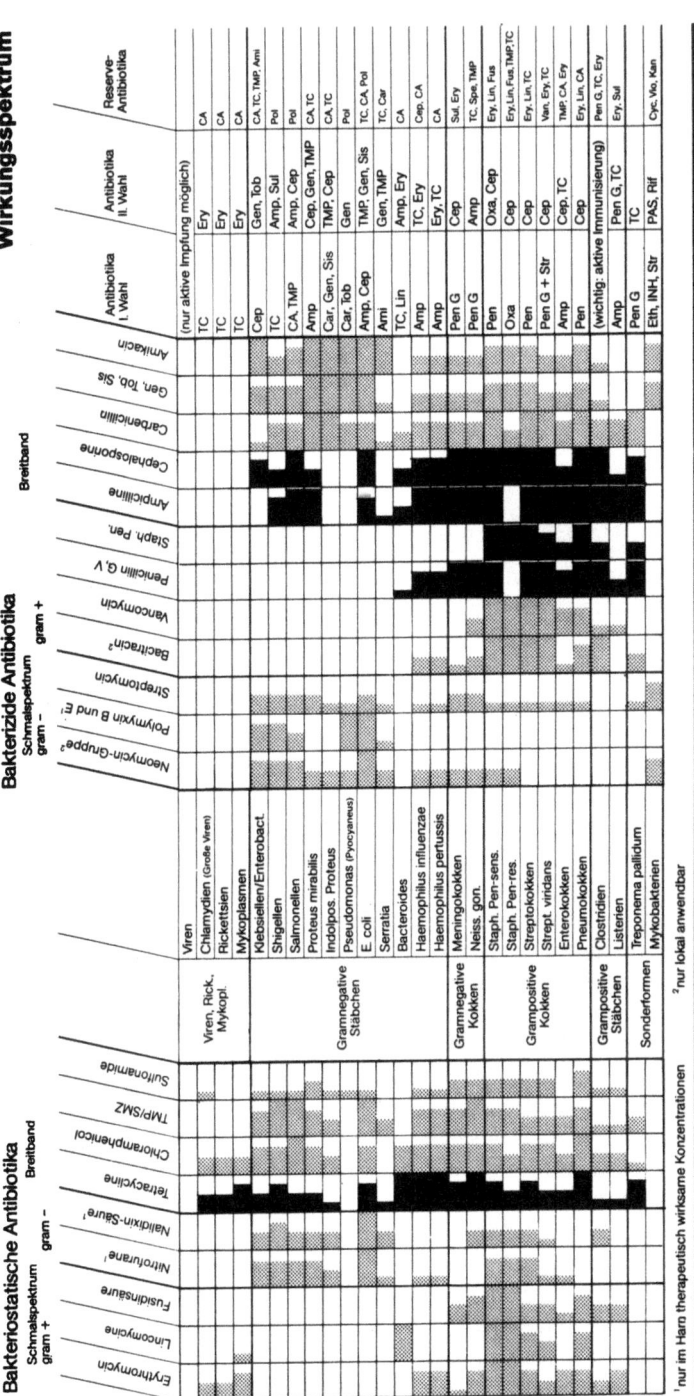

Wirkungsspektrum der Antibiotika

bakterizid wirkt: Sauerstoffperoxyd). Durch die explosionsartige Entwicklung und Verabreichung der Antibiotika sind diese Mittel zu Unrecht in Vergessenheit geraten, obwohl sie, sinnvoll angewandt, ausgezeichnete Dienste leisten. Eine weitere Gruppe der Chemotherapeutika setzt sich aus Sulfonamiden und Nitrofuranderivaten zusammen. Die Sulfonamide treten an die Stelle der für das Wachstum der Bakterien notwendigen P-Aminobenzoesäure (Synthese der Folinsäure aus P-Aminobenzoesäure) und wirken damit wachstumshemmend. Die Nitrofuranderivate bewirken denselben Effekt durch Reduktion der Folsäure. Beide Gruppen haben, obwohl von den Antibiotika verdrängt, immer noch klinische Indikationen (z. B. Harnwegsinfekte).

4.1. Antibiotika

Antibiotika sind Substanzen mit antibakterieller Wirkung, die als Produkte der Biosynthese aus Pilzen und einigen Bakterien gewonnen werden. Heute ist man in der Lage, einige dieser Substanzen halb- bzw. vollsynthetisch zu gewinnen. Von ihrem Wirkungstyp her unterscheidet man bakterizide und bakteriostatische Antibiotika, wobei der therapeutische Effekt oft durch die Konzentration, die Keimart, die Keimzahl usw. bestimmt wird.

In Abhängigkeit von der Wirkungsart auf die Bakterien unterscheidet man (s. Tabelle Seite 141):
1. Antibiotika, die die **Bakterienwandsynthese hemmen** (Penicilline und Cephalosporine). Die Zellwand der Bakterien ist nicht nur eine vor der Außenwelt schützende Hülle, sondern hat eine aktive Rolle bei der Vermehrung. Das Grundgerüst der Zellwand besteht bei machen Bakterien aus Murein, dessen Synthese durch Penicilline und Cephalosporine geschädigt wird. Da dieses Makromolekül in den menschlichen Zellen nicht vorkommt, sind die obengenannten Antibiotika untoxisch, aber auch gegen Bakterien, deren Zellwand kein Murein enthält, unwirksam (Enterobacteriaceen).
2. Die die **Zytoplasmamembranen angreifende** Antibiotika (Polymyxine) haben zum Unterschied zur oberen Gruppe auch auf Bakterien im Ruhezustand einen bakteriziden Effekt, weil es durch ihre Wirkung zur Schädigung der Zytoplasmamembranen und zum Austritt von Jonen, Aminosäuren usw. kommt.
3. Antibiotika, die die Nucleinsäure**(DNA und RNA)-Synthese hemmen,** wirken bakterizid auf wachsende Keime (Rifamycine), aber auch auf maligne Zellen und werden als Zytostatika in der Behandlung der malignen Tumoren angewandt (Actinomycin u. a.).

4. Antibiotika, die die **Proteinsynthese hemmen,** indem sie bei der Proteinsynthese an dem bakteriellen Ribosom interferieren, greifen die Keime schon in der Ruhephase an (Chlorcamphenicol, Aminoglykoside, Tetrcycline).

Für eine erfolgversprechende Anwendung von Antibiotika ist es notwendig, auch deren grundlegende pharmakokinetischen Eigenschaften sowie ihre Nebenwirkungen zu kennen, ebenso die Applikationsart, d. h. den Weg, durch welchen die höchste Konzentration am Ort der Infektion erreicht wird mit dem geringsten Aufwand für den Patienten und des medizinischen Personals erreicht wird. So wird z. B. Chloramphenicol gut aus dem Gastrointestinaltrakt resobiert, und ist seine parenterale Gabe nur selten indiziert. Weiter sind die Serumkonzentration bzw. die Gewebsdiffusion und -konzentration zu berücksichtigen; die Liquorschranke ist z. B. nicht für alle Antibiotika in gleichem Maße durchlässig, und durch eine Abszeßmembran diffundieren die Antibiotika selbst bei hoher Serumkonzentration nicht. Der behandelnde Arzt soll auch mit Ausscheidungsweg und -geschwindigkeit vertraut sein. So werden z. B. die Penicilline über die Niere ausgeschieden, was bei einer Insuffizienz dieses Organs in Betracht zu ziehen ist. Nicht weniger ist den evtl. Nebenwirkungen von allem toxischer und allergischer Natur Rechnung zu tragen. Hepatotoxisch sind Erythromycin oder Tetracycline; nephrotoxisch Polymyxin, Bacitracin, Gentamycin, myelotoxisch Chloramphenicol, neurotoxisch Streptomycin, Kanamycin usw. Das Penicillin ist praktisch untoxisch, kann aber einen anaphylaktischen Schock hervorrufen.

Ein wichtiger Faktor für den therapeutischen Effekt der Antibiotika ist die Resistenz der Keime. Gegenüber bestimmten Antibiotika unempfindliche Bakterien hat es immer gegeben, wie z. B. die Penicillinase-produzierenden Staphylokokken gegenüber Penicillin; bei Anwendung dieser Medikamente wachsen sie ungehemmt weiter (natürliche Resistenzen). Von erworbener Resistenz spricht man, wenn Abkömmlinge der ursprünglich empfindlichen Keime eine Widerstandsfähigkeit entwickeln. Dieses geschieht auf biochemischem und auf genetischem Wege.

Die biochemischen Mechanismen sind nicht in allen Einzelheiten bekannt. Dennoch weiß man, daß z. B. Enterobacteriaceen durch die Fähigkeit, Medikamente zu acetylieren, ihre Resistenz gegenüber Chloramphenicol entwickeln. Die genetischen Mechanismen der erworbenen Resistenz basieren auf der Mutation: Jede Bakterienpopulation enthält eine Anzahl »primär resistenter Keime«; unter der Selektionswirkung des Antibiotikums könen deren Nachfolger in einem Moment zahlenmäßig überwiegen. Dieser Prozeß entwickelt sich mit unterschiedlicher Geschwindigkeit bei einzelnen Chemotherapeutika, z. B. Streptomycin sehr schnell – »one step mutation« – und langsam – »multiple step mutation« – bei Penicillinen. Durch Übertragung des genetischen Materials bildet sich die erworbene Resistenz und zwar einmal durch *Transduktion:* Gen-Anteile werden von einem auf das andere Bakterium durch Bakteriophagen übertragen, zum anderen durch *Transformation:* Übernahme der DNA-Fragmente durch nachkommende Zellen, und zum dirtten durch *Konjugation:* durch Übertragung von Episomen.

Die die genetische Informationen tragenden Teile der sogenannte Plasmide, die Resistenzfaktoren, können Mehrfach-Resistenzen bei vorher empfindlichen Stämmen hervorrufen. Dieses Phänomen ist allerdings nur bei gramnegativen Bakterien beobachtet worden. Einmal gegenüber einem Antibiotikum resistent gewordene Keime können dies auch gegenüber chemisch ähnlichen oder nach dem gleichen Prinzip wirkenden anderen Antibiotika sein – *Kreuzresistenz* (Penicillin G Ampicillin). Deswegen sind diejenigen Antibiotika, die bekanntlich Kreuzresistenz hervorrufen in der routinemäßigen Anwendung nach Möglichkeit zu meiden.

Aus dem Dargelegten wird die Bedeutung der Resistenzbestimmung für eine erfolgreiche Antibiotikatherapie deutlich. Immer ist es notwendig, vor Beginn der Therapie das infektiöse Material mikrobiologisch untersuchen zu lassen, damit das Chemotherapeutikum gezielt eingesetzt werden kann. Wenn die klinische Situation keinen Aufschub bis zum Eingang der Ergebnisse erlaubt, soll man nach Entnahme des Materials ein Breitbandantibiotikum anwenden.

4.2. Die operative Therapie

Die operative Therapie der chirurgischen Infektionen beruht auf dem Prinzip: »Ibi pus, ubi evacua«. Nach der Diagnose einer Infektion soll die betroffene Partie nach Möglichkeit ruhig gestellt werden und durch Umschläge zu einer Hyperämie gebracht werden. Wenn Einschmelzung bzw. Eiterung festgestellt werden, ist dieses Gebiet durch eine Inzision zu eröffnen. Die Inzision soll am tiefsten Punkt unter Berücksichtigung der umgebenden anatomischen Strukturen erfolgen. Außerdem soll der Schnitt groß genug sein, so daß ein ungehinderter Abfluß gewährleistet wird. Dieser Abfluß kann durch Anlage von Drains oder Streifen unterstützt werden. Das vereiterte Gebiet soll mechanisch gereinigt (mit oder ohne Gabe von Desinfektionsmittel), und chirurgisch einwandfrei versorgt werden (Entfernung von Fremdkörper, devitalisiertem Gewebe usw.). Aseptische Bedingungen: sterile Handschuhe, steriler Verband usw. müssen beachtet werden (s. Kap. XI).

Zusammenfassend lassen sich aus dem Dargelegten folgende therapeutischen Grundregeln für die Behandlung einer chirurgischen Infektion ableiten: In erster Linie sollte man bemüht sein, die Infektion möglichst ursächlich (kausal) therapeutisch anzugehen. Ein Abszeß, der adäquat drainiert wird, eine Nebenhöhleneiterung, ausgehend von einer vereiterten Zahnwurzel, oder die Eiterung einer Wunde, die von einem Fremdkörper unterhalten wird, heilen auch ohne Antibiotika, wenn die Ursache beseitigt wird und der Eiter ungehindert abfließen kann. Meistens reichen lokale Zusatzbehandlungen mit Reinigung und Applikation von Desinfektionsmitteln (z. B. Sauerstoffperoxyd o. ä.) aus. Chemotherapeutika sollen erst bei klinisch relevanter und sich allgemein ausbreitender Infektion oder bei realer Gefahr der Matastasierung oder des Übergreifens auf entfernte Organe, nach Möglichkeit erst nach Indentifikation der Erreger und Prüfung der Resistenz (Antibiogramm) angewandt werden.

Die prophylaktische Gabe von Antibiotika ist heute nach der Meinung der überwiegenden Zahl der Fachleute nicht nur unnütz sondern mit Gefahren wie Züchten resistenter Keime, Verschleierung der Symptome, Nebenwirkungen oder Antibiotika usw. belastet. Als Ausnahme sollten lediglich so seltene Situationen wie Herzoperationen, Einbau von Fremdkörperprothesen u. ä. gelten. Bei der Wahl des Antibiotikums sind neben der Resistenz in vitro alle Eigenschaften des Medikaments wie Diffusion ins Gewebe, Nebenwirkungen usw., aber auch der Zustand des betroffenen Patienten (Niereninsuffizienz z. B.) unbedingt zu berücksichtigen. Die Dosierung soll hoch sein, und die Therapie so lange fortgesetzt werden, bis die Infektion klinisch und bakteriologisch saniert ist. Bei Anwendung von zwei oder mehr Chemotherapeutika (Kombinationstherapie) muß man sich über den evtl. Synergismus oder Antagonismus der Medikamente genau informieren. Während der Behandlung langandauernder Eiterungen ist es notwendig, die Resistenz der Erreger öfter zu prüfen und ggf. das Antibiotikum zu wechseln.

Bei der Behandlung der Infektionen – besonders chronischen – bei Patienten, bei denen die Immunabwehr durch lange Krankheit oder aus anderen Gründen (z. B. Immunsuppression beim Transplantatempfänger) geschwächt ist, hat sich die Gabe von Immunglobulinen als zusätzlicher therapeutischer Faktor bewährt.

XI. Asepsis und Antisepsis

Die klassischen Prinzipien der Asepsis haben in der modernen Medizin dieselbe Geltung wie in der Ära vor der Entdeckung der Chemotherapeutika, einmal weil die Antibiotika keineswegs die enthusiastischen Erwartungen erfüllen konnten, zum zweiten, weil die Indikationen der operativen Medizin sich erheblich erweitert haben, was auch eine erhöhte Gefährdung durch Infektionen mit sich brachte. Wenn man noch die Zunahme der resistenten Keime hinzurechnet, so wird leicht verständlich, daß der Hospitalismus heute ein erstrangiges Problem, fast wie zu Listers Zeiten darstellt.

Obwohl eine absolute Asepsis (Keimfreiheit) in der Medizin gar nicht möglich ist, muß die Forderung an das gesamte Personal, sich an die Regeln der Asepsis, wie sie im Folgenden dargelegt werden, zu halten, mit Nachdruck betont und durch ständige Schulung und Überwachung verwirklicht werden. Die hygienischen Probleme werden in großen Krankenhäusern und Kliniken durch den komplizierten Arbeitsablauf noch schwieriger, so daß die Forderung nach einer kompetenten Gruppe oder einzelnen Person, mit dem Auftrag, die Einhaltung der hygienischen Vorschriften zu überwachen, gar nicht übertrieben erscheint.

Die Durchführung der Asepsis, d. h. der Kampf gegen die postoperativen Infektionen, beginnt auf den allgemeinen Stationen bereits mit der Aufnahme des Patienten. Hier muß man bemüht sein, eine gewisse Trennung zwischen »sauberen« und »unsauberen« Fällen zu schaffen. Dies ist aber nicht immer praktikabel und auch nicht immer unbedingt notwendig, weil auch die neuen Patienten Keimträger sind. Viel wichtiger ist, die Krankenzimmer so zu gestalten, daß sie leicht zu säubern sind. Dies bedeutet, daß die Zahl der Gegenstände auf ein notwendiges Minimum reduziert wird und das Zimmer nicht mit Blumen, wenn dies auch noch so schön ist, überfüllt ist. Man darf nicht vergessen, daß so manche Keime oder deren Sporen in Staubpartikel sogar monatelang überleben können. Die Betten sind so oft wie möglich zu reinigen und zu desinfizieren. Bei Patienten mit eitrigen Wunden muß nach jedem Verbandswechsel der Patient in ein Bett mit desinfizierten Matratzen und frischer Wäsche umgebettet werden. In Institutionen, wo keine

Einrichtungen für eine komplette Bettendesinfektion vorhanden sind, sollen die Bettgestelle zumindestens mit Reinigungsmittel gründlich abgewaschen werden. Es soll alle benutzte Wäsche grundsätzlich als »unrein« betrachtet werden.

Ganz besondere Aufmerksamkeit hat man den Verbänden zu schenken. Es müssen zwei separate Verbandswagen zur Verfügung stehen. Es ist notwendig, jeden Verbandswechsel mit sterilen Handschuhen vorzunehmen. Auf einer Station werden zuerst die sauberen, dann die infizierten Wunden verbunden. Bei verunreinigten Wunden ist ein zusätzlicher Kittel überzuziehen, der nach Beendigung des Verbandswechsel als »infektiös« abgelegt wird. Es ist selbstverständlich, daß eine gründliche Zimmerdesinfektion so oft wie möglich durchgeführt werden soll.

Die Regeln der Asepsis müssen in der Operationsabteilung ganz besonders beachtet werden. So muß als erstes der Operationstrakt durch bauliche Gegebenheiten vom übrigen Teil des Krankenhauses so abgesondert sein, daß der Zugang nur durch eine Schleuse, eine einfache oder besser noch eine doppelte, versehen mit einer Lichtschranke (UV-Strahlen), möglich ist. So ist gesichert, daß die auf den Stationen getragene Kleidung ausgewechselt wird. Im Operationstrakt sind ausschließlich eine spezielle Kleidung und Schuhe zu tragen, die durch gesonderte Farben gekennzeichnet sind.

Diese Wäsche ist gesondert und vor Staub geschützt in Schränken aufzubewahren und nach einmaligem Gebrauch erneut zu reinigen. Es ist zu fordern, daß die Wandflächen und sonstige eingebaute Vorrichtungen leicht zugänglich und abwaschbar sind und nur unbedingt erforderliche Gegenstände in den Operationsräumen vorhanden sind. Die Flächen sind mindestens einmal täglich gründlich mit Wasser, das ein Desinfektionsmittel in ausreichender Konzentration enthält, abzuwaschen. Um den Bakteriengehalt der Luft in den Operationssälen gering zu halten, müssen spezielle Filter in der Klimaanlage eingebaut und UV-Bestrahlungslampen vorhanden sein.

Was den Wert und die Besonderheit all dieser Einrichtungen betrifft, so sei auf die spezielle Literatur verwiesen.

Der erste und entscheidende Schutz vor bakterieller Kontamination der Operationswunde aus der Luft ist das richtige Verhalten des gesamten Personals. Da trotz Desinfektion die Keime im Staub sehr lange überleben können, muß jede unnötige Luftbewegung verhindert werden. Das ist dadurch zu erreichen, daß sich im Operationssaal nur die dort wirklich beschäftigten Personen aufhalten und die Bewegung und Unterhaltung auf ein Mindestmaß reduziert werden.

Selbstverständlich müssen im Operationssaal und auf den Stationen gebrauchte Instrumente, Spritzen, Katheter steril sein. Das läßt sich nach mechanischer Reinigung mit Wasser durch folgende Verfahren erzielen:

Dampfsterilisation: Im Autoklaven bei 120 °C während 30 min oder bei 134 °C 10 min lang.

Heißluftsterilisation: 180 °C 30 min lang.

Kunststoff- oder Gummierzeugnisse werden in Spezialapparaturen mit Äthylenoxyd bei 55 °C und Überdruck sterilisiert = Gassterilisation.

Die sterilisierten Gegenstände sind in Behältern mit einem Desinfizienz oder in hermetisch verschlossenen Schränken nach Einpackung in sterile Folien oder Tücher aufzubewahren.

Nachdem die Operationsmannschaft sich in der Schleuse umgezogen hat, werden vor der Operation die Hände desinfiziert. Zweck dieser Reinigung ist die Entfernung der auf der Haut liegenden Keime. Dazu werden die Hände und Unterarme systematisch zuerst mit Seife und Bürste unter fließendem Wasser 5 Minuten gereinigt. Danach werden sie mit antiseptischen Mitteln – die meisten enthalten 70%igen Alkohol als aktives Agens – 5 Minuten eingerieben. Die Wirksamkeit des Desinfektionsmittels für die Hände ist in der Liste des Infektionsausschusses der Deutschen Gesellschaft für Hygiene und Mikrobiologie genau beschrieben. Es ist aber auch notwendig, die Hände zu pflegen und so einer möglichst geringen Kontamination auszusetzen (kurze Nägel z. B., vor der Operation keine Berührung infizierter Wunden und ähnliches), weil selbst das sorgfältigste Waschen die Haut nicht absolut dekontaminieren kann. Außer der Desinfektion der Hände ist es notwendig, im Operationssaal einen Mundschutz zu tragen sowie behaarte Kopfteile vollständig zu bedecken (Kopftuch oder Mütze); im Saal werden ein vorne geschlossener steriler Kittel und sterile Gummihandschuhe angezogen.

Vorbereitung des Patienten: Die Patienten sollen am Vorabend der Operation ein Vollbad bekommen, und das Operationsgebiet wird sorgfältig rasiert. Zur Operation wird der vorbereitete Patient bis zur Patientenschleuse gebracht und von dort auf den Operationstisch gelegt. Es ist zu beachten, daß keine Betten mit Patientenwäsche in den Operationssaal gebracht werden. Danach wird das zur Operation vorgesehene Gebiet zweimal mit 80%igem Alkohol zur Entfernung des Hautfettes abgewaschen und dann unmittelbar vor der Operation noch durch Auftragen eines Desinfizienz (meistens Jodpräparate) entkeimt und mit sterilen Tüchern abgedeckt. Die Abdeckung des Schnittbereichs mit Plastikfolie ist sehr umstritten.

Ein besonders schwer lösbares Problem in Krankenhäusern stellen die Intensiv-Stationen dar. Die dargelegten Prinzipien der Asepsis und Antisepsis sind hier noch strenger und konsequenter durchzuführen. Es ist anzustreben, die Station in kleine Einheiten (1–2 Bettenboxen) aufzuteilen, so daß Raumdesinfektionen öfter durchgeführt werden können. Außerdem sollen für jede solche Einheit eigene Geräte zur Verfügung stehen (Absauggeräte, Vernebler, Überwachungsapparaturen für Herz, Kreislauf und Atmung u. ä.), damit Kreuzinfektionen (Übertragung von Patient zu Patient) vermieden werden. Weiter ist es notwendig, daß das Personal gesonderte, durch Farbe leicht kenntliche Kleidung und Schuhe nur auf der Station trägt. Die Hände sind bei jedem Absaugen und jedem Verbandswechsel durch Gummihandschuhe und nachträglicher Desinfektion, d. h. Einreibung eines Desinfektionsmittels, so sauber wie möglich zu halten. Für die Beseitigung des kontaminierten Materials und der Gegenstände ist durch geeignete Maßnahmen Sorge zu tragen. Es sei betont, daß die Intensivstation Hauptquelle des Hospitalismus ist. In welchem Maße die dort tätigen Personen als Keimträger eine Rolle spielen, ist in letzter Zeit etwas umstritten. Sicher ist, daß der Krankheitswert des Hospitalismus nur durch eine strenge hygienische Disziplin aller beteiligten zu vermindern ist.

XII. Verfahren der Schmerzausschaltung in der Chirurgie unter besonderer Berücksichtigung der Zahnmedizin

Von G. Hack

1. Einführung

Zur Schmerzausschaltung bei chirurgischen Eingriffen kommen verschiedene Verfahren zur Anwendung, die sich durch den Einwirkungsort der angewendeten Pharmaka wie deren Wirkungsmechanismus unterscheiden. Im Folgenden soll ein Überblick über die speziell für den Zahnmediziner interessanten Analgesie-Methoden sowie deren Fehler und Gefahren gegeben werden. Darüberhinaus werden die wesentlichen Voraussetzungen zur Regional- wie Allgemeinanaesthesie abgehandelt, wobei die wichtigsten Maßnahmen zur Vorbeugung und Behandlung von Zwischenfällen einschließlich der kardiopulmonalen Wiederbelebung nicht fehlen dürfen. Im Gegensatz zu den angloamerikanischen Ländern wird in der Bundesrepublik der weitaus größte Teil aller zahnärztlichen Eingriffe in Lokal- bzw. Regionalanaesthesie ausgeführt. Dies hängt zweifellos mit dem bei uns nach wie vor bestehenden Mangel an niedergelassenen Fachanaesthesisten zusammen, die für ambulante Narkosen zur Verfügung stehen. Entsprechend der quantitativen Bedeutung der verschiedenen Analgesieverfahren für die zahnärztliche Praxis soll auf Grundlagen der Lokalanaesthesie, der zentralen Analgesie und der Allgemeinanaesthesie eingegangen werden.

2. Präoperative Befunderhebung

Vor jedem planmäßig angesetzten Eingriff nimmt die Diagnostik der Operations- und Narkosefähigkeit eine zentrale Stellung ein. Hierbei muß geklärt werden, welches Anaesthesieverfahren nicht nur für die jeweils geplante Operation, sondern auch für den jeweiligen Zustand des Patienten das beste ist. Das Risiko des zahnärztlichen Eingriffs, der nur in den seltensten Fällen eine absolut vitale Indikation hat, darf hierbei durch das Analgesieverfahren unter keinen Umständen erhöht werden. Bei ambulanten Patienten kann man sich durch anamnestische

Tabelle 1. Muster eines Patientenfragebogens zur Erhebung der Anamnese

Name: .... Vorname: .... Datum:		
Geburtsdatum: .... Größe: .... Gewicht:		
Zutreffendes bitte ankreuzen!		
1. Befanden Sie sich in letzter Zeit in ärztlicher Behandlung?	Ja	Nein
2. Wenn ja, wegen welcher Erkrankungen?		
3. Welche Medikamente nehmen Sie zur Zeit ein?		
4. Haben Sie frühere örtliche Betäubungen oder Narkosen gut vertragen?	Ja	Nein
5. Besteht eine Allergie (Überempfindlichkeit) gegen Nahrungsmittel, Medikamente oder andere Substanzen?	Ja	Nein
6. Leiden oder litten Sie an Krankheiten		
a) des Herzens (z. B. Herzinfarkt, Herzfehler)?	Ja	Nein
b) des Kreislaufs (z. B. zu hoher oder zu niedriger Blutdruck)?	Ja	Nein
c) der Gefäße (z. B. Thrombose, Gefäßverkalkung)?	Ja	Nein
d) der Lungen (z. B. Tuberkulose, Lungenentzündung, Lungenblähung) und Atemwege (Bronchitis, Asthma)?	Ja	Nein
e) der Leber (z. B. Gelbsucht, Fettleber, Leberverhärtung) und Nieren (Nierenentzündung, Nierensteine)?	Ja	Nein
f) der Schilddrüse (z. B. Kropf)?	Ja	Nein
g) des Stoffwechsels (z. B. Zuckerkrankheit, Gicht)?	Ja	Nein
h) des Nervensystems (z. B. Epilepsie, multiple Sklerose) und Skeletsystems (Muskel- und Knochenkrankheiten)?	Ja	Nein
7. Sind anläßlich früherer Operationen oder nach dem Zahnziehen verstärkte Blutungen aufgetreten?	Ja	Nein
8. Rauchen Sie stark (10 Zigaretten und mehr täglich)?	Ja	Nein
9. Trinken Sie Alkohol?	Ja	Nein
Wenn ja, regelmäßig geringe Mengen?	Ja	Nein
regelmäßig größere Mengen?	Ja	Nein
10. Nehmen Sie häufig Schlaf- oder Beruhigungsmittel ein?	Ja	Nein
Wenn ja, welche?		
11. Nehmen Sie Drogen (Haschisch, Heroin, LSD)?	Ja	Nein
Wenn ja, welche?		
.... Unterschrift des Patienten		

Befragung – eventuell mit Hilfe eines Erhebungsbogens (Tabelle 1) – einen Überblick über präoperativ bestehende Risikofaktoren verschaffen. Bei entsprechenden Hinweisen, die durch eine einfache Befunderhebung (Inspektion, Palpation des Radialispulses und Blutdruckmessung) ergänzt werden müssen, sollten konsiliarisch der Hausarzt oder ein Internist hinzugezogen werden.

2.1. Kardiovaskuläre Risikofaktoren

Etwa 45% aller Patienten über 60 Jahre haben manifeste kardiovaskuläre Schäden. Hieraus ergibt sich die Bedeutung einer fundierten präoperativen Diagnostik und Therapie. Die Einnahme von Herzglykosiden weist auf eine bestehende Herzinsuffizienz hin. Darüberhinaus erklärt diese Medikation eine eventuell vorhandene Bradykardie (Fehlen einer wesentlichen Frequenzerhöhung nach Atropingabe bei der Prämedikation) oder Elektrolytverschiebungen (Hypokaliämie). Eine Belastungsdyspnoe (Luftnot beim Treppensteigen), Nykturie, Zyanose der Lippen und sichtbaren Schleimhäute sowie prätibiale Ödeme weisen auf die minimale Belastbarkeit des Herzens hin. Bei dekompensierter Herzinsuffizienz sollten operative Eingriffe nur unter stationären Bedingungen nach Hinzuziehung eines Internisten vorgenommen werden. Ein besonderes Problem für jeden operativen Eingriff stellt der Infarktpatient dar. Das Risiko eines in Verbindung mit der Operation auftretenden Re-Infarktes verhält sich dabei umgekehrt proportional zum Zeitabstand des primären Infarktes und liegt bei einer weniger als 3 Monate zurückliegenden Infarktanamnese bei 37%. Bei Koronarsklerose bzw. Angina pectoris sollte eine zahnärztliche Behandlung grundsätzlich unter stationären Bedingungen nach genauer internistischer Abklärung der Belastbarkeit und unter Hinzuziehung des Anaesthesisten (Allgemeinanaesthesie, peroperative Überwachung der Herz-Kreislauffunktion) angestrebt werden. Bei vorgesehener Lokalanaesthesie sind Vasokonstringentien kontraindiziert. Rund 10–30% aller Erwachsenen weisen erhöhte Blutdruckwerte auf. Auch beim Hypertoniker sollte bei der Lokalanaesthesie auf den Vasokonstriktorzusatz verzichtet werden, da diese Substanzen in Verbindung mit ihrer blutdrucksteigernden Wirkung eine unnötige Gefährdung von Herz, Gehirn und Nieren für diese Patienten mit sich bringen. Bei einer Allgemeinnarkose muß der Effekt der Antihypertensiva auf die Anaesthetika berücksichtigt werden. Die Gefahr einer Potenzierung und Bradykardie steht hierbei im Vordergrund. Bei guter Einstellung des Hochdrucks sollten diese Pharmaka wegen der Gefährdung durch eine Blutdruckkrise und wegen der langen Abklingquote nicht temporär abgesetzt werden. Bei Kenntnis der Pharmakodynamik der Antihypertensiva und entsprechend vorsichtiger Narkoseführung lassen sich etwaige Nebenwirkungen auf den Kreislauf sehr gut beherrschen. Bei Hypotonikern muß die Neigung zum orthostatischen Kreislaufkollaps in Verbindung mit zahnärztlichen Eingriffen Berücksichtigung finden (Behandlung am liegenden Pat., keine Sedativa mit hypotensivem Effekt zur Prämedikation, nur Atropin und evtl. Antihypotonikum).

2.2. Respiratorische Risikofaktoren

Bei 6–8% aller Patienten, die sich einer Operation unterziehen müssen, besteht eine chronische Bronchitis. Jenseits des 50. Lebensjahres erhöht sich diese Morbiditätsrate auf über 40%. Als Ursachen respiratorischer Probleme im Alter sind aufzuführen: 1. Verknöcherungen der Rippenknorpel und dadurch bedingte zunehmende Thoraxstarre, 2. Kyphose der Brustwirbelsäule mit Vergrößerung des sternovertebralen Durchmessers, wobei der Thorax funktionell zunehmend die Inspirationsstellung einnimmt. Der alte Mensch versucht diese Funktionsschwäche durch zunehmende Bauchatmung auszugleichen, aber auch die Zwerchfellmuskulatur bleibt vor degenerativen Prozessen nicht verschont. Eine Verminderung der Vitalkapazität und Atemreserve sind die Folge. Wenn bei Messung der Atemexkursion des Thorax bei tiefster Ein- und Ausatmung in Mamillenhöhe die Differenz weniger als 5 cm beträgt, liegt eine ernsthafte restriktive Störung vor. Zur Abschätzung des Obstruktionsgrades läßt man den Patienten nach maximaler Inspiration so schnell wie möglich ausatmen, wobei man das Exspirationsgeräusch über den Lungen auskultiert. Bei 4–6 sec Dauer besteht eine leichte, bei mehr als 6 sec Dauer eine mäßige bis schwere obstruktive Ventilationsstörung.

2.3. Sonstige präoperativ bestehende Riskofaktoren

Neben den kardiopulmonalen Risikofaktoren bestehende relevante Organstörungen wie der Leber oder der Nieren sowie Stoffwechselerkrankungen wie Diabetes mellitus stellen keine Kontraindikation gegen einen geplanten Eingriff dar, wenn die Wahl des Anaesthesieverfahrens (Lokal- oder Allgemeinanaesthesie) sowie die Indikationsstellung lege artis erfolgen. Als weitere präoperative Risikofaktoren sollen Über- wie Untergewicht sowie extreme Altersklassen (Säuglings- und Greisenalter, zunehmende Rechtsverschiebung der Alterspyramide) Erwähnung finden.

2.4. Abschätzung des bestehenden Operations- und Narkoserisikos

Wenn sich aus den anamnestischen Angaben präoperative Risikofaktoren ergeben, so sollten für ambulante Patienten rechtzeitig die wichtigsten klinischen Daten einschließlich der entsprechenden Laborparameter beim Hausarzt eingeholt werden. Bei gravierenden Störungen –

vor allem des kardiovaskulären Systems – dürfen zahnärztlich-operative Eingriffe nur unter stationären Bedingungen vorgenommen werden. Dabei sollte der zeitliche Ablauf der Befunderhebung so erfolgen, daß allen an der Vorbereitung des Patienten beteiligten Fachrichtungen (Operateur, Anaesthesist, Internist u. a.) Genüge getan wird. Beim stationär in die Klinik aufgenommenen Patienten wird es im Hinblick auf die Tatsache, daß der überwiegende Teil der zahnärztlichen Operationen keine oder allenfalls eine aufgeschobene Dringlichkeit aufweist, immer möglich sein, jeden gewünschten Befund präoperativ zu erheben. Als wichtigste Laborbefunde sind für stationäre Patienten präoperativ zu fordern:
- Rotes Blutbild (Hb, Hämatokrit, Erythrozyten)
- Blutgruppe
- Elektrolyte (Na^+, K^+, Cl^-)
- Urinstatus (Kreatinin, Harnstoff-N, 24 Std-Ausscheidung, Sediment)
- Blutzucker
- Gesamteiweiß, Albumin
- Transaminasen, alkalische Phosphatase, Bilrirubin
- Gerinnungsstatus

Folgende weitere wichtige Untersuchungen sollten präoperativ durchgeführt werden:
- EKG mit den wichtigsten Ableitungen (Extremitäten, Brustwand, Nehb, Goldberger)
- Röntgenuntersuchung des Thorax, eventuell weiterer Organe
- U. u. Lungenfunktionsprüfung, Blutgasanalyse, Szintigramme, Clearanceuntersuchungen

Zur besonderen Erfassung des Gesamtrisikos sind für Eingriffe in Allgemeinanaesthesie Risiko-Einstufungen vorgenommen worden, die allerdings der subjektiven Entscheidung einen zu großen Spielraum lassen. Besser geeignet erscheinen die von Peter und Lutz vorgeschlagenen Checklisten zur präoperativen Risikoeinstufung (Tabelle 2). Hierbei werden die präoperativ erhobenen Befunde einer Punktebewertung unterzogen, aus deren Summe sich dann eine bestimmte Risikogruppe ergibt. Hierbei bedeuten:

Risikogruppe I (0 Punkte): Keine Organ- oder Organsystemschäden außer der chirurgischen Erkrankung, deretwegen der Patient operiert werden soll.

Riskiogruppe II (1–2 Punkte): Zusätzlich bestehende geringe bis mäßige Organ- oder Systemschäden

Risikogruppe III (3–4 Punkte): Schwere Organ- oder Systemschäden

Risikogruppe IV (5–8 Punkte): Schwerste Organ- und Systemschäden

Tabelle 2. Checkliste zur präoperativen Risiko- Einstufung (modifiziert nach Peter und Lutz, 1973)

```
Name: ................................  geb. am: ..................
RR: ...... Puls: ..... Hb: ..... Ht: ..... K: ..... Na: .....
Blutgruppe: ....................... Rh-Fakt: ................
Kreat. BZ: ........... EKG: ........... Rö: ............
Geplante Op.: ...................... Präop.-Risikofaktor: .........
Diagnose: ......................... Punktzahl: ..............
```

Punkte: 0	1	2	4
Stationär	Ambulant	Notaufnahme	
Geplante Op.	Dringl.-Op.	Not-Op.	
5–39 Jahre	0–5/40–69 Jahre	70–79 Jahre	über 80 Jahre
Normgewicht	adipös	adipös	Untergew. −50%
	Untergew. −15%	Untergew. −25%	Übergew. über 50%
Nüchtern 6 Std	< als 6 Std	< als 1 Std	Aspiration
Bewußtsein klar	Somnolent	Bewußtlos, Koma	Schwerer Komazustand
Normaler RR	Hypotonie Schock	Hypertonus	
Herzgesund	Ang.-pect. > 6 Mon. Infarkt	< 6 Mon. Infarkt	1Mon. Infarkt
Herzinsuffizienz	Komp. Herzinsuff.	Dekomp. Herzinsuff.	
Puls normal	Leichte Rhythmusstörung	Schwere Rhythmusstörung	Totaler AV-Block usw.
Lunge normal	Chron. Bronchitis Emphysem	Asthma bronchiale	Pneumo-Sero-Hämatothorax
Niere normal	Leichte Nierenfunktionsstörung	Schwere Niereninsuffizienz	Anurie, Urämie
Leber normal	Hepatopathie	Hepatitis; Leberinsuffizienz	Leberkoma
Elektrol. normal	Hyperkaliämie	Hypokaliämie < 3 mval	< 2,5 mval
BZ normal	Leichter Diabetes	Kompensierter Diabetes	Dekompensierter Diabetes
Hb > 12,5	< 12,5–7,5	< 7,5	
keine Allergie	Allergie	Allergie; Zustand nach Verbrennung	
Op. bis 120' Dauer	120–180' Dauer	> als 180' Dauer	> 240' Dauer
1. Op.	Re-Eingriff		

Zutreffendes bitte ankreuzen!	I	II	III	IV	V	VI
	0–0	1–2	3–4	5–8	9–15	15

Die Risikogruppen V und VI gelten für Notfallpatienten, bei denen keine Zeit zu längerer abklärender Diagnostik und Vorbehandlung bleibt. Patienten der Risikogruppe II sollten nur nach vorheriger Konsultation der mitbehandelnden Ärzte (Hausarzt, Internist) ambulant versorgt werden. Für Patienten mit höheren Risikogruppen verbietet sich eine ambulante Behandlung in der Praxis. Hier sollte der Patient generell in eine Zahnklinik oder in ein Allgemeinkrankenhaus eingewiesen werden, in dem dann der Zahnarzt nach entsprechender internistischer Vorbereitung des Kranken den Eingriff vornehmen kann. Es besteht dort auch die Möglichkeit der intensiven peroperativen Betreuung des Patienten (Anaesthesie, Frischoperierten-Station, u. U. Intensivbehandlungsstation).

3. Aufklärung des Patienten

Nach der Befunderhebung soll mit dem Patienten ein kurzes Gespräch über den bevorstehenden Eingriff sowie die beabsichtigte Analgesieform (Lokalanaesthesie, zentrale Analgesie oder Allgemeinnarkose) geführt werden. Abgesehen davon, daß man aus forensischen Gründen zur Aufklärung – auch über mögliche Operations- oder Anaesthesierisiken – verpflichtet ist, kann ein solches Gespräch die Angst vor dem Eingriff oder der u. U. dazu notwendigen Anaesthesie nehmen helfen. Eine Aussprache, in welcher ein Vertrauensverhältnis aufgebaut und die Sorgen zerstreut werden, kann wirksamer sein als die besten Medikamente zur Sedierung bei der Prämedikation. Vor einer Lokalanaesthesie sollte dem Patienten erklärt werden, daß durch die Infiltration oder Nervenblockade eine streng begrenzte Ausschaltung der Schmerzleitung vorgenommen wird, die seine Bewußtseinslage nicht verändert. Auch über die Besonderheiten der Lachgasanalgesie muß der Patient aufgeklärt werden. Er sollte wissen, daß auch bei dieser Methode der Schmerzausschaltung das Bewußtsein weitgehend erhalten bleibt und er die zahnärztlichen Maßnahmen miterlebt. Bei beabsichtigter Allgemeinanaesthesie erstreckt sich die Aufklärung in erster Linie auf Verhaltensregeln vor Beginn und nach Beendigung der Anaesthesie (Nüchternheit, Ausschlafen nach dem Eingriff, Fahrverbot, Alkoholverbot). Aus forensischen Gründen sollte die Aufklärung auch vor ambulanten Narkosen schriftlich fixiert werden (Tabelle 3). Die hier wiedergegebenen Verhaltensregeln haben ebenso Gültigkeit für die Lachgasanalgesie. Auch nach einem in Lokalanaesthesie vorgenommenen Eingriff (sedierender Nebeneffekt der Lokalanaesthetika)

Tabelle 3. Narkose-Aufklärung für ambulante Patienten

Sie werden sich einem Eingriff in Narkose unterziehen. Narkose ist ein Zustand, der mit Bewußtlosigkeit und Schmerzfreiheit verbunden ist. Er wird einige Stunden nach Ihrem Erwachen vollständig verschwunden sein. Folgende Punkte müssen genau beachtet werden:	
Nüchternheit:	Mindestens 6 Stunden vor dem Eingriff darf nichts mehr gegessen und getrunken werden. Wird der Eingriff am Nachmittag (nach 14,00 h) vorgenommen, ist ein leichtes Frühstück (Toastbrot, Tee, keine Milch, keine Eier) um 7,30 h morgens erlaubt. Danach darf nichts mehr gegessen und getrunken werden.
Wasserlassen:	Vor dem Eingriff soll die Harnblase entleert werden.
Ausschlafen:	In der Praxis bis zur Erlangung der Straßenfähigkeit 2–6 Std nach Anordnung des Anaesthesisten.
Entlassung nach Hause:	Nur in Begleitung einer erwachsenen Person.
Fahrverbot:	Mindestens 24 Std nach der Entlassung darf kein Fahrzeug gelenkt oder eine Maschine bedient werden.
Alkoholverbot:	Mindestens 24 Std nach der Entlassung darf kein Alkohol genossen werden.

Verpflichtung des Patienten
Name . . . . Vorname: . . . . Datum: . . . .
Geboren am: . . . .
Anschrift: . . . .
Ich bin vor der ambulanten Operation in Allgemeinnarkose durch Dr. . . . . aufgeklärt worden. Die oben aufgeführten Anweisungen habe ich zur Kenntnis genommen und verpflichte mich, sie genau zu befolgen.
Bei Kindern Name der Begleitperson: . . . .
Unterschrift des Patienten: . . . .
Unterschrift des Arztes: . . . .

sollte man den Patienten auf das eingeschränkte Reaktionsvermögen im Straßenverkehr hinweisen. Die Anbringung eines entsprechenden schriftlichen Hinweises im Wartezimmer der Praxis ist hierbei empfehlenswert.

4. Prämedikation

Unter Prämedikation versteht man die medikamentöse Vorbereitung des Patienten auf einen operativen Eingriff in Allgemein- und Lokalanaesthesie. Verschiedene Ziele sollen mit dieser Maßnahme erreicht werden. Nach der Reihenfolge ihrer Bedeutung seien aufgeführt:

- Herabsetzung der Reflexaktivität und Hemmung der Speichel- und Bronchialschleimsekretion durch Atropin oder Scopolamin. Die Allgemeinanaesthetika wirken primär erregend und erst sekundär lähmend auf das Zentralnervensystem. Ein Zusammentreffen von gesteigerter Reflexaktivität und Exzitation bei der Narkoseeinleitung kann in Verbindung mit dem parasymathikomimetischen Effekt der meisten Narkotika gefährliche Folgen haben. Der gesteigerte Vagotonus bewirkt am Herzen Reizleitungsstörungen (partieller oder totaler AV-Block), Sinusbradykardie mit Blutdruckabfall oder Herzstillstand bzw. Kammerflimmern (bei plötzlich einsetzendem starken Vagusreiz). Die Gabe von Atropin ist also eine Sicherheitsmaßnahme zum Schutz des Patienten – auch bei beabsichtigter Lachgasanalgesie –, die im Falle einer Narkosekomplikation bei der juristischen Beurteilung als Voraussetzung für die Einhaltung der Sorgfaltspflicht angesehen wird.
- Analgetika (z. B. Dolantin, Fentanyl, Fortral) zur präoperativen Schmerzbekämpfung sowie Reduzierung der zum Einschlafen notwendigen Narkosemitteldosis.
- Sedierung: Durch Sedativa (z. B. Valium, Tacitin) soll – vor allem bei überängstlichen, vegetativ labilen Personen – eine präoperative Beruhigung erzielt werden.
- Vermeidung einer allergischen Reaktion: Sind aus der Anamnese Allergien bekannt, sollte ein Antihistaminikum (z. B. Atosil, Tavegil) zur Prämedikation gegeben werden. Mit diesen Pharmaka kann man zugleich auch eine ausreichende Sedierung erreichen.
- Vermeidung von Brechreiz und Erbrechen: Dies kann – neben der Gabe eines Sedativums – durch Applikation spezieller Antiemetika (z. B. Vomex A) geschehen, was sich vor allem bei Kindern als vorteilhaft erweist.

Die Zusammensetzung der Prämedikation muß den zur Anwendung gelangenden Analgesie- bzw. Anaesthesiemethoden, dem Zustand des Patienten sowie der voraussichtlichen Operationsdauer angepaßt sein. Die Gabe von Atropin sollte vor Lokal- wie Allgemeinanaesthesien generell erfolgen. Relative Kontraindikationen für Atropin sind hohes Fieber (besonders bei Kindern) wegen der mit dem Temperaturanstieg ohnehin verbundenen Frequenzzunahme des Herzens und Tachykardien anderer Genese bei herzkranken Patienten (Abnahme der Koronarperfusion durch die hohe Schlagfolge des Herzens). Ein unter adäquater augenärztlicher Therapie stehendes Glaukom stellt dagegen keine Kontraindikation dar. Auf länger wirkende Analgetika – insbesondere solche vom Morphin-Typ – sollte bei ambulanten Patienten im Hinblick auf die Straßenfähigkeit sowie eine mögliche Atemdepression durch diese Substanzen verzichtet werden. Gegen ein Sedativum (Valium) oder Antihistaminikum bestehen dagegen keine Bedenken. Völlig zu Unrecht wird eine Prämedikation von Atropin, kombiniert mit einem Sedativum oder Antihistaminikum, bei Lokalanaesthesien in der Zahnheilkunde vernachlässigt. Die medikamentöse Sedierung trägt neben der präoperativen Aussprache mit dem Patienten ganz wesentlich zur Minderung von Erwartungsspannung und -Angst bei. Bei geplanten Eingriffen soll die Prämedikation etwa 45 bis 60 min vor Anaesthesiebeginn verabfolgt werden. Bei dringlichen Operationen appliziert man die Hälfte der zur intramuskulären Prämedikation vorgesehenen Dosis intravenös. Ein Vorteil der intravenösen Gabe besteht darin, daß die Dosierung nach Wirkung erfolgen und die Gesamtdosis geringer gehalten werden kann. Dosierung einiger Medikamente zur Prämedikation:

Atropin:	0,1 mg/ca 10 kg Körpergewicht (KG) i. m., für Säuglinge und Kleinkinder gelten spezielle Dosierungsrichtlinien.
Dolantin S:	1 mg / kg KG; bei Kindern erst ab dem 5. Lebensjahr indiziert!
Valium:	Erwachsene: 10–20 mg; Kinder: 0,4 mg/kg KG i. m.
Vomex A Supp.:	Kinder bis 5 Jahre: 40 mg Supp. Kinder von 6–12 Jahren: 70 mg Supp. Kinder ab 13 Jahren: 150 mg Supp.
Thalamonal:	Erwachsene: 1–2 ml i. m.; Kinder über 1 Jahr: 0,1 ml pro Lebensjahr i. m.

Thalamonal sollte wegen der langen Wirkungsdauer des Dehydrobenzperidols und möglicher Nebenwirkungen auf das extrapyramidale System bei ambulanten Eingriffen nicht gegeben werden.

5. Lokalanaesthesie

Unter Lokalanaesthesie versteht man eine umschriebene und reversible Ausschaltung der Schmerzempfindung, ausgelöst durch eine Dämpfung der Empfindlichkeit der sensiblen Endorgane oder eine Blockade afferenter Nervenbahnen.

Die Lokalanaesthetika haben ihren historischen Ursprung im Cocain bzw. dem Coca-Strauch (Erythroxylon coca) Südamerikas (Peru, Bolivien, Chile). Die Indios kannten die leistungssteigernde und anregende Wirkung dieser Pflanze vom Kauen ihrer Blätter. Die dabei zu verspürende periorale (Lokal-)Anaesthesie wurde als Nebeneffekt betrachtet. Der peruanische Militärarzt Moreno y Maiz beschrieb 1868 als erster die lokalanaesthetischen Eigenschaften von Cocain, lange bevor Koller 1883 die Substanz zur Cornea-Anaesthesie bei Staroperationen erstmals anwendete. 1898 führte August Bier bei einem 34jährigen Mann die erste Spinalanaesthesie mit 3 ml einer 0,5%igen Cocainlösung durch, und 1892 stellte Carl Ludwig Schleich die Technik der Infiltrationsanaesthesie mit Fixation des Cocains am Applikationsort durch Vorweggabe eines Kälte-Sprays (Vasokonstriktion aufgrund des Kältereizes) vor. Heinrich Braun erreichte dann 1909 erstmals die pharmakologische Fixierung des Lokalanaesthetikums am Injektionsort mit Hilfe von Adrenalin, nachdem er zuvor (1905) zusammen mit Einhorn Procain in die Klinik eingeführt hatte.

5.1. Pharmakologie der Lokalanaesthesie

Alle zur klinischen Anwendung kommenden Lokalanaesthetika sind durch Gemeinsamkeiten im chemischen Aufbau charakterisiert, nämlich:
einer hydrophilen Aminogruppe,
einer Intermediärkette und
einem aromatischen Rest (Abb. 68).

Die so konfigurierten lokalanaesthetisch wirksamen Verbindungen können in 2 chemischen Gruppen aufgeteilt werden:
– Lokalanaesthetika vom Estertyp, wobei der polare Carboxyl-Sauerstoff der Zwischenkette in Esterform an den aromatischen Rest gebunden ist,
– Lokalanaesthetika vom Amidtyp (Bindung des Carboxylsauerstoff in Amidform).

Änderungen im chemischen Aufbau innerhalb einer Gruppe führen zu quantitativen Abweichungen der physikochemischen Eigenschaften (Fettlöslichkeit, Proteinbindung), der Metabolisierungsrate und der Art der gebildeten Metaboliten (wichtig für das Ausmaß der systemischen Toxizität). Der chemisch unterschiedliche Aufbau der Lokalanaesthetika der einen zur anderen Gruppe manifestiert sich für die Klinik an 2 wesentlichen Punkten:
– Dem Ort der Metabolisierung: Lokalanaesthetika vom Estertyp werden bereits im Blutplasma durch Pseudocholinersterasen hydrolysiert, während die Stoffe vom Amidtyp einem enzymatischen Abbau in der Leber unterworfen sind,
– der Möglichkeit zu allergischen Reaktionen: Esterderivate der Paraaminobenzoesäure (Procain, Tetracain) weisen eine stärkere Häufigkeit auf.

Die peripheren Nerven bestehen aus Nervenfasern und kollagenem Bindegewebe, durch das die Lokalanaesthetika hindurch penetrieren müssen, um an ihren Wirkort, der Nervenbahn, gelangen zu können.

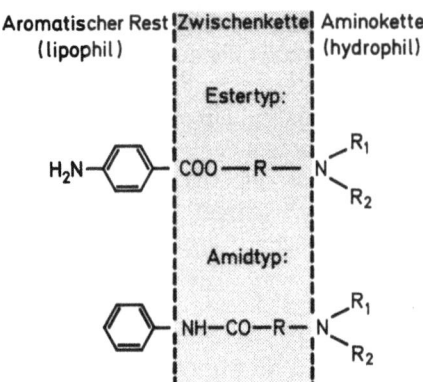

Abb. 68. Chemischer Aufbau der Lokalanästhetika

Lockeres Endoneurium umhüllt die einzelnen Nervenfasern, dichteres Bindegewebe, das Perineurium bündelt mehrere Fasern, und das Epineurium als äußerste Bindegewebsschicht schließt die Faserbündel zum Nerv zusammen. Als weitere Barrieren vor Erreichen des Wirkortes gelten die mehr oder weniger stark ausgeprägte Myelinscheide der Nervenfaser sowie – als letzte und wesentlichste Schranke – deren Zellmenbran, die aus Lipoproteinen besteht. Die mit dem Vorhandensein des aromatischen Restes am Lokalanaesthetikum-Molekül verbundene Lipoidlöslichkeit stellt somit die entscheidende Voraussetzung dafür dar, daß die Substanz an ihren Wirkort gelangen kann.

Der Wirkungsmechanismus der Lokalanästhetika besteht nach heutiger Auffassung in einer Veränderung der Mambranstruktur der Nervenfaser im Sinne einer Stabilisierung und Abdichtung für die Na^+- und K^+-Ionen. Das Aktionspotential eines Nerven ist gekennzeichnet durch eine Depolarisationsphase, in der die Nervenmembran durch Erweiterung ihrer Kanäle einen kurzfristigen, immensen Na^+-Einstrom ermöglicht. Während der Repolarisationsphase (Ruhepotential) besteht dagegen eine erhöhte Durchlässigkeit für K^+-Ionen. Für den Abdichtungseffekt an der Nervenmembran durch die Lokalanaesthetika kommen im wesentlichen 2 Mechanismen in Frage:
– Interaktion des ionisierten Lokalanaesthetikums mit dem Natriumtransportsystem. Hierbei verdrängt das Lokalanaesthetikum als Kation Ca^{2+}-Ionen von spezifischen Rezeptoren im Bereich der Natrium- und Kalium-Kanäle. Mit steigender Konzentration des Lokalanaesthetikums verstopfen diese Kanäle und machen einen Natrium-Durchtritt unmöglich.
– Interaktion des Lokalanaesthetikums mit hydrophoben Anteilen der Nervenmembran. Hierzu ist das Vorhandensein von nichtionisierten

Molekülen des Lokalanaesthetikums Voraussetzung, die mit ihren hydrophoben Zentren (aromatischer Rest) an entsprechende hydrophobe Lipoproteinareale der Mambran gebunden werden. Aufgrund der Volumenzunahme der Membranstrukturen und des damit verbundenen Seitendrucks auf die Na^+- und K^+-Transportkanäle kommt es auch hier zu deren Verengung.

Die tertiäre Aminogruppe des Lokalanasthetikums liegt in den handelsüblichen Lösungen als Salz vor (BH^+), ist also vierbindig. Sie wandelt sich bei physiologischem pH-Wert zum Teil in die freie Base (B) um (dreibindiges N-Atom), die Voraussetzung für das Durchdringen der o. g. Gewebsbarrieren ist. Die Dissoziation des Lokalanaesthetikums wird in Abhängigkeit vom pH durch die Basizitätskonstante bzw. den pKa-Wert, dem negativen dekadischen Logarithmus dieser Konstante, charakterisiert:

$$pH = pKa - \log (BH^+ - B)$$

Die Gesamtkonzentration des am Nerven vorhandenen Lokalnaesthetikums setzt sich zusammen aus der ionisierten und der nicht ionisierten Form gemäß

$$C = BH^+ + B.$$

Die Relation von ionisiertem (BH^+) zu nichtionisiertem Lokalanaesthetikum (B) hängt somit ab vom pKa-Wert des Pharmakons, dem pH-Wert seiner handelsüblichen Lösung und dem pH-Wert am Applikationsort. Diese Faktoren beeinflussen Anschlagzeit (Intervall Injektion – Wirkung), anaesthetische Potenz und Anaesthesiedauer. So ist beispielsweise der in entzündetem Gewebe erniedrigte pH-Wert der Grund für eine mangelhafte Lokalanaesthesie.

Ein peripherer Nerv setzt sich in der Regel aus sensiblen, motorischen und vegetativen Fasern zusammen, die eine unterschiedliche Dicke aufweisen und somit verschieden rasch auf exogene Noxen wie auch Lokalanaesthetika in ihrer Funktion beeinträchtigt werden. Bei einer Lokalanaesthesie fallen die dünnen C-Fasern (Analgesie) schneller aus als die wesentlich dickeren A-Fasern (Motorik).

Vasokonstriktoren in der Lokalanaesthesie:
Durch Zusatz dieser Substanzen und der durch sie herbeigeführten lokalen Gefäßengstellung wird ein rascher Abtransport des Lokalanaesthetikums vom Wirkort verhindert. Gleichzeitig führt die mit der lokalen Minderdurchblutung (übersichtlicheres Operationsfeld) einhergehende Gewebesazidose zu einer Reduzierung des in nichtionisierter Form vorliegenden Anteils des Lokalanaesthetikums. Die damit verbundene geringere Lipoidlöslichkeit hat eine erschwerte Rückdiffusion des Anaesthetikums vom Nerven zur Folge. Die bessere Fixierung des Lokalanaesthetikums am Wirkort mit dem Vorteil der längeren

Wirkdauer und der geringeren systemischen Toxizität ist besonders vorteilhaft für Eingriffe in gefäßreichen Arealen wie etwa dem Mund- und Kieferbereich. Die Toxizitätsminderung kommt allerdings nur dann zum Tragen, wenn die Vasokonstriktion vor der Aufnahme von Lokalanaesthetikum und Vasokonstriktor in die Blutbahn erfolgt. Andernfalls werden – besonders in gut durchbluteten oder entzündlich veränderten Gebieten – beide Pharmaka gleichzeitig resorbiert und zu den allgemein-toxischen Nebenwirkungen des Lokalanaesthetikums treten dann die des Vasokonstriktors hinzu (s. u.). Folgende Pharmaka mit vasokonstriktorischem Effekt kommen heute zur klinischen Anwendung:

– Adrenalin (Suprarenin, Epinephrin), auch als natürliches Hormon im Nebennierenmark gebildet, führt bei lokaler Applikation im pharmakologischen Dosierungsbereich zu einer Engstellung der Arterien und Arteriolen. Gleichzeitig erhöht es die Schlagfolge des Herzens sowie die Erregbarkeit seines Reizleitungssystems und wirkt stimulierend auf das Zentralnervensystem.
– Noradrenalin (Arterenol, Norepinephrin), als Transmitter-Substanz ebenfalls im Körper vorkommend hat im therapeutischen Konzentrationsbereich weniger stark ausgeprägte Neben-Wirkungen am Herzen.
– Vasopressine: Die synthetischen Derivate der Neurohypophyse führen im Vergleich zu den vorgenannten Katecholaminen zu einer ebenso guten lokalen Gefäßengstellung. Der Nachteil der gleichzeitig mit den Sympathikomimetika erkauften Stimulation der Herz-Kreislauffunktion fällt hier weg. Bei einer hin und wieder notwendigen Kombination von Regional- und Allgemeinanaesthesie sind Vasopressine (z. B. POR 8) und halogenierte Inhalationsanaesthetika (Halothan, Enfluran) kompatibel. Nach einer Lokalanaesthesie mit Adrenalin- oder Noradrenalin-Zusatz sollten dagegen halogenierte Allgemeinanaesthetika wegen des potenzierenden Effektes am Myokard und Reizleitungssystem nicht zur Anwendung kommen (herotope Reizbildung, Arrhythmien, Kammerflimmern).

5.2. Voraussetzungen und Indikationen zur zahnärztlichen Lokalanaesthesie

Bei der Auswahl des Analgesieverfahrens zum operativen Eingriff sollten an 1. Stelle die Sicherheit des Patienten, optimale Operationsbedingungen sowie die Aufwendigkeit der Methode berücksichtigt werden. Kenntnisse über Wirkungsweise, Toxizität, empfohlene Höchst-

dosen und die Behandlung möglicher Komplikationen der verwendeten Techniken müssen verlangt werden. Eine weitere selbstverständliche Voraussetzung ist das Vorhandensein des entsprechenden Instrumentariums sowohl zur Durchführung der Analgesie wie zur Behandlung von Komplikationen. Der Vorzug lokaler Anaesthesietechniken vor der Allgemeinanästhesie in der Zahnheilkunde hat mehrere Gründe:
– Minimaler Zeit-, Personal-und Materialaufwand. Die Durchführung einer Allgemeinanaesthesie in der Praxis setzt die Zusammenarbeit mit einem Anaesthesisten sowie das Vorhandensein eines Narkosegerätes voraus.
– Der Patient bleibt während der Lokalanaesthesie bei erhaltenen Schutzreflexen kooperativ (Mundöffnen, Schlucken).
– Vasokonstriktorzusätze zur Lokalanaesthesie ermöglichen ein übersichtlicheres Operationsfeld bei geringerer Blutung und verkürzen damit die Dauer des Eingriffs durch Einsparung zeitraubender Blutstillungsmaßnahmen.
– Die erheblich kürzere postanaesthetische Überwachungszeit, speziell für ambulante Eingriffe (Verkehrstauglichkeit).
Als weitere allgemeine Indikationen für eine Lokalanaesthesie wären zu nennen:
– Pulmonale Störungen (Infektion der Luftwege, aktive Tbc, obstruktive und restriktive Ventilationsstörungen),
– Nicht nüchterner Patient,
– Wunsch nach Lokalanaesthesie und länger bestehender postoperativer Analgesie.

5.3. Kontraindikationen zur zahnärztlichen Lokalanaesthesie

Für eine Lokalanaesthesie bestehen folgende Kontraindikationen:
– Allergische Reaktionen auf das Lokalanaesthetikum; Lokalanaesthetika vom Estertyp sind hiervon häufiger betroffen (Gruppensensibilisierung gegen Derivate der Paraaminobenzoesäure).
– Lokale Infektionen am Applikationsort. Abgesehen von der Tatsache, daß hier durch die Gewebsazidose bei niedrigem pH-Wert mit Anaesthesieversagern gerechnet werden muß, besteht die Gefahr der Keimverschleppung sowie der toxischen Reaktion aufgrund der mit der Entzündungshyperämie verbundenen schnelleren Resorption.
– Bei Patienten mit nicht korrigierten Störungen der Blutgerinnung (z. B. Antikoagulantienbehandlung, Hämophilie A oder B) wird

man sowohl auf eine Lokalanaesthesie wie überhaupt auf den operativen Eingriff verzichten wegen der Gefahr der nicht kontrollierbaren Blutung.
Darüberhinaus dürfte die Durchführung einer Lokalanaesthesie nicht ratsam sein bei unkooperativen Patienten (z. B. Debilität, Alkoholeinfluß, Kinder, Spastiker) oder bei einzeitiger Totalkorrektur des Gebisses (s. auch unter Allgemeinanaesthesie). Für die Verabreichung eines Vasokonstriktor-Zusatzes zum Lokalanaestheticum bestehen folgende Kontraindikationen:
– Lokalanaesthesien an peripheren Körperteilen, wo die Vasokonstriktion der Endarterien die Gefahr der Gewebsnekrose in sich birgt (Finger, Zehen, Nase, äußere Genitalien z. B.).
– Adrenalin- und Noradrenalin-Zusätze sind kontraindiziert bei Myokarditis, frischem Myokardinfarkt, Herzrhythmusstörungen, Hypertonus, dekompensierter Herzinsuffizienz, Phäochromozytom und Thyreotoxikose, wo Katecholamine eine gefährliche Mehrbelastung des kardiovaskulären Systems induzieren können.
– Bei beabsichtigter Kombination der Lokalanaesthesie mit einer Allgemeinnarkose unter Verwendung von Halothan oder Enfluran sollte Vasopressinen der Vorzug gegeben werden, da alle Sympathikomimetika eine unerwünschte Sensibilisierung des Myokards hervorrufen.

5.4. Allgemeine Hinweise zur Durchführung der Lokalanaesthesie

Bei der Lokalanaesthesie werden verschiedene Techniken unterschieden:
– Die Oberflächenanaesthesie, die nach Pinselung oder Aufsprühung der Anaesthesielösung zu einer Blockade sensibler Endorgane in Haut oder Schleimhaut führt. Durch wiederholtes Aufsprühen können hierbei im Hinblick auf die zur anschließenden Infiltrations- oder Leitungsanaesthesie erforderliche Dosis leicht zu hohe Anaesthetikumspiegel erzielt werden, zumal die Resorptionsgeschwindigkeit von der gut durchbluteten Mundschleimhaut dem Effekt einer intravenösen Lokalanaesthetikum-Gabe nahe kommt.
– die Infiltrationsanaesthesie, die ebenfalls eine Ausschaltung sensibler Endorgane verursacht, wobei das Anaesthetikum in das subkutane Gewebe injiziert wird. Im Gegensatz zur Oberflächenanaesthesie ist hierbei das ausgeschaltete Areal größer. Vor der subkutanen Infiltration sollte die Haut mittels intrakutaner Quaddelbildung anaesthesiert werden, um Schmerzen durch das wiederholte Einste-

chen zu vermeiden. Für die intrakutane Quaddelbildung eignen sich besondere Spritzpistolen (z. B. das französische Dermo-Jet-Gerät), durch die eine geringe Lokalanaesthetikum-Dosis mittels Sprüh- »Schuß« intrakutan gesetzt werden kann.

- Die Leitungsanaesthesie, die in einer Unterbrechung der Nervenleitung durch endo- und perineurale Applikation des Lokalanaesthetikums an einen einzelnen peripheren Nerven oder einen Nervenplexus (Plexusanaesthesie) besteht. Auf besondere Formen der Leitungsanaesthesie wie beispielsweise die rückenmarksnahen Anaesthesietechniken (Spinal- und Periduralanaesthesie) sowie die intravenöse Regionalanaesthesie soll hier nicht näher eingegangen werden, da sie für den Zahnmediziner keine praktische Bedeutung haben.

Bei allen Formen der Lokalanaesthesie ist zur Vermeidung einer versehentlichen intravasalen Injektion des Lokalanaesthetikums eine subtile Injektionstechnik mit vorheriger Aspiration eine unabdingbare Voraussetzung. Die Aspirationsprobe muß in 2 Ebenen (Drehung der Kanüle um 180° nach der 1. Probe) erfolgen, weil nur so eine durch die vorgelagerte Gefäßwand vorgetäuschte extravasale Lage der Kanülenöffnung ausgeschlossen wird. Zur Durchführung der Lokalanaesthesie eignen sich steril verpackte Einmalspritzen (2 oder 5 ml Inhalt) und Kanülen, wie sie auch in der Allgemeinmedizin verwendet werden. Wegen der Möglichkeit des Ablösens der Kanüle von der Spritze mit der Gefahr des Verschluckens oder der Aspiration bei intraoralen Anaesthesietechniken sollten nur Lock-Verschlüsse zur Anwendung kommen. Die von der Industrie hergestellten Anaesthesielösungen sind in Ampullen oder Flaschen (20–50 ml Inhalt) abgefüllt, die aus Sterilitätsgründen nicht über 24 Std zur Verwendung kommen dürfen. Für die zahnärztliche Lokalanaesthesie wurde ein besonderes Applikationssystem entwickelt, die Carpulespritze, wobei die Anaesthesielösung in Zylinderampullen abgefüllt ist, die in eine mit einem Kolbensystem versehene spezielle Metallspritze eingelegt werden. Es sollten nur Carpulespritzen zur Anwendung kommen, mit denen die Aspirationsprobe durchführbar ist (z. B. Unijekt-Spritze, Pharma-Stern-Applimatic-System, Bayer Carpule 2000 und Carpule 2002).

5.5. Komplikationen durch Lokalanaesthetika und Vasokonstriktorzusätze im Mund-Kieferbereich

Im Folgenden soll nur auf die Komplikationen durch die Lokalanaesthesie, dagegen nicht auf die durch andere Faktoren ausgelösten

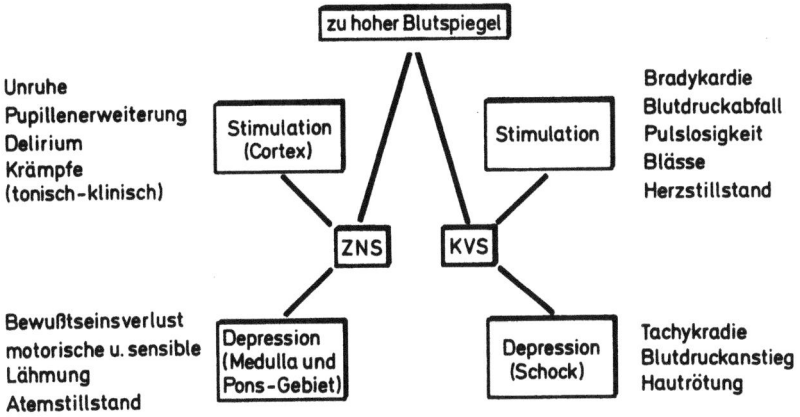

Abb. 69. Symptomatik der toxischen Reaktion durch zu hohe Blutspiegel von Lokalanaesthetika

Störungen während der zahnärztlichen Behandlung (z. B. Hyperventilationstetanie bei Angst vor dem Eingriff, orthostatischer Kollaps bei Hypotonie, akute Kreislaufinsuffizienz durch Myokardinfarkt unter der Behandlung) eingegangen werden.

5.5.1. Systemische Komplikationen und ihre Therapie

a) Toxische Reaktionen durch das Lokalanaesthetikum
Voraussetzung für eine Intoxikation ist ein zu hoher Blutspiegel des Lokalanaesthetikums. Dieser kann resultieren: 1) aus einer schnellen Resorption am Applikationsort (schnelle Injektionsweise, stark vaskularisierte Areale, fehlender Vasokonstriktorzusatz), 2) aus einer verlangsamten Metabolisierung bzw. Entgiftung des Lokalanaesthetikums (Ester-Typ: Patienten mit abnormen Pseudocholinesterasevarianten. Amid-Typ: eingeschränkte metabolische Clearancerate der Leber), 3) aus einer versehentlichen intravenösen Injektion des Lokalanaesthetikums (Prophylaxe: Aspirationsprobe in 2 Ebenen vor jeder Injektion in das Gewebe) und 4) aus einer primären Überdosierung (zu große Mengen oder zu hoch gewählte Konzentration des Lokalanaesthetikums). Toxische Reaktionen durch Lokalanaesthetika manifestieren sich in erster Linie am Zentralnervensystem (ZNS) und am kardiovaskulären System (KVS). Beide Organsysteme können mit pathologischer Stimulation oder Depression ihrer Funktion reagieren (Abb. 69). Der Ablauf der Symptomatik kann sehr rasch (Sofort-Reaktion) oder protrahiert (Spät-Reaktion) sein, ebenso können zentralnervöse (Unruhe, Krämpfe, zunehmender Bewußtseinsverlust, Störungen der

Atemtätigkeit) oder kardiovaskuläre Symptome (Kreislaufkollaps, Einfluß auf das Reizleitungssystem) im Vordergrund stehen.

Aus differentialdiagnostischen Gründen sollten an dieser Stelle psychogene Kreislaufreaktionen erwähnt werden, die ebenfalls mit Blutdruckabfall, Erblassen, Schweißausbruch, u. U. auch Ohnmacht einhergehen. Diese werden jedoch reflektorisch durch eine Imbalanz des Vasomotorenzentrums (Schmerz oder Angst vor dem Eingriff) ausgelöst und sind nicht direkt auf die Applikation des Lokalanaesthetikums zurückzuführen. Die beste Prophylaxe besteht in der Behandlung des nicht aufrecht im Zahnarztstuhl sitzenden, sondern flach gelagerten Patienten.

Praktisches Vorgehen bei der Behandlung toxischer Reaktionen (s. auch Reanimationsmaßnahmen S. 183 ff.:

– Störungen der Atemtätigkeit (Respiratorische Insuffizienz): Sauerstoffzufuhr und künstliche Beatmung (O_2-Spender mit Atembeutel und Maske; bei praktischer Erfahrung u. U. Intubation). Wenn keine Hilfsmittel zur Verfügung stehen, muß die Mund zu Mund-Beatmung durchgeführt werden. Eine alleinige Sauerstoffinsufflation ohne Beatmung ist dagegen nicht ausreichend.

– Störungen der Herz-Kreislauftätigkeit: Auch hier künstliche Beatmung oder Sauerstoffgabe zur Vermeidung einer zerebralen oder kardialen Hypoxie; Kopftieflagerung (»Schocklagerung« durch Senken der Behandlungsliege um 10–15°) mit dem Ziel der Autotransfusion; bei venösem Zugang Anwendung von Plasmaexpandern vom Typ der Dextran-, Gelatine- oder Hydroxyäthylstärkepräparate sowie Applikation von blutdrucksteigernden Pharmaka wie Theodrenalin (Akrinor) oder Metaraminol (Aramium). Bei Verdacht auf Kreislaufstillstand (Pulslosigkeit, Bewußtseinsverlust, Atemstillstand, Pupillenerweiterung) sofortiger Beginn mit der kardiopulmonalen Wiederbelebung.

– Zerebrale Krämpfe: Sauerstoffzufuhr und künstliche Beatmung; Gabe fraktionierter Dosen eines Barbiturates (z. B. Brevimytal oder Evipan) oder Diazepam (Valium) intravenös zur Kupierung der Krampfbereitschaft. Im Notfall kann auch bei fehlendem venösem Zugang intramuskulär appliziert werden (Luminal oder Valium).

Bei Bewußtlosen ist die orale Gabe von Medikamenten wegen der Gefahr der Aspiration bei erloschenen Schutzreflexen streng kontraindiziert!

b) Toxische Reaktionen durch Vasokonstringentien

In Anbetracht der sehr geringen Vasokonstriktor-Zusätze zu handelsüblichen Lokalanaesthesielösungen sind toxische Reaktionen selten. Übertrifft die Resorption jedoch die Vasokonstriktion an Geschwin-

digkeit, so muß zusätzlich zu den Nebenwirkungen des Lokalanaesthetikums mit solchen des Vasokonstriktors gerechnet werden. Darüberhinaus kann sich der Effekt des exogen zugeführten Adrenalin zu demjenigen des endogen im Nebennierenmark freigesetzten Adrenalin addieren. Die Symptomatik der Adrenalin-Intoxikation ist gekennzeichnet durch einen vehementen Blutdruckanstieg mit maximaler Herztätigkeit und dadurch bedingtem erhöhten O_2-Bedarf des Herzens (Tachykardie, heterotope Reizbildung, u. U. Kammerflimmern sowie konsekutiver Blutdruckabfall aufgrund gegenregulatorischer Kreislaufreflexe oder Herzversagen). Die Symptomatik der Noradrenalin-Vergiftung hat dagegen einen weniger dramatischen Verlauf. Die Behandlung der Adrenalin-Intoxikation besteht in:
- O_2-Gabe, bei Ateminsuffizienz Beatmung (Vermeidung hypoxämischer Zustände durch Erhöhung des O_2-Angebotes für Herz und Gehirn),
- Gabe von Beta-Rezeptoren-Blockern (Dociton) zur Senkung der Herzfrequenz,
- Vasodilatatoren (Hydergin) zur Senkung des erhöhten Blutdrucks und
- Sedativa (Valium, Tacitin).

c) Allergische Reaktionen

Bei Verwendung der Lokalanaesthetika vom Amidtyp sind echte Allergien, denen eine Antigen-Antikörperreaktion (Antikörperbildung des Organismus gegen ein appliziertes Antigen (Medikament)) zugrundeliegt, äußerst selten. Die Symptomatik der allergischen Reaktion kann sehr unterschiedlich sein, sie reicht von Juckreiz und Hautefforeszenzen über urtikarielle Reaktionen, Bronchospasmus (allergischer Asthmaanfall), Glottis- und Larynxödem mit Atemnot und Zyanose bis hin zum schweren anaphylaktischen Schock mit akutem Kreislaufversagen. Die Therapie richtet sich nach der Schwere des Krankheitsbildes: Intravenöse Gabe von Cortison (250–500 mg Solu- Decortin oder Urbason solubile beim Erwachsenen) und Calciumgluconat (1–2 g) sind angezeigt. Bei Bronchospasmus sollte zusätzlich ein Theophyllinpräparat (Euphyllin 0,24 g) intravenös oder als Zusatz zur Infusion verabfolgt werden. Beim anaphylaktischen Schock sind Plasmaexpander (Hydroxyäthylstärke und niedermolekulare Dextrane) und Sympathikomimetika (Adrenalin, Dopamin) erforderlich. Bei einer mechanischen Verlegung der oberen Luftwege durch ein allergisches Ödem ist die sofortige Intubation oder operative Eröffnung der Trachea zwischen Schild- und Ringknorpel (Koniotomie) durchzuführen. Im Notfall kann auch das Einstechen mehrerer großvolumiger Kanülen in das Ligamentum cricothyreoideum (Trachea-Spickung) versucht werden, über die dann dem Patienten Sauerstoff zuzuführen ist. Zur Prophylaxe der allergischen Reaktion sei an die Erhebung einer sorgfältigen Anamnese (frühere Allergien) sowie die Vorweggabe eines Antihistaminikums (Atosil, Tavegil) bei der Prämedikation erinnert.

5.5.2. Lokale Komplikationen und ihre Therapie

Gewebsnekrosen: Diese können entstehen, wenn statt handelsüblicher Lokalanaesthesielösungen mit Vasokonstriktorzusatz in Eigenherstellung Anaesthesiegemische mit zu hohem Adrenalinanteil gewählt wurden. Am harten Gaumen sind darüberhinaus Nekrosen nach Injektion zu großer Lokalanaesthetikamengen unter hoher Druckanwendung – beim Carpulesystem sind bis zu 2 atü beschrieben worden – möglich. Bei Verdacht auf eine Vasokonstriktor-bedingte Nekrose sind gefäßerweiternde Pharmaka indiziert.

Hämatom: Das Anstechen einer Vene mit lokaler Hämatombildung hat keine ernsthaften Folgen, sofern keine Infektion auftritt. Nach Möglichkeit sollte die Schleimhaut sofort komprimiert und gekühlt werden. Hämatomgefährdet sind die besonders gefäßreichen Areale wie etwa im Bereich des Tuber maxillae (Tuberinjektion).

Infektion: Infektiöse Komplikationen werden durch Lücken in der Sterilität verursacht. Bei Verwendung von Einmalspritzen und -Kanülen sowie Beachtung der Sterilitätsregeln sollten sie vermeidbar sein. Eine umschriebene Desinfektion über die Oberflächenanästhesie mit den bakteriostatisch wirkenden Lokalanaesthetika hinaus ist bei dem Bakterienreichtum der Mundhöhle und im Hinblick auf das seltene Auftreten von Infektionen nach Lokalanaesthesie nicht erforderlich.

Nervenverletzungen und Kieferklemme: Bei Leitungsanaesthesien im Unterkieferbereich besteht die Möglichkeit einer Verletzung des N. facialis mit Paraesthesien in dessen Versorgungsbereich, die längere Zeit bestehen können. Eine Kieferklemme nach Mandibularanaesthesie kann verursacht sein durch Infektion, Hämatom oder Injektion in den M. pterygoideus.

Bißverletzungen und Verbrennungen: Nach Lokalanaesthesien können diese Komplikationen im analgesierten Bereich auftreten – z. B. an der Unterlippe nach Mandibularanaesthesie. Ambulante Patienten sollen nach der zahnärztlichen Behandlung auf diese Möglichkeit hingewiesen werden (Nahrungsaufnahme erst nach Abklingen der Anaesthesie).

Nabelbruch, Aspiration und Verschlucken der Kanüle: Ein Abbrechen der Kanüle wird bei Verwendung ausreichend langer (häufigste Bruchstelle ist der Kanülenkonus) und elastischer Einmalkanülen und unter

Vermeidung brüsker Änderungen des Einstichwinkels verhindert. Werden Kanülen ohne Lockverschluß benutzt, so kann eine Diskonnektion zur Spritze erfolgen mit der Möglichkeit des Verschluckens oder der Aspiration. In jedem Falle muß frühzeitig ein Arzt der entsprechenden Fachrichtung (Chirurg oder HNO-Arzt) zwecks Lokalisation und Entfernung der Nadel zugezogen werden.

6. Allgemeinanaesthesie

6.1. Definition, Narkosestadien

Unter Narkose wird eine vorübergehende Ausschaltung der Schmerzempfindung (Analgesie) verstanden, die gleichzeitig verbunden ist mit Bewußtlosigkeit und Reflexdämpfung. Neben der Abklärung der Narkosefähigkeit des Patienten müssen apparative (Narkosegerät mit gefüllter Sauerstoff- wie Lachgasflasche und der Möglichkeit zur Sekretabsaugung) sowie personelle Voraussetzungen (Fachanaesthesist, Hilfspersonal) zur Durchführung auch einer intravenösen Kurznarkose gegeben sein.

Vom Wachzustand zur Narkose werden bestimmte Stadien durchschritten, die Guedel für die klassische Äthernarkose beschrieben hat: Im Stadium I besteht in erster Linie eine Analgesie bei erhaltenem Bewußtsein, oft ist zusätzlich eine Amnesie für das in diesem Stadium Erlebte nachweisbar (zentrale Analgesie s. u.). Das Stadium II (Exzitation) ist gekennzeichnet durch Bewußtseinsverlust (Lähmung der Hirnrinde) bei gleichzeitiger Stimulation subkortikaler Hirnzentren (Reflexsteigerung). In dieser Phase der Narkoseeinleitung müssen jegliche Schmerzreize unterbleiben, sie könnten zu unerwünschten vagalen Reaktionen führen (Herzrhythmusstörungen oder Bradykardie, Broncho- oder Laryngospasmus). Das Stadium III (Chirurgische Toleranz) schließlich entspricht der o. g. Definition der Narkose mit Analgesie, Bewußtlosigkeit und zunehmender Dämpfung vegetativer Reflexe, es geht bei weiterer Ätherzufuhr (Überdosierung) in das Stadium IV mit Atemlähmung über. Die Aussagekraft des Guedel-Schemas ist im Hinblick auf die modernen Narkosetechniken eingeschränkt, aber nach wie vor von theoretischem Interesse. Heute werden bei der Anaesthesie verschiedene Pharmaka mit unterschiedlichem Wirkungsmechanismus (zur Prämedikation verwendete Substanzen, intravenöse Narkotika, Inhalationsnarkotika, Muskelrelaxantien u. a.) kombiniert mit dem Ziel, eine möglichst oberflächliche, gut steuerbare und risikoarme Narkose durchführen zu können.

6.2. Spezielle Problematik der Anaesthesie bei Eingriffen im Mund-Kiefer-Bereich

Für die Allgemeinanaesthesie bei Eingriffen im Mund- und Kieferbereich bestehen einige spezielle Probleme: Operateur und Anaesthesist dürfen sich an ihrem gemeinsamen Arbeitsfeld im Bereich der oberen Luftwege nicht gegenseitig behindern. Die endotracheale Intubation mit einem blockbaren Tubus ist das sicherste Verfahren zur Freihaltung der oberen Luftwege und Vermeidung einer Aspiration von Sekret und Blut. Speziell für zahnärztliche Maßnahmen wird man hierbei die nasotracheale Intubation bevorzugen, um eine Einengung des Operationsfeldes durch einen oralen Tubus zu vermeiden. Allenfalls können orotracheale Spiraltüben (z. B. nach Woodbridge) verwendet werden. Durch eine Tamponade des Hypopharynx sollte einem Überlaufen von Blut in die Trachea zusätzlich Einhalt geboten werden. Bei raumfordernden Prozessen im Mund- und Kieferbereich mit Sichtbehinderung oder einer Kieferklemme sollte die Technik der nasotrachealen Blind-Intubation ohne vorherige Anwendung von Muskelrelaxantien beherrscht werden. Wenn mit Intubationsschwierigkeiten gerechnet werden muß, ist ein Tracheotomie- oder Koniotomie-Besteck für den Notfall bereitzulegen. Die mit dem aus Platzgründen notwendigen Abrücken des Anaesthesisten vom Kopfende des Patienten erkauften schlechteren Überwachungsmöglichkeiten sollten zumindest für länger dauernde Eingriffe durch entsprechende Warn- und Sicherheitsvorrichtungen am Narkosegerät (Anzeige des Beatmungsdruckes mit Precom-System z. B.) ausgeglichen werden. Ansonsten dürfte die Hand am Beatmungsbeutel des Narkosegerätes der beste Fühler zur Erkennung von Störungen bei der Beatmung (abnormer Druckanstieg im Atembeutel bei Tubusknickung oder fehlender Druckanstieg bei Leckagen im Narkosesystem) sein. Vor dem Abdecken der oberen Gesichtshälfte mit sterilen Op.-Tüchern sollte die Cornea durch Auftragen einer unspezifischen Augensalbe (z. B. Bepanthen-Augensalbe) vor Austrocknung geschützt werden. Bei operativen Eingriffen am Kopf ist besonders häufig mit vegetativen Reflexen zu rechnen, die eine Prämedikation mit Atropin auch für die Kurznarkose obligatorisch machen. Nach lokaler Anwendung eines Vasokonstriktors sollte – sofern es sich dabei nicht um Vasopressine wie Octapressin oder POR 8 handelt – auf Halothan bei der Allgemeinnarkose verzichtet werden (s. auch Abschnitt Lokalanaesthetika). Bei Ambulanznarkosen in der zahnärztlichen Praxis sollte bei der Auswahl des Anaesthetikums die rasche Erlangung der »Straßenfähigkeit« berücksichtigt werden.

6.3. Indikation zur Allgemeinanaesthesie

Die Indikation zur Allgemeinanaesthesie in der zahnärztlichen Praxis ergibt sich, wenn eine Lokalanaesthesie aus besonderen Gründen nicht durchführbar (lokale Infektion, unkooperativer Patient (Kinder, Geistesgestörte, Alkoholisierte)) oder mit einem erhöhten Risiko (lokale Infektion, Patienten mit relevanten kardiovaskulären Störungen, Allergie gegen Lokalanästhetika, einzeitige totale Gebißsanierung) behaftet ist. Dem Wunsch des Patienten nach einer Narkose darf nur dann entsprochen werden, wenn Kontraindikationen ausgeschlossen und die erforderlichen apparativen und personellen Voraussetzungen gegeben sind. Im Folgenden kann nur kurz auf die wichtigsten Pharmaka und Techniken eingegangen werden, die bei der Durchführung einer ambulanten Narkose von praktischem Interesse sind.

6.4. Anaesthetika zur Allgemeinanaesthesie

Nach der Applikationsform werden Inhalationsanaesthetika (gasförmige und flüchtige Pharmaka) und intravenöse Narkotika unterschieden.

6.4.1. Inhalationsanaesthetika

Die Aufnahme gasförmiger und flüchtiger Anaesthetika über die Lungen in den Organismus ist abhängig vom Partialdruck im Inspirationsgemisch, dem Atemminutenvolumen, der Permeabilität der Alveolarmembran, der Löslichkeit im Blut (Löslichkeitskoeffizient), der Lungendurchblutung und der Verteilung der Anaesthetika in den verschiedenen Organen und Geweben.

Lachgas (N_2O, Stickoxydul) ist ein farbloses, unter Anaesthesiebedingungen nicht explosibles Gas, das in Druckflaschen (Kennfarbe: grau) zu $3/4$ des Gesamtinhaltes in flüssiger Form vorliegt. Der gasförmige Anteil weist einen Druck von 51 Atmosphären auf, der erst nach Aufbrauchen des flüssigen N_2O zu sinken beginnt. Mit einem Anteil von 50–70% im Gasgemisch weist N_2O hervorragende analgetische Qualitäten auf und übernimmt auch bei der modernen Kombinationsnarkose den Hauptteil der Analgesie. Lachgas besitzt dagegen eine nur sehr schwache narkotische und keine relaxierende Wirkung. In Verbindung mit Sauerstoff, dessen Anteil im Gasgemisch – sofern nicht zwingende Gründe für einen höheren O_2-Anteil sprechen – um 30 Vol. % betragen sollte, kann höchstens das Stadium I–II nach Guedel erreicht werden. Nach jeder Lachgasanwendung sollte man den Patienten ca. 5 Minuten reinen Sauerstoff atmen lassen, um eine Diffusionshypoxie (Absinken des alveolären O_2-Anteils durch in die Alveolen zurückdiffundierendes Lachgas) zu vermeiden.

Diäthyläther, eine farblose, wegen der Zersetzungsgefahr in braunen Flaschen abgefüllte Flüssigkeit mit typisch stechendem Geruch, hat in der praktischen Anaesthesie keine Bedeutung mehr. Dem Vorteil der großen narkotischen Breite stehen die erheblichen Nachteile der hochgradigen Explosibilität und schlechten Steuerbarkeit mit Übelkeit und Erbrechen in der postoperativen Phase gegenüber.

Halothan (Halothan-Hoechst, Fluothane), eine halogenierte Kohlenwasserstoffverbindung, ist ein nicht brennbares, flüssiges Inhalationsnarkoticum mit guten narkotischen, jedoch schwachen analgetischen Eigenschaften, weshalb die Kombination mit Lachgas/Sauerstoff im Atemgemisch bevorzugt wird. Es darf als das am weitesten verbreitete und am meisten angewendete dampfförmige Narkotikum bezeichnet werden trotz seiner geringen therapeutischen Breite (kalibrierte Spezialverdampfer erforderlich) und relevanter Nebenwirkungen. So kommt es unter Halothan zu einer Abflachung der Spontanatmung (assistierte oder kontrollierte Beatmung!), weiter zu einer Hemmung der Kontraktionskraft des Herzmuskels und zur peripheren Gefäßerweiterung mit Abfall des arteriellen Blutdrucks. Darüberhinaus sensibilisiert Halothan das Herz gegenüber endogenen oder exogen zugeführten Katecholaminen. Bei Patienten mit eingeschränkter Leberfunktion sollte auf Halothan wegen des Risikos einer möglichen »Halothan-Hepatitis« verzichtet werden. Inzwischen wird auch einer chronischen Halothanexposition des Op.-Personals durch Einbau von Filtern, besser einer Narkosegasabsaugung vorgebeugt im Hinblick auf einen möglichen Zusammenhang zwischen Halothan und der bei schwangeren Op.-Schwestern wie Anaesthesistinnen beobachteten höheren Mißbildungs- und Abort-Rate.

Enflurane (Ethrane), eine halogenierte Methyläthylätherverbindung, ist ebenfalls ein flüssiges, nicht brennbares Inhalationsnarkoticum, das hinsichtlich seiner klinischen Wirkungen wie Nebenwirkungen sehr dem Halothan ähnelt. Aufgrund der schlechteren Blutlöslichkeit (Verteilungskoeffizient Blut/Gas = 1,91) ist es noch besser steuerbar als Halothan (kurze An- und Abflutung) und erscheint somit besonders für ambulante Eingriffe geeignet.

Methoxyfluran (Penthrane), ein weiteres Methyläther-Derivat, ist weder in Luft noch in Sauerstoff unter Narkosebedingungen explosiv oder entflammbar. Klinisch zeichnet sich dieses Narkotikum durch gute analgetische und muskelrelaxierende Eigenschaften aus bei schlechter

Steuerbarkeit (lange An- und Abflutungszeit). Die auch bei Methoxyfluran zu beobachtende konzentrationsabhängige Blutdrucksenkung wird durch die Myokarddepression, weniger durch die periphere Vasodilatation herbeigeführt. Aufgrund der schlechteren Steuerbarkeit und einer Beeinträchtigung der Nierenfunktion durch Metaboliten wie anorganische Fluoride und Oxalsäure hat sich Methoxyfluran in der Anaesthesiepraxis nicht durchsetzen können und erscheint nicht zuletzt wegen der langen Abklingphase für ambulante Narkosen wie zur reinen Analgesie problematisch.

6.4.2. Intravenöse Narkosemittel

Barbiturate. Nach intravenöser Injektion werden Barbiturate sehr rasch von den gut durchbluteten Organen wie Herz, Nieren und Gehirn aufgenommen und in der Leber metabolisiert. Am Zentralnervensystem wirken sie hypnotisch bei fehlender Analgesie. Wie alle Anasthetika weisen auch die Barbiturate am Herzen einen negativ inotropen Effekt auf. Die Beeinträchtigung des Atemzentrums kann in der initialen Phase zu einem kurzfristigen Atemstillstand führen und macht eine assistierte Beatmung erforderlich. Wegen der starken Erhöhung des Vagotonus durch Barbiturate ist eine Prämedikation mit Atropin – speziell bei Eingriffen in besonders reflexogenen Zonen wie dem Kopf-Halsbereich – unbedingt erforderlich. Am häufigsten zur klinischen Anwendung kommen:

a) Thiopental (Pentothal, Trapanal); Dosierung 50–100 mg als Testdosis zur Einleitung i. v., dann 3–5 mg/kg Körpergewicht. Wirkungsdauer: ca. 15–20 Minuten je nach Dosierung.
b) Hexobarbital (Evipan); Dosierung: 300–400 mg langsam i. v. (3–6 mg/kg Körpergewicht als Einschlafdosis); Wirkungsdauer: 10–20 Minuten.
c) Methohexital (Brevital, Brietal, Brevimytal); Dosierung: 50–120 mg langsam i. v. (1–2 mg/kg Körpergewicht); Wirkungsdauer: 5–8 Minuten.

Vor allem Thiopental verursacht bei paravenöser Injektion Nekrosen. Bei versehentlicher intraarterieller Injektion vieler Medikamente, besonders aber der Barbiturate, können schwere Komplikationen bis hin zur Thrombose und Gangrän der betroffenen Gliedmaßen auftreten, u. U. mit der Notwendigkeit zur Amputation. Die Venen im Bereich des Handrückens und der radialen Unterarmseite sollten denen der Ellenbeuge, wo das Risiko der Punktion einer Arterie am größten ist, zur intravenösen Applikation von Medikamenten vorgezogen werden. Thiopental und Hexobarbital sollten aufgrund ihrer längeren Wirkungszeit und Verweildauer im Organismus bis zum Abbau in der Leber nur zur Einleitung einer länger dauernden Kombinationsnarkose, dagegen nicht als Monoanaesthetika bei ambulanten Kurzeingriffen herangezogen werden. Methohexital eignet sich für Kurznarkosen. Aufgrund seiner geringen Fettlöslichkeit und -speicherung wirkt es im Vergleich zu den vorgenannten Barbituren kürzer. Die Nachteile dieser Substanz bestehen in häufig geäußertem Injektionsschmerz nach der Applikation sowie – vor allem bei vorzeitigem Beginn chirurgischer Maßnahmen – im Auftreten motorischer Unruhezustände mit Schluckauf, Husten oder Gähnen sowie bei Kindern Laryngospasmus.

Ketamine (Ketanest, Ketalar) ist ein Phencyclidinderivat mit guten analgetischen Eigenschaften, nur geringgradiger Einschränkung der Atemtätigkeit, das eine »dissoziative« Anaesthesie herbeiführt. Dabei kommt es zum Verlust der Schmerzempfindung und des Bewußtseins bei nur oberflächlichem Schlauf (Augen können geöffnet bleiben) und z. T. erhaltener Reflextätigkeit. Dosierung intravenös 1–2 mg Ketamine/kg Körpergewicht; intramuskulär je nach der voraussichtlichen Dauer des Eingriffs 2–4 mg bzw. 4–8 mg/kg Körpergewicht. Einsetzen der Wirkung nach i. m. Applikation: 2–4 Minuten. Ketamine eignet sich schlecht als Anaesthetikum für Operationen in reflexbetonten Bereichen (bei erhaltener Reflextätigkeit können Eiter oder Blut, wenn sie in den Hypopharynx zurücklaufen, Husten oder Laryngospasmus auslösen). Aufgrund des sehr langen Nachschlafes (bis zu 8 Stunden zur Erlangung der »Straßenfähigkeit«) erscheint es für ambulante Patienten nicht geeignet. Angstträume (»Horror-Trips«) oder Zwangsvorstellungen in der Aufwachphase nach Ketamine werden beschrieben, sie können durch eine Prämedikation mit Diazepam (Valium) oder Benzoctamin (Tacitin) verhütet werden.

Propanidid (Epontol), ein Phenoxyessigsäure-Derivat, kommt als ölige Lösung unter Zusatz des Lösungsvermittlers Cremophor El zur Anwendung. Dosierung: 7–10 mg/kg Körpergewicht i. v. bei einer Injektionsgeschwindigkeit von 100 mg/sec. bei der 5%igen Lösung. Im Gegensatz zu den Barbituraten wird Propanidid bereits 1 Minute nach seiner Applikation intravasal wie in der Leber durch verschiedene Esterasen hydrolysiert. Hierdurch erklären sich seine kurze Wirkdauer (5–7 Minuten) und rasche Erholungszeit ohne »hang over«. Diesen Vorteilen, die besonders bei ambulanten Narkosen zum Tragen kommen, stehen einige erhebliche Nebenwirkungen gegenüber: Der ausgeprägte negativ inotrope Effekt bei gleichzeitiger Erhöhung der Herzfrequenz macht die Anwendung bei Patienten mit Koronarinsuffizienz und Hypotonie problematisch. Die nach anfänglicher Hyperventilation einsetzende Atemdepression erfordert eine Zwischenbeatmung mit

Sauerstoff, vor allem bei Patienten mit eingeschränkter kardiopulmonaler Belastbarkeit. Schließlich sind gehäuft schwere anaphylaktoide Reaktionen mit Histaminfreisetzung nach Propanidid beschrieben worden, die neben einem Haut-Erythem mit Bronchospastik und massiven Blutdruckabfällen einhergingen. Eine relative Kontraindikation besteht somit bei Allergikern, Verbrennungspatienten und Kranken, die wegen eines Malignoms unter Bestrahlungstherapie stehen, da hier die Möglichkeit einer Histaminfreisetzung besonders groß ist. Bei allergischer Disposition kann ein Antihistaminikum (z. B. Tavegil) zur Prämedikation verabfolgt werden.

Etomidate (Janssen, Belgien) ist eine relativ neue Substanz (Äthylimidazolcarboxylat), die als gutes Hypnotikum ohne analgetische Komponente bei fehlender Histaminfreisetzung eine hohe Toleranzbreite aufweist. Während die Plasmakonzentration von Etomidate kurz nach der Injektion rascher abfällt als die von Propanidid, ist der hypnotische Effekt deutlich länger ausgeprägt.

6.5. Muskelrelaxantien

Muskelrelaxantien sind Pharmaka, welche die Erregungsübertragung vom motorischen Neuron auf die Endplatten der Skeletmuskulatur blockieren und somit zu einer Lähmung der Muskulatur führen. In der Anaesthesie haben sie im Hinblick auf die Durchführung einer möglichst oberflächlichen Narkose eine große praktische Bedeutung. Nach ihrem Wirkungsmechanismus an der motorischen Endplatte unterscheidet man 2 Arten von Muskelrelaxantien.

Depolarisierende Muskelrelaxantien bewirken ähnlich wie das physiologisch vorkommende Acetylcholin eine Depolarisation der Endplatte, die allerdings erheblich länger anhält als nach Acetylcholinfreisetzung. Succinyldicholin (Succinyl-Asta, Lysthenon, Pantolax) ist das am häufigsten verwendete Relaxans dieser Gruppe. Es wird durch das Enzym Pseudocholinesterase im Serum rasch abgebaut und hat eine Wirkungsdauer von nur etwa 4 Minuten bei einer Dosierung von 1–1,5 mg/kg Körpergewicht. Es kommt somit in erster Linie für die Kurzzeitrelaxation – vor allem um die Intubation zu ermöglichen – zur Anwendung. Succinyldicholin weist verschiedene Nebenwirkungen auf: Bradykardie bei Repetitionsdosen, Hyperkaliämie insbesondere bei Verbrennungspatienten sowie Kranken mit Nervenläsionen (Querschnittslähmung, Multiple Sklerose z. B.) oder mit eingeschränkter Nierenfunktion, Erhöhung des intraokularen (Vorsicht beim Glaukompatienten) wie intragastralen Drucks (Regurgitation und Aspiration von Mageninhalt beim nicht nüchternen Patienten) und schließlich der mitunter unangenehme Muskelschmerz nach Gabe von Succinyldicholin. Einige der erwähnten Nebenwirkungen können durch die Vorweggabe einer kleinen Dosis Curare (3–6 mg beim Erwachsenen) deutlich abgeschwächt bis ganz aufgehoben werden.

Nicht depolarisierende Muskelrelaxanten wirken an der motorischen Endplatte durch Blockierung der Rezeptoren für Acetylcholin, wodurch eine Depolarisation nicht erfolgen kann. Durch Gabe von Acetylcholinesterase-Hemmstoffen (Prostigmin, Neostigmin, Pyridostigmin) kommt es zu einem Anstieg des Acetylcholin-Spiegels an der Endplatte, so daß das Relaxans vom Receptor durch Acetylcholin verdrängt wird. Wegen der parasympathikomimetischen Wirkung der Antidote (Prostigmin, Mestinon) sollten diese immer zusammen mit Atropin verabreicht werden. In der Klinik kommen vorwiegend bei länger dauernden Eingriffen folgende nichtdepolarisierende Muskelrelaxantien zur Anwendung:

a) d-Tubocurarin (Curarin-Asta); Nebenwirkungen: Blockierung sympathischer Ganglien und Histaminfreisetzung mit konsekutivem Blutdruckabfall.

b) Diallylnortoxiferin (Alloferin); Nebenwirkungen: schwache ganglienblockierende Wirkung, Tendenz zu Tachykardie und AV-Dissoziationen im EKG.

c) Pancuroniumbromid (Pancuronium-Organon); Nebenwirkung: Tachykardie, kardiale AV-Dissoziationen möglich.

Aufgrund ihrer längeren Wirkungsdauer sind nichtdepolarisierende Muskelralaxantien bei ambulanten Eingriffen nicht indiziert. Gegen eine Vorweggabe einer Minimaldosis Curare (3 mg beim Erwachsenen) zur Unterbindung von Muskelfaszikulationen und späterem Muskelschmerz nach Succinydicholin bestehen keine Einwände. Muskelrelaxantien dürfen grundsätzlich nur dann verabfolgt werden, wenn unmittelbar anschließend Intubation und Beatmung sichergestellt sind.

6.6. Praktische Durchführung der Allgemeinanaesthesie bei zahnärztlichen Eingriffen

Vor Beginn jeder Narkose, die mit Ausnahme der reinen Lachgasanalgesie nur von einem Fachanaesthesisten durchgeführt werden darf, müssen bestimmte, teilweise schon erwähnte Voraussetzungen gegeben sein. Hierzu gehören:
– Schaffen eines venösen Zuganges (Venenpunktion im Unterarm- oder Handrückenbereich mit Kunststoffkanüle).

- Verwendung eines Blutdruckmeßgerätes (Kreislaufkontrolle).
- Einsatzbereites Narkosegerät mit gefüllten Sauerstoff- und Lachgasflaschen sowie einem Halothan- oder Enfluran-Verdampfer und der Möglichkeit zur Sekretabsaugung.
- Intubationszubehör (nasotrachealer Tubus mit Blockerspritze zum Aufblasen der abdichtenden Manschette und Blockerklemme, Laryngoskop und Tubus-Faßzange nach Magill). .
- Notwendige Medikamente zur Durchführung der Anaesthesie und Behandlung von Zwischenfällen.

In der Zahnmedizin kommen vorwiegend eine Analgesie (Stadium I nach Guedel), eine intravenöse Kurznarkose und eine Kombinationsnarkose mit oder ohne Intubation zur Anwendung.

Lachgas-Analgesie:
Die Lachgasanalgesie ermöglicht bei N_2O-Konzentrationen von 70% (Einleitung) bis 50% (Aufrechterhaltung der Analgesie) die schmerzlose Durchführung von Eingriffen in der konservierenden Zahnheilkunde. Im Gegensatz zu allen anderen Verfahren der Allgemeinanaesthesie ist zu ihrer Handhabung kein Fachanaesthesist erforderlich, vorausgesetzt, der Zahnarzt verfügt über entsprechende Kenntnisse einschließlich der Behandlung möglicher Zwischenfälle. Von der Industrie werden Apparate für die Lachgasanalgesie hergestellt, die für eine exakte Konzentrationseinstellung des N_2O/O_2-Gemisches sorgen. Die neueren Modelle sind mit einer Lachgassperre versehen, die bei Ausfall der Sauerstoff-Flaschen automatisch eine weitere Lachgaszufuhr unterbindet. Zum Teil sind die Geräte mit einem speziellen Auslaßventil versehen, das eine weitere N_2O-Gabe bei zunehmender Bewußtlosigkeit und Verflachung der Atemtätigkeit des Patienten verhindert. Das Gasgemisch, das einen O_2-Mindestanteil von 30% enthalten muß, wird über ein Schlauchsystem und eine Nasenmaske dem Patienten zugeführt. Voraussetzung für die Durchführung der Lachgasanalgesie sind wie bei jeder Art der Allgemeinnarkose eine 6stündige Nahrungskarenz und eine Prämedikation mit Atropin. Der Patient muß – wie bereits an anderer Stelle ausgeführt – wissen, daß nur seine Schmerzempfindung, nicht dagegen sein Bewußtsein ausgeschaltet wird, er den Eingriff also miterlebt. Man sollte sich für das Vertrautmachen des Patienten mit der Nasenmaske (Einatmung über Nase, Ausatmung über den Mund) Zeit nehmen. Bei ängstlichen Kranken kann die Analgesie mit Analgetika und Sedativa bei der Prämedikation kombiniert werden, allerdings auf Kosten einer längeren Verweildauer in der Praxis vor Wiedererlangung der »Straßenfähigkeit«. Eine Kombination der Lachgasanalgesie mit einer Lokalanaesthesie bei überängstlichen Kranken ist ebenfalls möglich.

Eine intravenöse Analgesie mit Analgetika vom Morphintyp wie auch die sogenannte Analgosedierung, bei der Analgetika und Sedativa bzw. Neuroleptika (Valium, Tacitin, Dehydrobenzperidol) kombiniert zur Anwendung kommen, sind Verfahren zur Schmerzausschaltung, die aufgrund ihrer schlechten Steuerbarkeit, einer möglichen Atemdepression wie des postoperativen »hang over« oder Rebound-Effektes nur stationären Kranken vorbehalten sein sollten. Die Sedierung mit Valium allein (z. B. Prämedikation vor einer Lokalanaesthesie) birgt dagegen keine ernsthaften Gefahren auch bei ambulanten Patienten in sich.

Intravenöse Kurznarkose:
Dieses Verfahren wird vom Anaesthesisten zur Vornahme kleiner, kurzdauernder Eingriffe wie Zahnextraktionen, Abszeßeröffnungen u.s.w. angewendet. Durch Anheben des Unterkiefers und Absaugen von Blut und Sekret ist für eine gute Freihaltung der oberen Luftwege zu sorgen. Zur Kurznarkose besonders geeignet erscheint Propanidid. Aufgrund seiner relevanten Nebenwirkungen sind jedoch die Kontraindikationen zu beachten. Methohexital und vor allem Etomidate können ebenso benutzt werden. Wegen der kurzen Wirkungsdauer der genannten Narkotika sollten vor Beginn der Injektion alle Operationsvorbereitungen getroffen sein, damit unmittelbar nach der Einleitung mit dem Eingriff begonnen werden kann.

Kombinationsnarkose ohne Intubation:
Diese Technik kann entweder als Barbiturat- oder Etomidate-Einleitung mit anschließender Maskenbeatmung mit einem N_2O/O_2-Gemisch unter Zusatz von Halothan oder Enfluran zur Vertiefung und Verlängerung der Anaesthesie erfolgen, oder man leitet direkt über die Atemmaske mit Halothan und N_2O/O_2 ein. Letzteres Verfahren eignet sich besonders für Kleinkinder, die Angst vor dem »Nadelstich« haben. Auch hier muß eine optimale Freihaltung der Atemwege mit Verhütung der Aspiration beachtet werden.

Kombinationsnarkose mit Intubation:
Im Gegensatz zu den beiden vorgenannten Verfahren darf der Anaesthesist nach erfolgter Intubation und Anschließen des Tubus an das Narkosesystem vom Kopfende des Patienten abrücken, weil eine Freihaltung der Atemwege durch den Tubus gewährleistet ist. Die Intubation wird nach Einleitung der Anaesthesie mit einem intravenösen Narkotikum in der Regel unter Anwendung von Succinyldicholin durchgeführt und die Narkose anschließend mit einem N_2O/O_2-Gemisch und Halothan oder Enfluran weitergeführt. Bei zu erwartenden Intubationsschwierigkeiten (z. B. Kieferklemme, intraorale raumfordernde Prozesse) kann die nasotracheale Blind-Intubation bei erhalte-

Tabelle 4. Verhaltensregeln für die Eltern von Kindern, die sich einem zahnärztlichen Eingriff in Allgemeinanaesthesie unterziehen mußten (modifiziert nach Bell, 1977)

Nach der Heimkehr soll das Kind ruhen, es darf auf keinen Fall unbeaufsichtigt im Haus oder auf der Straße spielen!
Blutung: Wenn eine Blutung anhält oder es erneut blutet, soll die Blutungsstelle aufgesucht und mit einem Wattebausch oder einem sauberen zusammengerollten Papiertaschentuch bedeckt werden, über das man durch kräftiges Zubeißen-Lassen über ca. 20 Minuten die Blutung stillen kann.
Trinken und Essen: 2 Stunden nach dem Eingriff soll zunächst nur Wasser gegeben werden, das u. U. zusammen mit Blut erbrochen werden kann. Später ist die schluckweise Einnahme von Tee oder Säften erlaubt (keine Milch). Gegen Abend des Operationstages kann eine leichte Mahlzeit gegeben werden, wenn das Kind über Hunger klagt.
Benachrichtigung des Arztes ist notwendig, wenn eine Blutung trotz der oben beschriebenen Maßnahme anhält, wenn das Kind über 4 Stunden hinaus Brechreiz hat und erbricht oder wenn andere Unregelmäßigkeiten (s. u.) zu Besorgnis Anlaß geben.

Spezielle Instruktionen nach durchgeführter ambulanter Intubationsnarkose bei Kindern:
Ihr Kind hat heute eine Allgemeinnarkose mit Einführung eines Katheters in die Luftröhre erhalten. Gelegentlich kann diese Maßnahme nach der Narkose zu Störungen der Atemtätigkeit führen. Beim Auftreten solcher Störungen, die durch einen bellenden Husten (Krupp-Husten), deutlich hörbare, ziehende und angestrengte Einatmung sowie Bewegung der Nasenflügel bei der Atemtätigkeit gekennzeichnet sind, ist umgehend ein Arzt zu verständigen und ihm dieses Formblatt vorzulegen!
Anaesthesieverfahren:
Zeitpunkt und Dauer der Anaesthesie:
Verwendeter Endotrachealtubus:
Besonderheiten bei der Anaesthesie:

ner Spontanatmung unter Verzicht auf Muskelrelaxantien angezeigt sein. Besonders unter der initialen Hyperventilation nach Propanidid läßt sich der Tubus bei einiger Übung leicht blind durch die weit geöffnete Stimmritze in die Trachea vorschieben. Nach Intubationsnarkosen können gelegentlich Heiserkeit oder Halsbeschwerden auftreten, die normalerweise nach 1–2 Tagen abklingen. Bei länger bestehender Heiserkeit muß an die Bildung eines Stimmbandgranuloms durch den mechanischen Reiz des Tubus gedacht werden. Eine endoskopische Abtragung in einer HNO-Klinik kann dann erforderlich sein. Vor allem bei Kindern muß gelegentlich nach Intubationsnarkosen mit der Möglichkeit eines Larynxödems mit Einengung der oberen Luftwege gerechnet werden. Nach ambulant durchgeführten Intubationsnarkosen sollte man den Eltern ein Merkblatt mit Verhaltensregeln bei gestörter Atemtätigkeit ihres Kindes mitgeben. Die Neigung zu dieser Komplikation ist vor allem bei bestehenden oder latenten Infekten der oberen Luftwege gegeben. In diesem Fall müssen Operation und Narkose aufgeschoben werden. Auch bei Kindern sollte generell eine gründliche präoperative Befundabklärung durch den Hausarzt bzw. Kinderarzt erfolgen, um mögliche Risikofaktoren nicht zu übersehen (Tab. 4).

7. Sofortmaßnahmen bei eingetretenem Herz-Kreislaufstillstand

7.1. Voraussetzungen für den Erfolg der Maßnahmen

Die entscheidende Voraussetzung für eine erfolgreiche Wiederbelebung ist der sofortige bzw. rechtzeitige Beginn von Beatmung und Herzmassage. Rasches Handeln ist notwendig, will man die kurze Zeitspanne von 3–4 Minuten, nach der bei andauerndem Kreislaufstillstand am Gehirn irreparable Schäden auftreten, nicht ungenutzt verstreichen lassen. Heute müssen von jedem operativ tätigen Arzt, auch vom Zahnarzt, Grundkenntnisse über die modernen Methoden der kardiopulmonalen Wiederbelebung verlangt werden. Die Bereitstellung des dazu notwendigen Instrumentariums und der entsprechenden Notfallmedikamente in der Praxis wie im Krankenhaus ist eine weitere unabdingbare Voraussetzung. Die Ausrüstung ist in regelmäßigen Abständen auf Vollständigkeit und Funktionstüchtigkeit zu überprüfen. Darüberhinaus sollten der Zahnarzt und seine Helfer in regelmäßigen Abständen Reanimationskurse mit praktischen Übungen an Phantomen besuchen, in denen Kenntnisse in der Wiederbelebung erworben oder vertieft werden können.

7.2. Diagnose des Herz-Kreislaufstillstandes

Da nach eingetretenem Kreislaufstillstand im Hinblick auf eine Vermeidung irreversibler Schädigungen nur 3–4 Minuten zur Erkennung der Lebensgefährdung und Einleitung der Sofortmaßnahmen zur Verfügung stehen, können lediglich orientierende Zeichen zur Diagnose des klinischen Todes herangezogen werden:
Bewußtseinslage:
Etwa 6–12 sec nach Unterbrechung des Kreislaufs kommt es zur Bewußtlosigkeit. Eine Störung der Bewußtseinslage kann auch in Verbindung mit anderen akuten Erkrankungen wie etwa einem Stoffwechselkoma oder apoplektischen Insult auftreten. Hierbei fehlt jedoch die Pulslosigkeit.

Atmung:
Der Atemstillstand tritt 15–30 sec nach Kreislaufunterbrechung auf. Atembewegungen von Thorax und Oberbauch sind nicht nachweisbar. Eine später eventuell noch vorhandene Schnappatmung ist durch hypoxische Zwerchfellkontraktionen bedingt, eine Belüftung der Lungen bleibt dabei aus.

Kreislauf:
Eine Pulslosigkeit läßt sich durch Palpation der großen zentral gelegenen Arterien (A. carotis, u. U. auch A. femoralis) feststellen, bei fehlendem Radialispuls kann dagegen noch ein Minimalkreislauf bestehen (sog. Kreislaufzentralisation).

Zu den Symptomen Bewußtlosigkeit, Atemstillstand und Pulslosigkeit treten als weitere Zeichen die grau-weiße oder zyanotische Hautfarbe und die weiten, reaktionslosen Pupillen hinzu. Nach vorheriger Applikation von Morphin können jedoch auch enge Pupillen vorliegen.

7.3. Durchführung der Wiederbelebungsmaßnahmen (A B C der Wiederbelebung)

Nach SAFAR werden 3 Phasen der Wiederbelebungsmaßnahmen unterschieden:

Phase I: Die dringliche Oxygenation des Zentralnervensystems als lebensrettende Sofortmaßnahme, die an keine Praxis- oder Klinikeinrichtung gebunden ist und auch vom Laienhelfer an jedem beliebigen Notfallort durchgeführt werden kann.

Phase II: Die Wiederbelebung der spontanen Blutzirkulation, die das Vorhandensein bestimmter Geräte (EKG-Schreiber, Defibrillator, Schrittmacher) und Medikamente (Tab. 5) voraussetzt. Sie kann damit nur zum Teil vom Zahnarzt in seiner Praxis vorgenommen werden.

Phase III: Die Langzeitwiederbelebung. Nach einem erfolgreichen Wiederbelebungsversuch bedarf der Patient einer weiteren intensiven Überwachung und Therapie (Respirator, Schrittmacher, Monitoring etc.) auf einer Intensivstation. Für diese Phase der Behandlung kommen in erster Linie Anaesthesisten als Wiederbelebungsspezialisten in Frage.

Bei der folgenden Besprechung der Wiederbelebungsmaßnahmen soll im Hinblick auf die realen Voraussetzungen, die hierzu in einer

Tabelle 5. Übersicht über die instrumentelle und medikamentöse Mindestausrüstung zur Behandlung des Kreislaufstillstandes sowie allergischer und toxischer Reaktionen durch Lokalanaesthetika in der zahnärztlichen Praxis

A – Freimachen der Atemwege:
1. einsatzbereites Absauggerät
2. Oro- oder Nasopharyngealtubus
3. Absaugkatheter (Carr. 8–16)
4. Magenverweilsonden
5. Notbesteck zur Koniotomie oder Trachea-Spickung

B – Beatmung:
1. Atembeutel mit Maske (z. B. Ambu) und Anschlußstück zur Zuleitung von Sauerstoff
2. Gefüllte Sauerstoff-Flasche mit Reduzierventil (Gasfluß maximal 15 l/min)
3. Oro-Tubus zur Erleichterung einer Mund-zu-Mund-Beatmung
Eventuell zusätzlich:
4. Intubationsbesteck, bestehend aus:
   a) Laryngoskop mit 3 verschiedenen Spatelgrößen
   b) Endotrachealtubi verschiedenen Durchmessers
   c) Tubusfaßzange nach Magill
   d) Einmalspritze zum Auffüllen der Block-Manschette mit Luft
   e) Anatomische Klemme

C – Cirkulatorische Wiederbelebung:
1. Kunststoffverweilkanülen (Braunülen Nr. 0,5, 1 und 2)
2. Venenkatheter
3. Einmalspritzen und -Kanülen
4. 10 cm lange Kanüle zur intrakardialen Injektion
5. Medikamente:
   a) Natriumbicarbonatlösung 8,4%
   b) Adrenalin-Lösung 1:1000
   c) Orciprenalin (Alupent)
   d) Calciumchlorid-Lösung
   e) Atropin
   f) Solu-Decortin 250 mg
   g) Plasmaexpander (z. B. Plasmasteril, Haemaccel)
   h) Barbiturat (z. B. Brevimytal)
   i) Sedativum (z. B. Valium)
   k) Antihistaminikum (z. B. Tavegil)

zahnärztlichen Praxis gegeben sind, auf Phase I, zum Teil – was die medikamentöse Therapie betrifft – auch auf Phase II entsprechend dem A B C der Wiederbelebung eingegangen werden.
A Atemwege (= A des A B C der Wiederbelebung)
Die oberen Luftwege können verlegt sein
– durch die zurückgefallene Zunge (bewußloser Patient, Patient in Narkose),

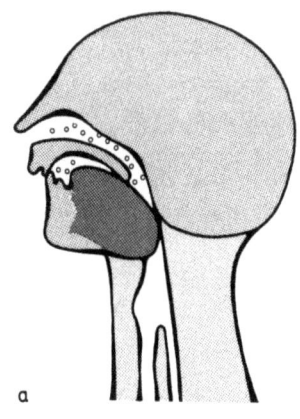 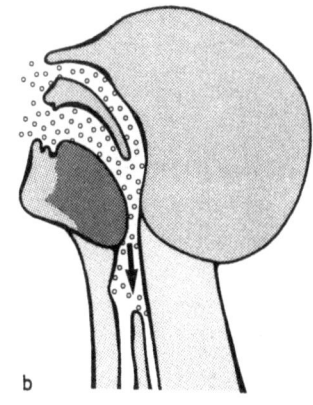

Abb. 70 a u. b. Verlegung der Atemwege durch die Zunge (a), Freimachen der Atemwege durch Überstreckung des Kopfes (b)

- durch Fremdkörper (Blut, Gewebsbestandteile, Sekrete, Zahnprothese, Mullkompresse etc.) und
- durch eine akute Schleimhautschwellung (allergische Reaktion mit Quincke-Ödem).

Bei noch vorhandener Atemtätigkeit ist die Verlegung anhand der paradoxen Atemexkursion von Thorax und Abdomen (Einziehung des Thorax und Vorwölbung des Oberbauchs bei Inspiration, Thoraxexkursion und Abdomen-Einziehung bei Exspiration) deutlich sichtbar. Folgende Maßnahmen zur Freihaltung der Atemwege sind notwendig:
1. Überstrecken des Halses und Anheben des Unterkiefers:
   Der Patient befindet sich in Rückenlage. Eine Hand des Helfers liegt dabei an seiner Stirn-Haar-Grenze, die andere flach unter dem Kinn. Der Unterkiefer wird angehoben und der Kopf im Nacken soweit wie möglich nackenwärts überstreckt. Wie aus Abb. 70 ersichtlich, führt diese Dorsalflexion zu einer Anhebung des Zungengrundes vom Kehlkopfeingang nach ventral mit freien Atemwegen. Diese Position des Kopfes muß auch für die durchzuführende Beatmung (Mund-zu-Mund oder Beatmung mit Atembeutel und Maske) unbedingt beibehalten werden. Bei einer Verlegung der Nase sollte der Mund zusätzlich minimal um Querfingerbreite geöffnet werden. Bei stärkerem Öffnen des Mundes ist dagegen wieder ein partieller Verschluß des Kehlkopfeingangs durch den Zungengrund möglich.
2. Entfernen von Erbrochenem, Blut, Sekret oder Fremdkörper aus Mund und Rachen: Bei Erbrechen, Blutungen oder bei Verdacht auf im Mund-Rachenraum vorhandene Fremdkörper (Zahnprothese, extrahierte Zähne, Mullkompressen u. ä.) muß sofort mit

Zeige- und Mittelfinger der rechten Hand, um die eine Mullkompresse oder ein Taschentuch gewickelt ist, eine Reinigung versucht werden. Flüssiger Mageninhalt, Blut und Sekrete bedürfen der raschen Absaugung mit Hilfe der Absaugpumpe. Der Rachenraum kann auch durch kurzfristiges Drehen des Kopfes zur Seite über die Kante der Behandlungsliege unter das Niveau des Kehlkopfeingangs von Flüssigkeit befreit werden (Ablaufen über den tiefer liegenden Mundwinkel nach außen).

Wenn nach den bisher beschriebenen Maßnahmen keine Spontanatmung in Gang kommt, liegt ein Atemstillstand vor, der eine schnellstmögliche Beatmung erforderlich macht.

3. Hilfsmittel zur Feihaltung der Atemwege und Beatmung:
a) Der Guedel-Tubus sollte nur beim tief Bewußtlosen verwendet werden, bei nur leicht eingeschränkter Bewußtseinslage kann er beim Einführen in den Mund Würg- oder Brechreflexe auslösen mit der Gefahr der Aspiration.
b) Der SAFAR-Tubus weist die gleichen Nachteile auf, zur Beatmung des Bewußtlosen ist er bei fehlendem Atembeutel aufgrund seines Doppelansatzes (Mund- zu SAFAR-Tubus-Beatmung) besser geeignet.
c) Der Nasopharyngealtubus nach WENDEL wird über die Nase eingeführt, das Risiko des Würgens und Erbrechens ist bei seiner Anwendung nur minimal.
d) Der Orotubus besitzt die gleichen Vorzüge, der kurze Mundansatz verhindert Verletzungen im Rachenraum beim Einführen. Nasenklemme und Gummischild sorgen für eine gute Abdichtung des Mundes zur Beatmung
e) Die sicherste Methode zur Freihaltung der Atemwege ist die endotracheale Intubation mit einem naso- oder orotrachealen Tubus mit Blockermanschette, da hierbei eine Aspiration nach Regurgitation von Mageninhalt – etwa infolge Luftfüllung des Magens bei Mund-zu-Mund-Beatmung – sicher vermieden wird. Indes setzt diese Methode praktische Erfahrungen in der Intubationstechnik voraus, über die der Zahnarzt in der Regel nicht verfügt.

B Beatmung (= B des A B C der Wiederbelebung)

Beatmung ist nicht nur bei Atemstillstand, sondern auch bei insuffizienter Spontanatmung erforderlich. Sie erfordert keine Vorbereitungen und kann auch ohne die oben genannten Hilfsmittel jederzeit durchgeführt werden. Schädigungsmöglichkeiten des Patienten durch die Beatmung bestehen abgesehen vom Risiko der Aspiration nach Luftfüllung des Magens und Regurgitation nicht. Der Helfer kann allerdings durch Kontaktgifte (E 605 z. B.) bei direkter Kontamination

gefährdet sein. Hier darf nur über einen der oben genannten Tubi die Beatmung durchgeführt werden. Vor Beginn der Atemspende wird der Patient auf den Rücken gelagert und der Kopf nackenwärts in der oben beschriebenen Weise überstreckt.
1. Mund-zu-Nase-Beatmung (s. Abb. 7):
Die Atemspende über die Nase sollte, sofern Tubi als Hilfsmittel fehlen, grundsätzlich primär versucht werden, da der weniger Geübte seinen Mund besser über der Nase des Patienten abdichten kann. Bei der Beatmung über die Nasenhöhlen wird zudem der Inspirationsdruck abgeschwächt und somit das nicht vermeidbare Einströmen von Luft in den Magen (Regurgitation, Aspirationsgefahr) vermindert.
Technik: Nach Überstrecken des Kopfes mit einer Hand, Anheben des Kinns und Schließen des Patientenmundes mit der anderen erfolgt die Atemspende nach normaler Inspiration, wobei der weit geöffnete Mund dicht um die Nase des Patienten gelegt wird. Nach Ende der Insufflation soll das Ausströmen der Luft aus den Patientenlungen optisch (Beobachtung des zurücksinkenden Thorax) wie akustisch (Exspirationgeräusch an den Nasenöffnungen) kontrolliert werden. Die Atemspende wird in der beschriebenen Weise mit einer Frequenz von 12–15/Minute ausgeführt, wobei übergroße Atemvolumina im Hinblick auf eine mögliche Hyperventilationstetanie des Helfers vermieden werden sollten.
2. Mund-zu-Mund-Beatmung (s. Abb. 7):
Diese Form der Atemspende muß gewählt werden, wenn die Mund-zu-Nase-Beatmung nicht durchführbar ist.
Technik: Zeigefinger und Daumen der an der Stirn-Haar-Grenze des Patienten liegenden Hand komprimieren beide Nasenöffnungen, mit der am Kinn befindlichen Hand wird der Patientenmund querfingerbreit geöffnet. Nach Inspiration umschließt man mit dem eigenen, weit geöffneten Mund den des Kranken und führt die Insufflation aus. Anschließend muß auch hier, wie oben beschrieben, der Erfolg kontrolliert werden.
3. Atemspende bei Kindern:
Die Maßnahmen sind prinzipiell die gleichen wie beim Erwachsenen. Aufgrund der unterschiedlichen Größenrelation, vor allem bei Säuglingen und Kleinkindern, werden Mund und Nase des Kindes gleichzeitig mit dem eigenen Mund überdeckt und die Beatmung mit geringeren Atemhubvolumina durchgeführt.
4. Beatmung mit Atembeutel und Maske:
Als einfache Hilfsmittel zur Durchführung der Atemspende kommen die oben genannten Tuben zur Anwendung. Hinzu tritt als

wirkungsvolles Gerät der Atembeutel mit Atemmaske. Dieser Beutel ist so konzipiert, daß er sich nach jeder Beatmung automatisch mit Frischluft füllt. Über ein besonderes Ventil kann zusätzlich Sauerstoff (4–6 l/Minute) in den Beutel eingeführt werden. Die Exspirationsluft des Patienten entweicht über ein besonderes Nicht-Rückatemventil.

Technik: Auch hier muß primär für eine Überstreckung des Kopfes gesorgt werden. Dann wird die Maske mit dem zur rechten Seite gerichteten Atembeutel über Mund und Nase des Patienten gelegt und mit der linken Hand (beim Rechtshänder) fest gegen die perioralen Gesichtsweichteile abgedichtet, was – vor allem bei Patienten mit atrophischem Unterkiefer – schwierig sein kann. Die Beatmung erfolgt dann durch Ausdrücken des Beutels mit der rechten Hand, wobei die rechte Gesichtshälfte des Patienten als Widerlager dienen kann.

C Cirkulation (= C des A B C der Wiederbelebung)
Die Diagnose des Kreislaufstillstandes ergibt sich, wie bereits ausgeführt, aus den Symptomen Bewußtlosigkeit, Atemstillstand, Pulslosigkeit (Palpation der A. carotis), weite, reaktionslose Pupillen (Kontrolle der Pupillenweite) sowie Blässe oder Zyanose der Haut. Der fehlende Karotis-Puls ist das sicherste Zeichen für die Kreislaufunterbrechung, der ein Kammerflimmern, eine Asystolie oder eine Hyposystolie (zu schwache Herztätigkeit) zugrundeliegen können. Die externe Herzmassage ist die Methode der Wahl zur Aufrechterhaltung eines passiven Notkreislaufs nach eingetretener Kreislaufunterbrechung.

1. Lagerung des Patienten:
Nach Diagnose des Kreislaufstillstandes muß der Patient unverzüglich flach in Rückenlage auf eine harte Unterlage (Fußboden oder Unterschieben eines Brettes unter den Thorax des im Bett liegenden Patienten – »Brett im Bett«) verbracht werden. Ein zweiter Helfer sollte die Beine in Taschenmesserposition anheben oder die Unterschenkel des Patienten auf einen Hocker oder Stuhl lagern (Autotransfusion).

2. Beatmung und Herzmassage:
Nach Beatmung (siehe unter B) mit 4 Atemzügen rasch hintereinander wird der Thorax beim Erwachsenen durch Druck auf die untere Hälfte des Corpus sterni gegen die Brustwirbelsäule um etwa 4–5 cm genähert. Der Helfer steht (Patient liegt auf Behandlungsliege) oder kniet (Patient liegt auf Fußboden) seitlich vom Patienten mit durchgestreckten Armen, die übereinandergelegten Handballen in Längsrichtung auf den Druckpunkt des Brustbeins aufgesetzt (Abb. 71a + b). Das Herabdrücken des Sternums erfolgt regelmä-

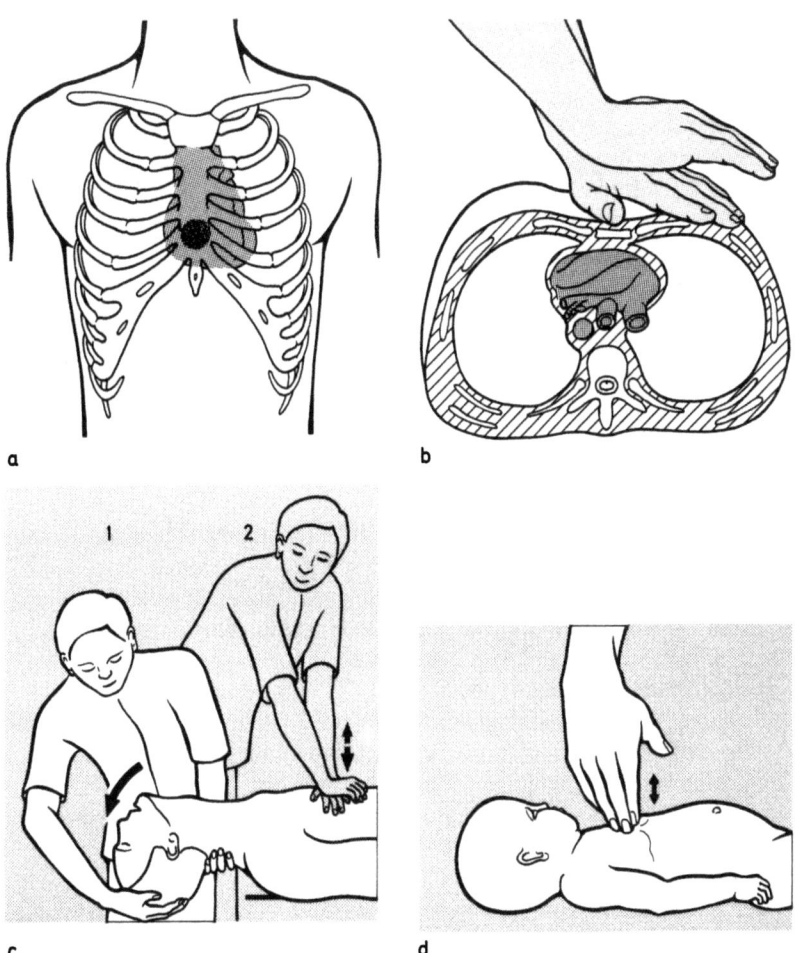

Abb. 71a–d. Technik der extrathorakalen Herzmassage beim Erwachsenen (**a u. b**) mit gleichzeitiger Atemspende (**c**) und beim Kind (**d**)

ßig und ununterbrochen, wobei die Handballen auch zwischen den Kompressionen auf dem Druckpunkt verbleiben. Aufgrund seiner Elastizität dehnt sich der Thorax in dieser Phase bei nachlassendem Druck aus und das Herz wird wieder mit Blut gefüllt.
Kardiopulmonale Reanimation durch einen Helfer:
Primär sollte 3–5mal beatmet und anschließend die Wiederbelebung im Wechsel mit 15 Herzkompressionen und 2 Insufflationen weitergeführt werden.

Kardiopulmonale Reanimation durch 2 Helfer:
Hier übernimmt der 1. Helfer die Beatmung (Beginn mit 3–5 Insufflationen, anschließend etwa 12 Beatmungen/Minute, der 2. Helfer im Wechsel die Herzmassage (60/Minute), so daß ein Beatmungs-Kompressionsverhältnis von 1:5 vorliegt (Abb. 71c).
Die Durchführung der Wiederbelebungsmaßnahmen darf nicht länger als 5 sec unterbrochen werden, da sonst der Herzauswurf gleich Null ist.
Bei Kleinkindern erfolgt die Herzkompression nur mit einem Handballen (Frequenz 80–100/min), die andere Hand kann unter den Rücken des Kindes gelegt werden.
Bei Säuglingen wird mit 2 Fingern oberhalb der Sternummitte die Herzmassage durchgeführt (Abb. 71d). Bei zu weit distal gewähltem Druckpunkt besteht die Gefahr einer Verletzung der beim Säugling hoch stehenden Leber oder Milz. Frequenz der Herzmassage beim Säugling: 120/Minute.

3. Kontrolle der Wirksamkeit der kardiopulmonalen Wiederbelebung
   a) Pupillenreaktion:
   Wenn die Pupillen unter Beatmung und Herzmassage wieder enger werden und auf Licht reagieren, kann die Oxygenation des Gehirns als ausreichend bezeichnet werden.
   b) Karotis-Puls:
   Unter der Herzmassage muß der Karotis-Puls tastbar sein, ebenso nach Wiedereinsetzen der spontanen Herzaktion.
   c) Als weitere Zeichen für den Erfolg der durchgeführten Maßnahmen sind eine Besserung der Hautfarbe und eine Wiederkehr der Spontanatmung anzusehen.

4. Der präkardiale Schlag:
Bei bestimmten Dysrhythmien (etwa einem AV-Block) des Herzens kann ein aus 20–30 cm Höhe auf die Brustbeinmitte ausgeführter Faustschlag zur Normalisierung der Herztätigkeit führen. Voraussetzung für den Erfolg ist, daß diese Maßnahme unmittelbar nach Eintritt des Kreislaufstillstandes vorgenommen wird und eine hypoxisch bedingte Asystolie ausgeschlossen werden kann. Eine weitere Kontraindikation besteht bei Kindern. Der präkardiale Schlag ist kein Ersatz für die Herzmassage!

5. Komplikationen der externen Herzmassage:
Im Gegensatz zur Beatmung bestehen bei der Herzmassage gravierende Komplikationsmöglichkeiten, die jedoch im Rahmen wirksamer Reanimationsbemühungen hingenommen werden müssen. Andererseits sollte aus diesem Grunde eine Herzmassage nur bei definitivem Kreislaufstillstand vorgenommen werden. Zu den nicht ver-

meidbaren Komplikationen gehören Sternum- und Rippenfrakturen mit Verletzung der Pleura und der Lungen (Gefahr eines Pneumo- oder Hämatothorax, Lungenkontusion) wie Verletzung von Milz und Leber (bes. bei Kindern).

6. Medikamentöse Therapie:
Eine intravenöse Gabe von Medikamenten hat nur Sinn bei ausreichender Minimalzirkulation unter der Herzmassage, ansonsten muß intrakardial (Höhe des 3. Interkostalraums links parasternal) mit verdünnten Lösungen appliziert werden. Gefahren der intrakardialen Injektion: Pleura- und Lungenläsion, Blutung in das Perikard mit tödlicher Herzbeuteltamponade. Folgende Maßnahmen sind obligat:

a) Applikation von 8,4%iger Natriumbicarbonatlösung (1–2 ml/kg Körpergewicht) zur Bekämpfung der metabolischen Azidose, die ein Wiederingangkommen der spontanen Herztätigkeit erschwert.

b) Orciprenalin (Alupent) (0,2–0,4 mg intrakardial oder 0,5 mg i. v.) zur Wiederherstellung der Spontanaktivität des Myokards.

c) Adrenalin (i. v. oder intrakardial 0,5 ml einer auf 10 ml verdünnten Stammlösung von 1:1000), wenn die Medikation von Alupent sich als wirkungslos erweist.

d) Calciumchlorid (3–5 ml der 10%igen Lösung intrakardial, 10 ml i. v.) zur Optimierung der Kontraktilität des Myokards.

e) Atropin (0,5 mg i. v.) ist indiziert nach Wiederingangkommen der Herzaktionen bei starker Frequenz-Verlangsamung (Bradykardie).

Zu diesen essentiellen Medikamenten treten weitere Präparate (z. B. Digoxin, Lidocain, Furosemid, Beta-Receptorenblocker) zur Therapie beim Zustand nach Kreislaufstillstand mit erfolgreicher Wiederbelebung hinzu. Es empfiehlt sich, alle Pharmaka zur Notfall-Therapie an einem gemeinsamen Platz übersichtlich bereitzuhalten, um im entscheidenden Moment keine Zeit zu verlieren. Hierher gehören als weitere wichtige Pharmaka auch:
Antihistaminika (Tavegil, Atosil) und Cortison (Solu-Decortin 250 mg) zur Behandlung allergischer Zwischenfälle sowie Methohexital (Brevimytal) und Diazepam (Valium) zur Kupierung zerebraler Krämpfe (zu hohe Lokalanaesthtikumblutspiegel) und Lorfan (Antidot bei morphinbedingter Atemdepression).

7.4. Mögliche Ursachen für Störungen der Atemtätigkeit

Im Hinblick auf die für Diagnose und Behandlung des Kreislaufstillstandes knapp bemessene Zeit sollten die Ursachen für einen Zwischenfall erst zu einem späteren Zeitpunkt ergründet werden. Ursachen für eine Atemstörung sind ungenügende O_2-Aufnahme oder CO_2-Abgabe. In der zahnärztlichen Praxis kommen hierbei in erster Linie in Frage:
a) Störungen des Atemzentrums (Intoxikation durch Lokalanaesthetika, Hypoxie des Gehirns bei akuter Herz-Kreislaufinsuffizienz, Schock),
b) Mechanische Atembehinderung (Fremdkörper, Blut, zurückliegende Zunge beim Bewußtlosen, Laryngospasmus, Quincke-Ödem),
c) Pathologische Veränderungen am Thorax (Deformierung, Zwerchfellhochstand, eingeschränkte Beweglichkeit im Alter), der Atemmuskulatur (Poliomyelitis) und der Lungen (Emphysem, Skoliose, Pleuraerguß),
d) Gestörte Transportfunktion des Blutes für Sauerstoff (Hämoglobinmangel, pathologische Hämaglobinveränderungen, Herzinsuffizienz),
e) Eine fehlerhafte Zusammensetzung der Atemluft (zu niedriger O_2-Anteil bei der Lachgasanalgesie, CO_2-Anreicherung bei Fehlen von funktionstüchtigen Absorbern im Kreissystem des Narkosegerätes).

7.5. Mögliche Ursachen für Störungen der Herz-Kreislauffunktion

Ein klinischer Kreislaufstillstand kann in 3 verschiedenen Formen vorliegen:
– Als absoluter Herzstillstand (Asystolie): Kontraktionen des Herzmuskels bleiben hierbei aus, da das spezifische Reizleitungssystem seine Fähigkeit zur Bildung und Ausbreitung der Erregung verloren hat.
– Das Kammerflimmern: Durch zeitlich unkoordinierte Erregungsbildung und -Ausbreitung kommt eine synchrone Kontraktion des Herzmuskels nicht zustande, die Auswurfleistung ist auch hier gleich Null.
– Als Hyposystolie: Es besteht ein zu geringes Herzzeitvolumen bei extremer Brady- oder Tachykardie und Myokardversagen bei normalen Erregungsablauf.

Viele Ursachen können zu einem Herz-Kreislaufstillstand in Verbindung mit einem zahnärztlichen Eingriff führen. Es seien genannt:
- Kardiale Faktoren: akuter Herzinfarkt, Störungen der Erregungsbildung und -Ausbreitung (z. B. Adam-Stokes-Anfall, akute Überbelastung bei Lungenembolie, Herzfehler, Myokarderkrankungen);
- Respiratorische Faktoren: Ateminsuffizienz oder Atemstillstand, zu niedriger O_2-Anteil im Gasgemisch bei der Lachgasanalgesie;
- Intoxikationen: Zu hohe Blutspiegel von Lokalanaesthetika, Vasokonstriktoren oder anderen herzwirksamen Pharmaka, Überempfindlichkeit auf diese Medikamente, anaphylaktoide Reaktionen;
- Reflektorische Einflüsse: Vasovagale Reflexe.

Abschließend sei betont, daß nur bei raschem Handeln und sachgemäßer Durchführung kardiopulmonale Wiederbelebungsmaßnahmen zum Erfolg führen. In der primären Situation kommt es darauf an, Zeit zu gewinnen, um irreversible Schädigungen zu vermeiden. Die hier wiedergegebenen Maßnahmen sind nur das erste, aber entscheidende Glied einer Rettungskette, in die sich anschließend der herbeigerufene Allgemeinmediziner bzw. Notarzt und Rettungssanitäter sowie Wiederbelebungsspezialisten und Schwestern einer Intensivbehandlungsstation einschalten müssen.

7.6. Literatur

Ahnefeld, F. W., Dick, W., Güttler, H., Kilian, J.: Lebensrettende Sofortmaßnahmen. Ludwigshafen: Broschüre Knoll-AG 1976.

Ahnefeld, F. W.: Reanimation. In: Lehrbuch der Anästhesiologie, Reanimation und Intensivtherapie (Benzer, H., Frey, R., Hügin, W., Mayrhofer, O., Hrsg.), 4. Aufl. Berlin – Heidelberg – New York: Springer, 1977.

Bell, J. M.: Clinical Dental Anaesthesia – A Manual of Principles and Practice. Oxford: Blackwell Scientific Publications 1975.

Bergmann, H.: Die Anästhesie in der Zahn-, Mund- und Kieferchirurgie. In: Lehrbuch der Anästesiologie, Reanimation und Intensivtherapie (Benzer, H., Frey, R., Hügin, W., Mayrhofer, O., Hrsg.), 4. Aufl. Berlin – Heidelberg – New York: Springer 1977.

Covino, B. G., Vasallo, H. G.: Local Anesthetics – Mechanisms of Action and Clinical Use. London: Grune & Stratton 1976.

Eriksson, E., Gordh, T.: Atlas der Lokalanästhesie. Stuttgart: Thieme 1970.

Green, R. A., Coplans, M. P.: Anaesthesia and Analgesia in Dentistry. London: H. K. Lewis 1973.

Havers, L.: Maßnahmen zur Wiederbelebung. In: Operationslehre für Zahnärzte (Krüger, E., Hrsg.). Berlin: Quintessenz-Verlag 1976.

Herden, H. N.: Wiederbelebung. In: Praxis der Intensivbehandlung (Lawin, P., Hrsg.). Stuttgart: Thieme 1976.

Herfert, O.: Klinische Versuche mit Ornithin-8-Vasopressin als vasokonstriktorischer Zusatz zu lokalanästhetischen Lösungen. Anästhesist 20, 40 (1971).

Killian, H.: Lokalanästhesie und Lokalanästhetica, 2. Aufl. Stuttgart: Thieme 1973.

Nolte, H.: Die Lokalanästesie. In: Lehrbuch der Anästhesiologie, Reanimation und Intensivtherapie (Benzer, H., Frey, R., Hügin, W., Mayrhofer, O., Hrsg.), 4. Aufl. Berlin – Heidelberg – New York: Springer 1977.

Peter, K., Lutz, H.: Präoperative Befunderhebung. Langenbecks Arch. Chir. *334* (Kongreßbericht 1973), 681 (1973).

Podlesch, I.: Anästhesie und Intensivbehandlung im Säuglings- und Kindesalter. Stuttgart: Thieme 1977.

Safar, P.: Resuscitation, Controversial Aspects. Int. Symposium Wien 1962. Wien: Springer 1963.

Schijatschky, M.: Lebensbedrohende Zwischenfälle in der zahnärztlichen Praxis, 3. Aufl. Berlin: Quintessenz-Verlag 1976.

Stöcker, L.: Narkose, 5. Aufl. Stuttgart: Thieme 1975.

XIII. Der Schock

Unter dem Begriff Schock versteht man den Zustand der verminderten Durchblutung des Gewebes, der durch ein vermindertes Stromzeitvolumen charakterisiert und in seiner Dignität durch die Relation zwischen aktuellem Stromzeitvolumen und Bedarf der Peripherie bestimmt ist.

Es gibt zahlreiche Ursachen, die zu diesem lebensbedrohlichen Zustand führen, dennoch lassen sich alle Ursachen in Abhängigkeit von der Kreislauffunktion, die primär gestört wird, in drei großen Gruppen zusammenfassen:
- Die Reduktion des vorhandenen Volumens durch Verluste von Blut, Plasma oder Wasser (Blutung, Verbrennung, Dehydratation).
- Gefäßveränderungen durch toxische, hormonale oder nervale Einwirkungen (spinaler Schock, anaphylaktischer Schock, septischer Schock).
- Abnahme der Pumpleistung des Herzens (Myokardinfarkt, Rhythmusstörungen, Perikardtamponade).

1. Der hypovolämische Schock

In der Chirurgie ist dies die häufigste Form des Schocks. Sie entsteht durch Verluste des zirkulierenden Volumens, wobei die Entwicklung von charakteristischen hämodynamischen Veränderungen und von der Menge und dem Zeitraum, in welchem das Volumen verlorengegangen ist, abhängig ist (größere Verluste über 1 l werden beispielsweise toleriert, wenn dieses nicht plötzlich, sondern über einen längeren Zeitraum geschieht).

Der Allgemein-Zustand und das Alter des Patienten sind von Bedeutung; Kinder und Greise tolerieren schon kleinere Verluste schlecht. Im allgemeinen kann gesagt werden, daß bei Verlusten von 10–20% des Volumens ein leichter Schock, bei 20–40% ein mittelschwerer Schock und bei 40% ein schwerer Schock vorliegt.

Unmittelbar nach der Verminderung des Volumens und dem Abfall des arteriellen Druckes kommen kompensatorische Mechanismen, die im Kapitel III u. IV geschildert wurden (Wasserretention usw.) in Gang; vor allen Dingen wird durch die Wirkung der Katecholamine der periphere Widerstand zu dem Zweck erhöht, die Perfusion der vitalen Organe zu gewährleisten (Gehirn und Herz). Es kommt zur Zentralisation des Kreislaufes. Die Nieren sind, wie auch die übrige Peripherie, aus dem Schutzmechanismus dieses Vorganges ausgenommen. Ohne therapeutische Hilfe kommt es zu Veränderungen in der Peripherie, die im weiteren Verlauf an die erste Stelle des Geschehens treten. Die Katecholamine nämlich verursachen die Kontraktion des Sphinkters in den präkapillären Arteriolen und postkapillären Venolen (Abb. 72a + b) und dadurch auch die Abnahme des hydrostatischen Drucks in den Kapillaren. In dieser Situation fließt extrazelluläre Flüssigkeit in die Kapillaren hinein (Wiederauffüllung). Wegen andauernder Hypoperfusion und unzureichendem Angebot von Sauerstoff schlägt die Glucoseverbrennung mit konsekutiver Bildung von Säurevalenzen auf die anaerobe Seite um (siehe später). Durch die Entwicklung der so entstandenen Gewebsazidose kommt es zur Relaxation der präkapillären Sphinkter und zum Anstieg des hydrostatischen Drucks, der jetzt Flüssigkeit aus den Kapillaren auspreßt; dies umso mehr, da die hypoxisch geschädigte Kapillarmembran für Albumine durchlässig wird. Der postkapilläre Sphinkter ist resistenter gegenüber dem Abfall des pH-Wertes und bleibt längere Zeit kontrahiert, was die Blutstase im Kapillarbett verstärkt. Die Stase wird weiter durch die erhöhte Viskosität des an Flüssigkeit verarmten Blutes verschlimmert und führt zuerst zu einer Aggregation der Zellelemente (SLUDGE-Phänomen) und weiter unter dem Verbrauch von Koagulation-Faktoren zur Bildung von Mikrothromben (disseminierte intravaskuläre Koagulation – DIC). So kommt es zur fast kompletten Unterbrechung der Zirkulation und Nekrose des Gewebes. In dieser Spätphase relaxiert sich auch der postkapilläre Sphinkter, und die an sauren Valenzen reichen Zerfallprodukte überschwemmen den Organismus mit toxischer Wirkung auf lebenswichtige Organe.

Während der oben geschilderten hypoxischen Stase nimmt die Integrität der Zellmembran ab; außerdem drängen Natrium und Wasser in das Protoplasma ein, und Kalium verläßt die Zelle. Wegen des Mangels an O_2 können Pyruvat-Produkte des anaeroben Stoffwechsels der Glucose nicht weiter verbrannt werden (Krebs-Zyklus), sondern wird der überwiegende Teil in Milchsäure überführt. Die Hypoxie des Protoplasmas bedingt die verminderte Produktion des energiereichen Phosphats (ATP) und von diesem abhängig die Synthese der Eiweiße. Es scheint auch, daß die lysosomale Membran, die die sehr wirksame

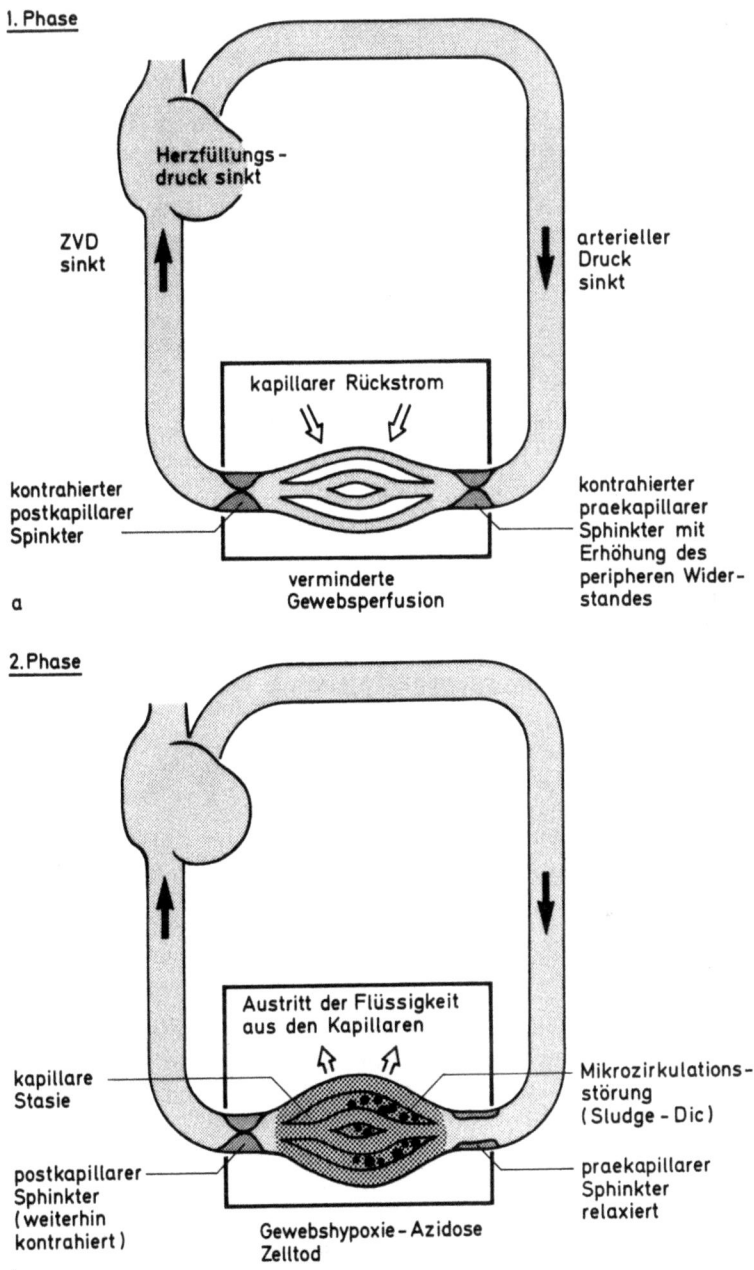

Abb. 72 a u. b. Hämodynamik im Volumenmangelschock

Enzymdehydrolase umkapselt, in dieser Funktion nachläßt, so daß dieses Enzym die übrigen Zellelemente lysiert. Neben der geschilderten Veränderung kommt es in der Zelle zur Gluconeogenese aus Aminosäuren und Fett mit Bildung von Ketonen und weiterer Verstärkung der Azidose. Außerdem bestehen Hinweise darauf, daß es zur Aggretation von Fettsäuremolekülen kommt, die Mikrothromben bilden und die mit der Zirkulation in parenchymatöse Organe, besonders in die Lunge eingeschwemmt werden, wodurch deren Funktion beeinträchtigt wird (Mikroembolien).

Die beschriebenen Veränderungen im Gewebe während des Schocks spielen sich in allen parenchymatösen Organen ab, doch sind die Nieren und die Lungen ganz besonders vom Schock betroffen. In den Nieren kommt es zu Schwellungen des tubulären Epithels und eventuell zur Nekrose mit konsekutivem funktionellem Versagen. Die respiratorische Insuffizienz, die durch organische Veränderungen der Lunge verursacht worden ist (sogenannte Schock-Lunge), stellt heute die Haupttodesursache bei schockierten Patienten, sehr oft trotz sachgerechter Behandlung dar.

Die beschriebenen Verschiebungen der Flüssigkeit aus den Kapillaren ins Interstitium führen in den Lungen zur Verlängerung der Diffusionsstrecke. Wenn noch der Austritt von Albumin hinzukommt, bildet sich ein ausgeprägtes interstitielles Ödem mit weiterer Erschwerung der O_2-Diffusion aus den Alveolen. Außerdem verschlechtert sich auch die Mikrozirkulation auf die vorher geschilderte Weise, wozu noch Mikroembolien aus der Peripherie beitragen, so daß die Oxygenation des Blutes besonders erschwert wird, was sich durch den Abfall des arteriellen pO_2-Wertes ausdrückt. Die respiratorische Insuffizienz beeinflußt die Schockereignisse im weiteren Verlauf besonders negativ.

1.1. Klinisches Bild

Ganz zu Anfang des Geschehens sind bei den Patienten zwei kurz andauernde Bilder festzustellen: kalte Hypotonie mit Bradykardie (kalte Akren und arterieller Druck knapp unter 100 mm Hg). Unmittelbar nach dieser Phase tritt die sogenannte kalte normotone Tachykardie auf. Dieses Bild entspricht der Phase des gut kompensierten Schocks.

Allgöwer und Burri haben aus dem Quotienten: Puls/systolischer Blutdruck den sogenannten Schockindex abgeleitet:
Puls/systolischer Druck $<0,5$ = wahrscheinlich unbeeinträchtigte Kreislauffunktion

Puls/systolischer Druck = 1,0 = wahrscheinlich drohender Schock
Puls/systolischer Druck >1,5 = wahrscheinlich manifester Schock
   Charakteristische äußere Zeichen eines nicht mehr kompensierten Schockzustandes sind: fahle, erblaßte Haut, kalter Schweiß, leichte Zyanose, flache und schnelle Atmung, Unruhe und Angst des Patienten, manchmal leichte Bewußtseinstrübung. Der arterielle Druck ist niedrig, ebenso der ZVD, der Puls erhöht, wobei die Werte nicht immer mit der Schwere des Geschehens korrelieren; die Urinproduktion ist vermindert (Werte unter 25 ml/Std sind besorgniserregend). Von den Laboruntersuchungen sind der Hämatokrit, harnpflichtige Substanzen und Gaswerte besonders wichtig.
   Behandlung: Die Therapie des Schockes verlangt fundierte Kenntnisse und klinische Erfahrung; deswegen werden hier nur die Grundzüge skizziert. Eine detaillierte Schilderung würde den Rahmen dieses Buches überschreiten, weshalb auf spezielle Bücher hingewiesen wird. Die Therapie hat zum Ziel: die Wiederherstellung des Blutvolumens durch Zufuhr von Blut, Plasma und Plasmaersatzstoffen, die Beseitigung der Azidose (Gabe von Natriumbicarbonat); die Verbesserung der Nieren- und Lungenfunktion (notfalls durch Beatmung) und die Sanierung der Mikrozirkulation (Heparin, Rheomakrodex). Eine erfolgreiche Therapie setzt eine ständige und sorgfältige Überwachung (siehe Kapitel XIV) voraus.

2. Der septische Schock

Diese Schockform wird durch die toxische Wirkung von Mikroorganismen verursacht. Am häufigsten sind es gramnegative Keime (Klebsiella-Enterobacter-Gruppe, Escherichia coli usw.), die in ihren Membranen ein Polysacharrid enthalten, das nach dem Tode der Zellen als sogenanntes Endotoxin in den Blutstrom gelangt und dort aktiviert wird. Aus diesem Grunde wird dieser Schock auch gramnegativer oder Endotoxin-Schock genannt. Da in neuerer Zeit festgestellt wurde, daß auch grampositive Keime (Staphylococcus z. B.) und Pilze (Candida albicans) Endotoxin oder ihm ähnliche Substanzen mit derselben Kreislaufwirkung produzieren können, ist der Terminus »septischer Schock« eher adäquat und auch allgemein akzeptiert.
   Endotoxin ist primär inaktiv. Erst nach Koppelung mit Antikörpern und Komplementen bildet es Anaphylatoxin, das dann eine verstärkte Sekretion von Katecholaminen, Histamin, Serotonin und Kinin mit entsprechender Beeinträchtigung des Kreislaufes als Folge verursacht

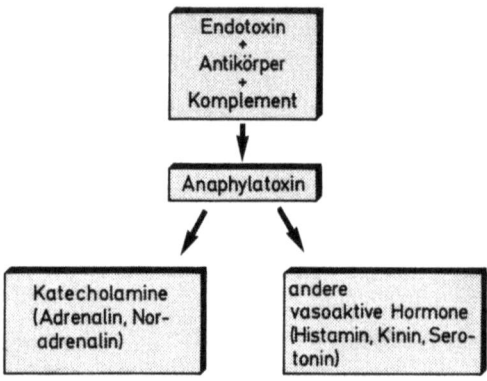

Abb. 73. Aktivierung des Endotoxins im septischen Schock. (Nach Lillehei)

(Abb. 73). Die heutigen Vorstellungen über die Pathogenese dieses Schocktyps stammen überwiegend aus experimentellen Beobachtungen und lassen sich nach Lillehei wie folgt schildern: Nach Gabe von Endotoxin kommt es zur Konstriktion der Lebervenen mit Sequestration einer Volumenmasse im Splanchanikus-Bereich. Die so ausgelöste Reduktion des venösen Rückflusses ins Herz führt zum Abfall des arteriellen Druckes. Das setzt sympathiko-adrenale Mechanismen mit konsekutiver viszerokutaner Vasokonstriktion und pathologischen Vorgängen wie beim hypovolämischen Schock in Gang. Es ist jedoch ein Unterschied, allerdings nur quantitativer Natur, zu erwähnen: Im septischen Schock tritt die Aggregation der Zellelemente des Blutes (SLUDGE und DIC) schneller auf und ist stärker in ihrem Ausmaß und ihrer Dignität. Außerdem entstehen im septischen Schock die Veränderungen wie schwere Hämorrhagien in Lunge, Darm, Leber usw. unvergleichbar schneller. Beim Menschen ist, im Unterschied zum Hund, für die initiale Phase des Schocks keine Bevorzugung eines Organs auszumachen. Vielmehr scheint es, daß die symphatikomimetische Wirkung des Endotoxins die Venolen der verschiedenen Provinzen gleichzeitig trifft.

Ein weiteres Charakteristikum des septischen Schocks ist die Anwesenheit und pathologische Wirkung der lebendigen Bakterien auf die Hämodynamik. Es ist schon zu Anfang dieses Jahrhunderts festgestellt worden, daß in entzündeten Gebieten eine verstärkte Durchblutung vorliegt. In neuerer Zeit ist dieses Phänomen so erklärt worden, daß durch die Wirkung von Bakterien und Produkten der zerstörten Zellen die in allen Geweben vorhandenen Kininogene in vasoaktives Kinin umgewandelt werden. Entgegen allen Erwartungen haben die Messungen der O_2-Differenz zwischen dem ateriellen und venösen Schen-

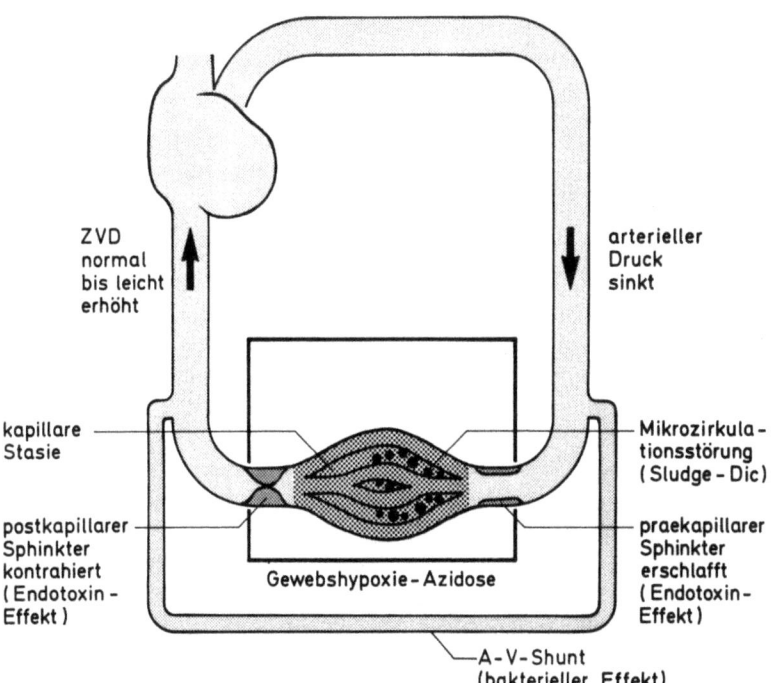

Abb. 74. Periphere Zirkulation im septischen Schock. (Modifiziert nach Lillehei)

kel gezeigt, daß Sauerstoff nicht oder sehr wenig vom Gewebe verbraucht wird, d. h., daß dieser Blutstrom durch Kurzschlußverbindungen die betroffenen Gewebe umgeht und so die schon vorhandene Hypoxie der Zelle verstärkt (Abb. 74).

Nach dieser Erklärung wird die für den septischen Schock charakteristische hyperdynamische Zirkulation verständlich: Erhöhter ZDV, erhöhtes Herzminutenvolumen, verminderter peripherer Widerstand und trotzdem erniedrigter arterieller Druck, metabolische Azidose, Oligurie usw. Erst später kommt es zu den typischen Zeichen des dekompensierten Schocks: Tachykardie, erniedrigte Herzleistung, Erhöhung des peripheren Widerstandes mit weiterem Abfall des Druckes und ZVD; es entwickelt sich eine hypodynamische Zirkulation.

Die Therapie des septischen Schocks muß neben den beim hypovolämischen Schock skizzierten Aufgaben außerdem den bakteriellen Einfluß durch die chirurgische Beseitigung des Infektionsherdes (z. B. Drainage eines Abszesses, gezielte und hochdosierte Gabe von Antibiotika) eliminieren. Die Verbesserung der Mikrozirkulation ist von erstrangiger Bedeutung. Schließlich hat sich die Gabe von Kortikosteroiden in akuten Phasen bewährt.

3. Der kardiogene Schock

Diese Schockform wird am häufigsten als Folge eines Myokardinfarktes, verursacht durch eine schwere Störung der Kontraktionskraft des linken Ventrikels, beobachtet. Dadurch wird das Schlag- und damit auch, trotz beschleunigter Frequenz, das Herzminutenvolumen verkleinert. Die periphere Vasokonstriktion erhöht den ZVD, so daß eine Weile der mittlere arterielle Druck aufrechterhalten wird. Die unzureichende Gewebsperfusion führt zur Hypoxie, Azidose, Oligurie und im weiteren Verlauf nach Erschöpfung der kardialen Reserven zum Abfall des arteriellen Drucks.

Die Therapie schließt sehr vorsichtige Volumensubstitution, Schmerzbekämpfung, Sedierung, Sauerstoffzufuhr, Herzkräftigung, Antikoagulation, Beseitigung der Vasokonstriktion und in extremen Fällen die Unterstützung der Myokardfunktion mittels einer aortalen Ballonpumpe ein.

4. Der anaphylaktische Schock

Er entsteht nach heute allgemein geltender Meinung durch Freisetzung von Histamin nach einer Antigen-Antikörperreaktion. Histamin in erhöhter Konzentration bewirkt eine Vasodilatation und erniedrigt den peripheren Widerstand mit Abfall des systolischen und diastolischen Drucks, was eine Hypoxie der Gewebe zur Folge hat.

5. Der spinale Schock

Er wird bei hohen Querschnittlähmungen beobachtet. Hier handelt es sich um eine Kreislaufdysregulation durch Ausfall der Sympathikus-Wirkung. Die entstehende Vasodilatation hat ihre Ursache im Verlust des Gefäßtonus. Dieser Schock ist durch Volumenersatz kaum zu beheben, vielmehr sind hier vasotonische Medikamente empfehlenswert.

6. Die Lungenembolie

Sie ist eine der gefürchtetesten postoperativen Komplikationen, die praktisch nach jedem operativen Eingriff auftreten kann. Sie entsteht, wenn ein Abschnitt des pulmonalen Kreislaufes nach Verschluß durch einen aus den peripheren Venen ausgeschwemmten Thrombus verschlossen wird. Wenn kleinere Gefäßprovinzen betroffen werden spricht man von einem Lungeninfarkt. Das klinische Bild ist dann gekennzeichnet durch Thoraxschmerzen, Tachykardie, Hämoptysen, Pleurareiben und durch die nach 24–48 Stunden nachweisbaren Röntgenbildveränderungen.

Die Verlegung einer der beiden Stammarterien (Lungenembolie im engsten Sinne) verläuft unter einem sehr dramatischen Bild: Retrosternaler starker Schmerz, Schockzustand, Zyanose, Dyspnoe. Wenn eine sofortige energische Therapie einschließlich operativer Embolektomie (s. Kap. XVIII) nicht zum Erfolg führt, ist die Mortalität sehr hoch.

Nach oder während einer Operation kann es zu *Fettembolien* in verschiedenen Organen kommen, deren Entstehungsursache und -Mechanismen noch nicht ausreichend geklärt sind. Die Symptomatologie hängt von dem jeweils betroffenen Organ ab (beim Gehirn treten z. B. Bewußtseinsstörungen bis zum Koma auf). Im Vordergrund der therapeutischen Überlegungen steht eine Wiederherstellung der normalen Zirkulation (Schockbekämpfung) und symptomatisches Handeln. Die gezielte medikamentöse Behandlung zur Auflösung der Fett-Thromben existiert nicht.

XIV. Der operative Eingriff

1. Aufklärung des Patienten

Ein operativer Eingriff, wie geringfügig er auch immer dem Arzt erscheinen mag, stellt für jeden Patienten ein ernstes Ereignis dar. Deswegen soll der Operateur sich für ein ausführliches Gespräch mit dem Patienten Zeit nehmen. In dieser Besprechung muß in einer für den Patienten verständlichen Sprache und in ruhigem Ton die Krankheit und das geplante operative Vorgehen mit seinen Früh- und Spätkomplikationen oder Folgen erklärt werden. Es soll eine wirkliche Besprechung sein; denn man ist nicht berechtigt, den Patienten pro oder contra Operation zu überreden oder ihn zu zwingen, sondern man soll Alternativ-Lösungen anbieten und ihm Zeit lassen, eine Entscheidung in Ruhe und nach Aufklärung zu treffen. Der Patient ist als gleichberechtigter Partner zu betrachten, und die Entscheidung soll ihm und seinen Angehörigen überlassen werden.

Dadurch wird das Vertrauen zum Arzt und in den geplanten Eingriff aufgebaut, was für das Verhalten des Patienten nach der Operation und den Ausgang derselben von Bedeutung ist. Wie wichtig eine verständliche Erklärung ist, wird besonders deutlich, wenn die Folge der Behandlung ernsthafte Änderungen in den Lebensverhältnissen des Patienten mit sich bringt (Minderung der Arbeitsfähigkeit u. ä.), so daß der Betroffene bestimmte Schritte vorher unternehmen muß oder will (Regelung der Geschäfts- oder Vermögensverhältnisse z. B.). Obwohl in den strafgesetzlichen Bestimmungen der Bundesrepublik Deutschland die Frage der Aufklärungspflicht nicht geregelt ist, wird sie von juristischer Seite bejaht. Es ist selbstverständlich, daß die Aufklärung durch bestimmte Umstände eingeschränkt werden muß (Einsichtsvermögen, Gefahr, daß dadurch psychische oder gar physischer Schaden entsteht usw.).

In diesen Fällen ist es jedoch notwendig, den nächsten Angehörigen genau zu informieren. Die Aufklärungspflicht ist bei rein kosmetischen Operationen auch juristisch gesehen wesentlich genauer zu nehmen und bis ins Detail zu betreiben. In engem Zusammenhang mit der Aufklärung steht auch die Einwilligung des Patienten, sich einer chirurgischen Intervention zu unterziehen. Dem Patienten steht es, von den wenigen Ausnahmen abgesehen, völlig frei, ob er einen Eingriff an sich vornehmen lassen will oder nicht. Das gilt auch für Versicherungsverhältnisse, d. h. die Ablehnung einer Operation kann nicht zur Entziehung der Versicherungsrechte führen. Vor jedem Eingriff ist von dem Patienten oder seinem gesetzlichen Vertreter eine schriftliche Einwilligung einzuholen. Bei der Formulierung sollte man sich bemühen, das Einverständnis so zu formulieren, daß es für notwendige Änderungen oder Erweiterungen der Operation, die sich während der Intervention ergeben, gültig ist.

Das alles kann der Arzt nur dann richtig einschätzen, wenn er sich Zeit für seine Patienten nimmt. Selbstverständlich kann der Patient auch einmal sein Einverständnis widerrufen. Eine Ausnahme von der Einwilligungspflicht ist dann gegeben, wenn der Patient nicht in der Lage ist, Entscheidungen zu treffen (z. B. Bewußtlosigkeit) und die Einholung der Einwilligung vom gesetzlichen Vertreter zur unangemessenen Verzögerung führen würde (hierzu s. auch Kap. I + XII).

2. Indikationen zur Operation

Indikationen zur Operation können als *unabdingbar (absolut oder vital)* angesehen werden, wenn nur durch einen operativen Eingriff eine unmittelbare Lebensgefahr beseitigt werden kann oder wenn eine zu lebensbedrohlicher Gefahr führende Krankheit nur durch eine operative Intervention positiv zu beeinflussen ist (stärkere Blutung, Darmverschluß u. ä.).

Wenn der Zweck der Operation die Beseitigung der Ursache des Leidens ist, die selbst aber nicht unmittelbar lebensbedrohend ist, spricht man von *relativer* Anzeigestellung. Als eine Untergruppe der relativen Indikationen sind die sogenannten sozialen Indikationen zu bezeichnen, d. h. jene Fälle, wo durch die Operation eine Deformität oder Krankheitsfolge behoben werden soll, wodurch die Arbeitsfähigkeit oder soziale Anpassung des Patienten verbessert werden. Die gleiche Einstellung gilt für jene Krankheiten, bei denen eine konservative Behandlung unangemessen lange dauern würde und dadurch dem Patienten materielle oder soziale Nachteile entstehen können. Bei der Indikationsstellung sind auch Gegenanzeigen oder Kontraindikationen zu einer operativen Intervention zu bedenken. Sie können absolut sein, wenn durch einen eventuellen Eingriff andere Schäden oder Gefahren für das Leben herbeigeführt werden, und relativ, wenn die Operation mit ungewöhnlich hohem Risiko belastet ist (z. B. dekompensierte Herzinsuffizienz). Bei der Planung einer Intervention sind der Allgemeinzustand des Patienten, die Belastung des Patienten, damit das Risiko durch die Operation und die zu erwartende Erfolgsprognose genau abzuwägen. Nicht selten ist es möglich, durch Aufschub des Operationstermins und gezielter gründlicher Vorbereitung die relativen Kontraindikationen zu beseitigen und den Eingriff unter vertretbarem Risiko doch durchzuführen.

3. Die präoperative Vorbereitung

Die präoperative Vorbereitung beginnt schon beim ersten Kontakt des Operateurs mit dem Patienten. Sehr oft ist dieses erste Gespräch entscheidend für den Aufbau eines verständnisvollen und vertrauensvollen Verhältnisses zwischen dem Kranken und dem Arzt. Deswegen ist es notwendig, dem Patienten wenn möglich alle Erklärungen über seine Krankheit und den eventuellen postoperativen Verlauf (falls die Diagnose bereits feststeht) zu geben. Man soll auf einige Besonderheiten wie Aufenthalt auf der Intensiv-Station, Notwendigkeit einer Drainage, Beatmung und Physiotherapie hinweisen. Besondere Sorgfalt ist der Erklärung in Fällen, bei denen mit dauerhafter Verstümmelung zu rechnen ist, zu widmen. Wenn diagnostische Unklarheiten bestehen, die durch Diskussion mit Konsultanten aus anderen Fächern zu klären sind, ist es notwendig, solche Gespräche in Gegenwart des Kranken zu meiden. Dem Patienten ist das endgültige Ergebnis und die Entscheidung in einem Ton, der Sicherheit und Überzeugung des Arztes vermittelt, mitzuteilen und zu erklären.

Unabhängig davon, wie ausführlich die Unterlagen sind, die über vorausgegangene Untersuchungen und die festgestellte Diagnose vorliegen, sind eine gründliche Anamnese und eine sorgfältige allgemeine körperliche Untersuchung, eine »conditio sine qua non«. Bei allem Respekt gegenüber anderen Kollegen soll man sich auf das eigene Urteil verlassen und in Fällen, wo Diskrepanzen bestehen, diese aufklären. Bei der körperlichen Untersuchung ist besonders auf das operativ zu behandelnde Leiden und den sogenannten Lokalbefund zu achten. Es versteht sich von selbst, daß alle Befunde schriftlich festzuhalten sind. Erst danach ist zu entscheiden, welche der mitgebrachten Befunde übernommen werden können und welche Neuuntersuchungen vorzunehmen sind. Bei allen diagnostischen Schritten ist zu überlegen, inwieweit sie im Hinblick auf den bevorstehenden Eingriff, unter

Berücksichtigung des Zustandes und des Alters des Patienten und der Schwere bzw. der Ausdehnung der Operation, sinnvoll sind. Routinemäßig reicht im allgemeinen eine Prüfung von Herz-, Kreislauf-, Lunge-, Nierenfunktion, des Blutbildes und der wichtigen Stoffwechselparameter aus. Weitere detaillierte Untersuchungen sind nur in besonderen Situationen vorzunehmen.

Nach den so erhobenen Befunden richtet sich auch die präoperative Vorbehandlung, deren Ziel es ist, den Patienten in einem optimalen Zustand auf den Operationstisch zu bringen.

So sind eine Herzinsuffizienz, ein instabiler Diabetes mellitus, eine Anämie, Bronchitis usw. soweitgehend zu sanieren, wie ein Zeitaufschub durch das Grundleiden es erlaubt. Manche Begleiterkrankungen können nicht immer beseitigt werden, z. B. eine chronische Niereninsuffizienz; dennoch sollen sie gemildert, auf jeden Fall als Risikofaktor berücksichtigt werden. Es ist ratsam, in Fällen, bei denen postoperativ mit einer Beeinträchtigung der Atemfunktion zu rechnen ist (Oberbauch- oder Thoraxeingriffe, langandauernde Narkose usw.), den Patienten durch präoperative Übungen richtiges Durchatmen und Abhusten trainieren zu lassen. Die routinemäßige prophylaktische Digitalisierung und Antibiotikagabe sind, von wenigen Ausnahmen abgesehen, wenig sinnvoll, in manchen Fällen sogar schädlich. Manche Vorbereitungsmaßnahmen sind ambulant oder durch die Mitarbeit des Hausarztes erfolgreich durchführbar.

Im allgemeinen sind, unabhängig von Grund- und Begleiterkrankungen, ältere, gravide sowie dicke Patienten als mit erhöhtem Risiko belastet anzusehen.

Am Vorabend der Operation soll neben der Hautreinigung auch eine Darmentleerung durch Klysma vorgenommen und am Morgen der Operation ein Blasenkatheter eingelegt werden. Die Unterschenkel sind mit einer elastischen Binde zur Thromboseprophylaxe zu wickeln. Die weiteren Maßnahmen richten sich nach dem bevorstehenden Eingriff und der Narkose (Magensonde, längere Nahrungskarenz o. ä.).

4. Grundsätze der operativen Technik

Die Lagerung des Patienten auf dem Operationstisch hat folgende Bedingungen zu erfüllen: Bequeme Lage des Patienten, möglichst geringe Beeinträchtigung des Kreislaufes und der Atmung, ungestörte Zufuhr von Medikamenten und Infusionen, müheloser Zugang zum Operationsgebiet für den Operateur.

Für den Patienten und seine Vitalfunktionen ist die Rückenlagerung am zuträglichsten, jedoch gibt es bezüglich der anderen oben genannten Kriterien mehrere verschiedene Positionen, die angewandt werden. Es ist unbedingt darauf zu achten, daß keine Druckstellen und dadurch eventuell Gefäß-, Nerven- oder andere Gewebsschäden durch die Lagerung entstehen können.

Die Schnittführung muß den anatomischen Besonderheiten in dem gegebenen Gebiet Rechnung tragen, damit ein optimaler kosmetischer und funktioneller Effekt erzielt wird. Aus diesen Gründen sind für jede Operation genaue Richtlinien ausgearbeitet worden, deren detaillierte Besprechung den Rahmen dieses Buches überschreiten würde. Grundsätzlich ist zu sagen, daß die Schnitte rationell angelegt werden sollen, d. h. so lang, wie es für die ungestörte Arbeit unbedingt notwendig ist. Wenn das Gewebe auseinandergezogen werden muß, so hat dieses sanft und schonend zu geschehen. Die Schnittflächen sollen glatt und frei von Taschen (Infektionsgefahr) beschaffen sein. Jede Blutung ist sorgfältig zu stillen, da Blutkoagula einen idealen Nährboden für alle Keime darstellen. Bei der Eröffnung von kontaminierten Höhlen (Darm z. B.), ist die Umgebung durch Kompressen vor einer Besiedlung durch Keime zu schützen. Jeder Zug auf die Organwurzel ist zu vermeiden, weil dadurch vegetative Nerven zusätzlich gereizt werden, was Auswirkungen auf den gesamten Organismus haben kann (siehe die Rolle der Nervenreflexe in der Regulation der Homöostase, Kap. III + IV). Man sollte sich bemühen, ruhig, zielstrebig und ohne jede Hast zu operieren.

Das in der Chirurgie benutzte Nahtmaterial teilt sich in zwei große Gruppen: resorbierbares (Catgut z. B.) und nicht resorbierbares (Seide, Draht) und findet entsprechend den Forderungen der gegebenen Situation Verwendung, was auch für die Technik des Knotens und der Hautnähte gilt (Abb. 75).

5. Drainage

Ziel der Drainage ist es, das Abfließen von Sekreten oder Flüssigkeitsansammlungen aus dem Operationsgebiet zu ermöglichen; deshalb muß sie so angelegt werden, daß sie dieser Funktion auch gerecht werden kann. Dazu werden verschiedene Rohre aus Gummi oder synthetischem Material benutzt. Zu demselben Zwecke können Streifen aus Gaze oder Gummilaschen eingelegt werden. Neben den genannten Forderungen darf ein Drain nicht zusätzlich Schäden durch Lage oder

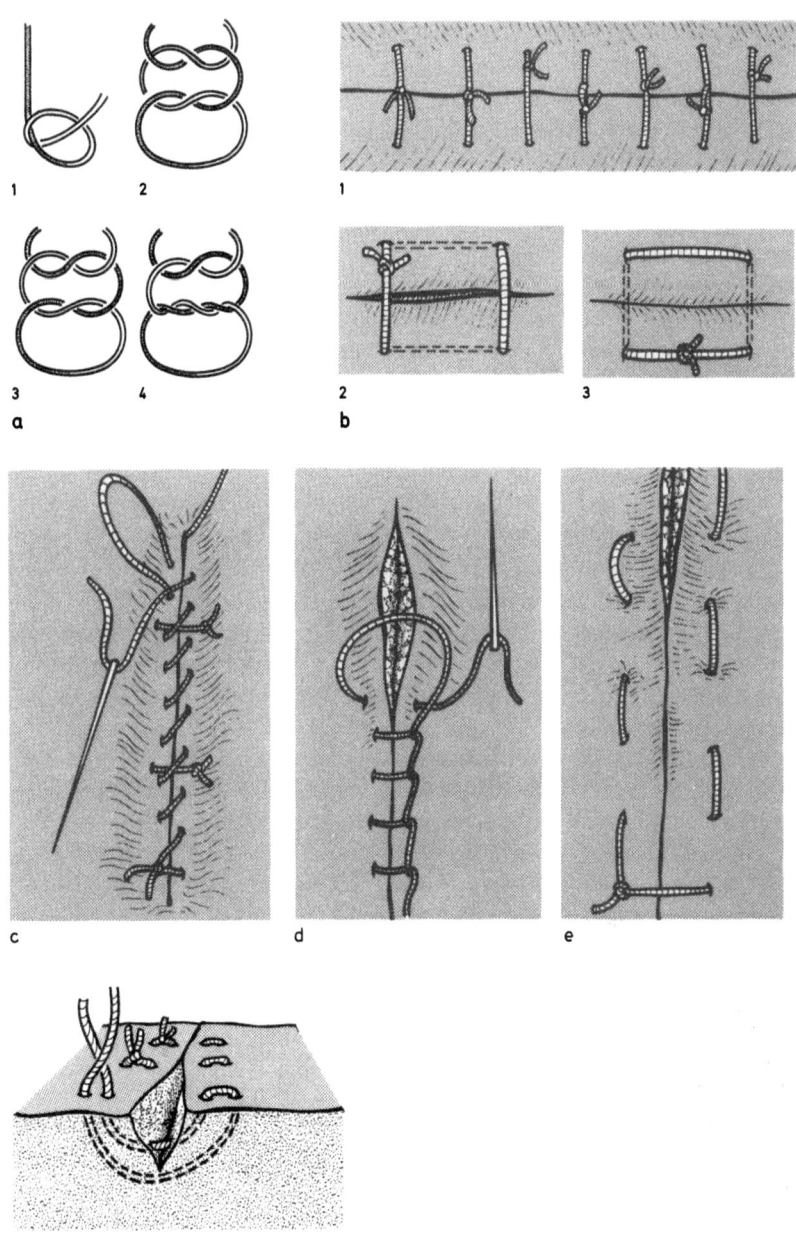

Abb. 75a–f. Einige Beispiele von Knoten (a) und Hautnähten (b–f)

Druck auf die umgebenden Organe und Gewebe hervorrufen; deswegen wird bei der Pflege des Drains besondere Sorgfalt verlangt. Um einen ununterbrochenen Abfluß aus dem Wundgebiet zu gewährleisten, können die Drains an Sauggeräte oder spezielle Flaschen, die unter negativem Druck stehen, angeschlossen werden (s. Abb. 25).

Zum Schluß noch eine Erklärung für einige in der Chirurgie am häufigsten gebrauchte Begriffe: Bei Operationen, durch die ein Leiden durch eine einzige Intervention in einer Sitzung beseitigt wird, spricht man von einem *einzeitigen Eingriff;* wenn dieses Leiden aber in mehreren Sitzungen behandelt wird, von *zweizeitiger oder mehrzeitiger Operation.* Unter *radikalen operativen Eingriffen* sind solche zu verstehen, bei denen die Krankheitsursache restlos beseitigt wird; *palliative Operationen* sind solche, wo nur die Symptome beeinflußt werden, und *diagnostische,* wo die Operation der einzige Weg zur Stellung einer Diagnose darstellt (s. Kap. I).

Resektion = teilweise Entfernung von kranken Organen; Amputationen = planmäßige Absetzung eines Gliedes (Synonym: Ablatio); wenn der Bezeichnung eines Organs der Zusatz »Ektomie« hinzugefügt ist, so bedeutet dieses, daß dieses Organ im Ganzen entfernt worden ist (Gastrektomie, Pneumektomie); Exartikulation = Absetzung eines Gliedes im Gelenk; Enukleation = Ausschälung; Extraktion = Herausziehen; wenn einer Bezeichnung des Organs der Zusatz »-tomie« hinzugefügt wird, so bedeutet dieses, die Eröffnung und Verschließung des genannten Organs (Gastrotomie); wenn aber der Zusatz »-stomie« gebraucht wird, so bezeichnet das die Schaffung einer dauerhaften Öffnung (Tracheostomie); Inzision = Einschneiden, Schnitt; Exzision = Ausschneiden; Anastomose = Verbindung zwischen zwei Lumina; Synthese = feste Verbindung von zwei Knochenstücken.

6. Postoperative Behandlung

Nach jeder Operation soll der Patient im Aufwachraum, ein in unmittelbarer Nähe des Operationssaales eingerichteter Raum so lange unter der Überwachung von qualifizierten Schwestern oder noch besser Anaesthesisten bleiben, bis die Wirkung der Narkose völlig abgeklungen ist und die vitalen Funktionen (Kreislauf, Atmung, Herzaktion) sich normalisiert haben. Dann wird unter Berücksichtigung des präoperativen Zustandes, des Verlaufs und der Art der Operation, des augenblicklichen Befindens sowie der zu erwartenden Komplikationen

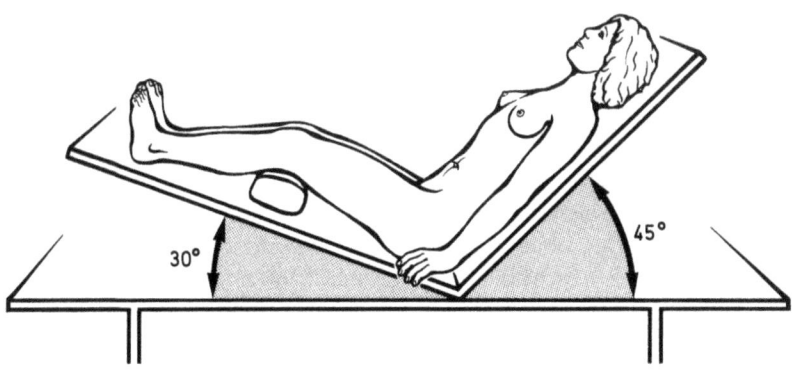

Abb. 76. Postoperative Lagerung des Kranken (s. Text)

entschieden, ob der Patient auf die Allgemein-, Wach- oder Intensiv-Station verlegt werden soll.

Im Aufwachraum beginnt bereits die postoperative Behandlung mit dem Ziel, die vitalen Funktionen rasch zu normalisieren (Substitution des Volumens, Zufuhr von Sauerstoff, Absaugung von Sekret aus dem Tracheobronchialsystem usw.).

Auf der allgemeinen Station soll der Patient im Bett so gelagert werden, daß der Oberkörper etwa 30° bis 45° aufgerichtet ist, die Knie über einer Rolle leicht gebeugt sind und das Fußende des Bettes etwas angehoben wird (Abb. 76). Diese Lagerung ist, wenn keine anderen Gründe dagegen sprechen, immer anzustreben, weil sie sich am günstigsten auf Atmung und Kreislauf auswirkt. Die weitere Behandlung richtet sich nach der Grundkrankheit und dem Verlauf. Im allgemeinen ist anzustreben, daß der Patient so früh wie möglich mobilisiert wird, d. h. schon am ersten Tag nach der Operation; zuerst soll er auf der Bettkante sitzen und dann nach Adaptation des Kreislaufes einige Schritte im Zimmer gehen. Die Unterschenkel sollen präoperativ mit einer elastischen Binde gewickelt werden und bleiben. Dieses Verfahren und die frühe Mobilisation sind die beste Thrombose-Prophylaxe. Gleichfalls ist die perorale Ernährung, sobald die Darmfunktion einsetzt und die operativen Verhältnisse es erlauben, wieder aufzunehmen. Wenigstens zweimal täglich sind von der Schwester die Temperatur und der Puls, Ein- und Ausfuhr, Verdauung und sonstige Vorkommnisse zu registrieren. Bei der Visite soll der Arzt immer den ganzen Patienten mit besonderer Aufmerksamkeit für die vitalen Funktionen und die Wunde bzw. den Verband untersuchen. Bei Kranken, besonders älteren Patienten, die länger liegen, muß die Dekubitusprophylaxe sorgfältig betrieben werden. Zu diesen Zwecken sollen solche Patienten öfter (1–2stündlich) die Lage wechseln und auf einer besonders weichen und elastischen Unterlage liegen (Schafsfell, Luft- oder Wassermatratze, Schaumgummi). Ebenfalls ist bei den Patienten, die Gipsverbände tragen, oder auf Schienen mit oder ohne Extension gelagert sind, auf Druckstellen zu achten und der gefährdete Bezirk durch Polsterung vor solchem Schaden zu schützen.

Nach einer Operation können sowohl für diesen Eingriff typische Komplikationen oder Mißgeschicke (Nahtdehiszenz einer Anastomose z. B.) als auch von den Interventionen nur mittelbar abhängige, aber nach jeder Intervention mögliche Komplikationen auftreten: Bewußtseinsstörungen, Ateminsuffizienz (Atelektase durch nicht abgehustetes Sekret, Bronchopneumonie, Lungenödem, Störung des Atemzentrums aus verschiedenen Ursachen); Herzinsuffizienz, Kreislaufinsuffizienz (Schockformen aller Art), Leber- und Niereninsuffizienz, Magen- und Darmdysfunktionen (Atonie, Streßulkus oder Gastritis); Wasser-, Elektrolyt- und Stoffwechselentgleisungen; Thrombosen und Embolien; Infektionen (Wunde, Harnwege). Manche dieser Komplikationen sind lebensbedrohlich und stellen den Erfolg der Operation in Frage.

Aus den Bemühungen, diese Komplikationen, besonders die vitalbedrohlichen, rechtzeitig zu erkennen und adäquat anzugehen, hat sich im letzten Jahrzehnt *die Intensivmedizin* entwickelt. Sie hat sich die Aufgabe gestellt, durch ständige Überwachung schon erste Zeichen einer lebensbedrohlichen Situation zu erkennen und diese durch vielseitige intensive Behandlung zu beseitigen. Bei der Intensivmedizin handelt es sich heute noch nicht um ein selbständiges Fach, sondern vielmehr um eine Synthese der Kenntnisse und Aktivitäten verschiedener Fachärzte (Chirurgen, Anaesthesiologen, Internisten usw.). Um den gestellten Aufgaben gerecht zu werden, sind die Intensiv-Stationen durch geeignete bauliche Gegebenheiten von den übrigen Abteilungen der Klinik getrennt. Am vorteilhaftesten ist es, wenn sie aus 1–2 Betten-Boxen bestehen, wobei jeder Box gesondert die für die Arbeit notwendigen Geräte zur Verfügung stehen. Auf diese Weise sind der gefürchtete Hospitalismus und Kreuzinfektionen auf ein Minimum zu reduzieren (s. Kap. XI). Auf einer Intensiv-Station ist ein 24 Stunden dauernder ärztlicher und pflegerischer Dienst einzurichten. Nach der allgemeinen gesammelten Erfahrung und nach den Richtlinien der Deutschen Krankenhausgesellschaft soll eine Krankenschwester nicht mehr als zwei und bei Beatmungsfällen nur einen Patienten betreuen. Die Zahl der Intensivbetten ist abhängig von dem fachlichen Profil der Abteilung oder Klinik; im allgemeinen beträgt sie 5–10% der gesamten Bettenzahl. Neben den baulichen Besonderheiten sind auch die

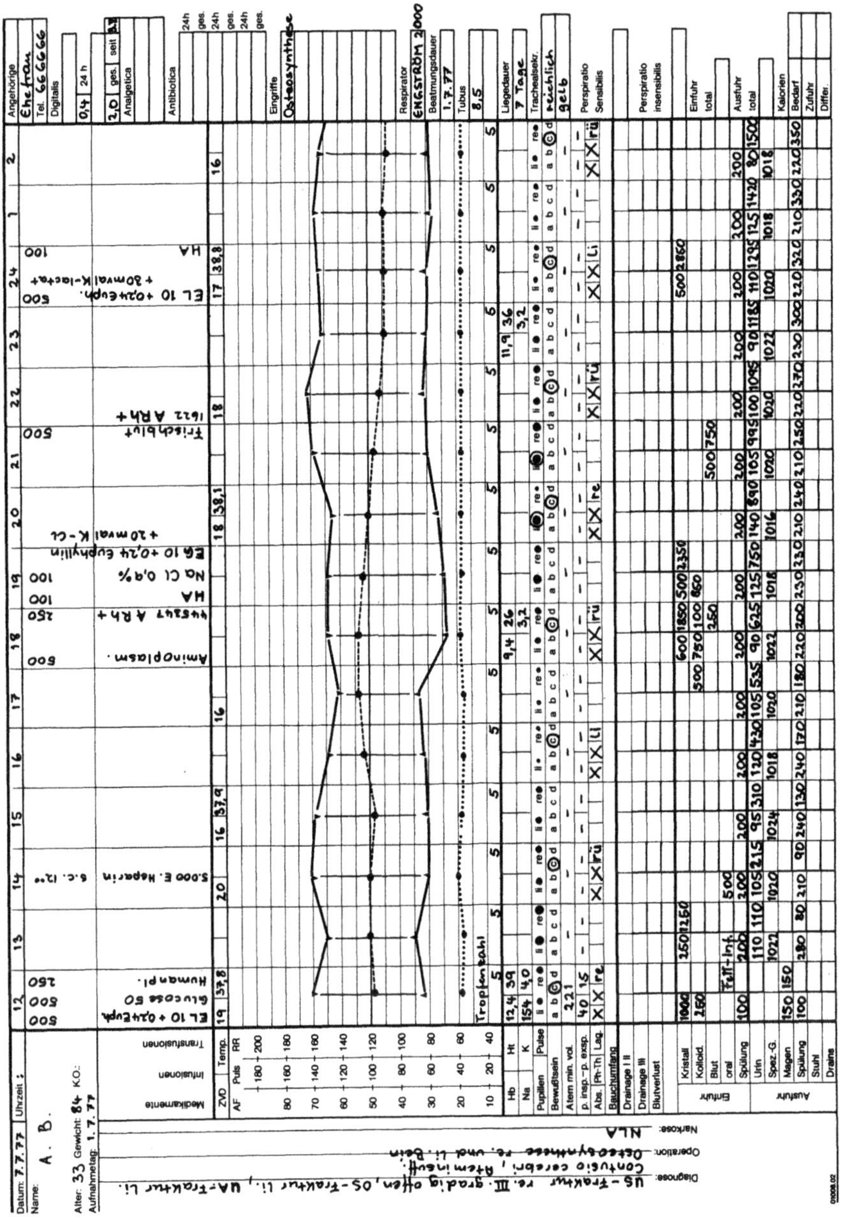

Abb. 77. Überwachungsbogen für die Intensivstation

Intensiv-Stationen mit besonderen Geräten zur Überwachung und Registrierung ausgerüstet. Außerdem ist es notwendig, das Ärzte- und Pflegepersonal für diese Tätigkeit besonders zu schulen und ständig fortzubilden. Da es sich hier um vielfache Überschneidungen der Fragen und Kompetenzen der verschiedenen Fächer handelt, ist eine erfolgreiche Therapie nur durch harmonische Zusammenarbeit aller Beteiligten und ohne Kompetenzstreitigkeiten möglich.

Die Intensivbehandelten bedürfen über die übliche Pflege hinaus einiger spezieller Maßnahmen wie ständiger Dekubitusprophylaxe, Mundpflege, Atemgymnastik, Bronchialtoilette mit Absaugung des Sekretes aus dem Tracheobronchialbaum. Während der Intensivüberwachung und -behandlung sind die vitalen Funktionen ununterbrochen zu kontrollieren und zu registrieren (Blutdruckmessung, nach Bedarf sogar alle $1/4$ Stunde, Urinausscheidung stündlich usw.). Gleichfalls sind die Medikamente und Infusionen verordnungsgemäß zu applizieren und deren Wirkung auch zu registrieren. Alle Verordnungen sind auf einem geeigneten Bogen schriftlich zu fixieren; auf einem weiteren Bogen wird die Verlaufskurve (Abb. 77) geführt. Es wurde schon erwähnt, daß auf Intensiv-Stationen zahlreiche Quellen der Hospitalinfektion bestehen, was ein streng diszipliniertes, hygienisch-adäquates Verhalten des gesamten Personals verlangt.

XV. Psychische Auffälligkeiten bei chirurgischen Patienten

Der Aufenthalt in einer Chirurgischen Klinik bedeutet für den Patienten einen außergewöhnlichen psychischen Streß. Die bis dahin meist gesunden Menschen werden mehr oder weniger plötzlich mit den Gedanken an den Tod, den ungewissen Ausgang der eventuellen Operation und die Bedeutung für ihre eigene Zukunft und die ihrer Familie konfrontiert. Hinzu kommt, daß sie in dem Zustand erhöhter psychischer Anspannung aus ihrer vertrauten in eine fremde Umgebung kommen. Die Art und Weise, wie sich jemand mit diesem Gedanken auseinandersetzt, hängt im wesentlichen davon ab, wie er sonst in schwierigen Lebenssituationen reagiert. Bei der Entstehung von psychischen Auffälligkeiten wirken auch krankenhausspezifische Faktoren mit. So ist z. B. das sogenannte »Intensiv-Station-Syndrom« multifaktoriell bedingt: Schlafentzug, Angst, Alteration durch sehr starke Unruhe in der Umgebung und verschiedene unangenehme Geräusche wie z. B. durch die Respiratoren; Nach- und Nebenwirkung der Medikamente. Zum Teil lassen sich Angstzustände durch ausreichende Aufklärung sowie verständnisvolles und umsichtiges Verhalten des Personals während der Behandlung mildern. Während eines Langzeitaufenthaltes im Krankenhaus entstehen ganze Paletten psychischer Auffälligkeiten, die die besondere Rücksichtnahme des gesamten Personals verlangen, weil sie beachtlichen Einfluß auf den Ausgang der Behandlung haben können. Eine ganze Reihe psychischer Auffälligkeiten haben organische Gründe, z. B. Hypoxie oder andere Stoffwechselentgleisungen, schlecht tolerierte und langandauernde Schock- bzw. Hypoperfusionsphase (sogenannte »exogene Psychosen«). Es sei mit Nachdruck betont, daß die Diagnose einer psychischen Auffälligkeit mit äußerster Sorgfalt und erst nach sicherem Ausschluß von organischen Ursachen zur Diskussion gestellt werden darf und durch einen hinzugezogenen kompetenten Neuropsychiater bestätigt werden muß, der die entsprechenden therapeutischen Maßnahmen verordnet.

So ist es unzulässig und manchmal von fatalen Folgen, einen Unruhezustand ohne weiteres als Alkoholentzugsdelirium zu deklarieren und mit polypragmatischen Mitteln zu behandeln.

XVI. Komatöse Zustände in der Chirurgie

1. Definition

Völlige, mit Kreislauf- und Weckmitteln nicht beeinflußbare Bewußtlosigkeit mit und ohne Krämpfe. Vorstufen sind Präkoma und Stupor.

2. Ursachen und Formen

Intoxikationen
a) Endogen, vorwiegend endokrin: Hyper-, Hypoglykämie, Schilddrüsenunter- (Myxödem) und -überfunktion (M. Basedow), Nebennierenunterfunktion (M. Addisson), Hypophysenunterfunktion.
b) Exogene Vergiftungen, z. B. Alkohol, Schlafmittel, Drogen.
Stoffwechselstörungen, z. B. Leber- und Nierenversagen (Coma hepaticum und uraemicum)
Zerebral: z. B. Meningitis, Enzephalitis, Epilepsie, Apoplexie, Schädelverletzungen, Sepsis.
Allgemein: z. B. Herzinfarkt, protrahierter Schock, respiratorisches Koma, toxisches Koma.

3. Symptomatologie der häufigsten Komaformen

– Coma hypoglycaemicum:
Stoffwechselstörung des zentralen Nervensystems, das sehr empfindlich gegenüber Zuckermangel ist. Daher sind neurologische und psychische Symptome vorhanden, außerdem kommt es durch einen Sympatikusreiz zur Adrenalinausschüttung, die sich in Blässe, Zittern, Schwitzen, Reizbarkeit und Tachykardie äußert. Die Ursache

ist nicht selten ein gut- oder bösartiger Tumor der Bauchspeicheldrüse, der zu einer Häufung von solchen Anfällen führt und durch Hunger- und Belastungstests mit Antidiabetika und Plasmainsulinbestimmung festgestellt werden kann.
– Coma hyperglycaemicum bzw. diabeticum:
Symptome sind Schlappheit, Müdigkeit, Appetitrückgang, Gewichtssturz, Durst, Ansteigen der Urinmenge, metabolische Azidose nach Wasser- und Elektrolytverlust = Exsikkose: Haut und Zunge trocken, KUSSMAULsche Atmung, Aceton-Geruch der Atemluft, Hypotonie, Hypokaliämie, Leukozytose und Hämokonzentration. Urin: Zucker und Aceton positiv, Blutzucker über 1000 mg%, Alkalireserve erniedrigt.
– Coma uraemicum:
Uringeruch der Ausatmungslust, trockene Zunge, Diarrhoe, Cheyne-Stokessche Atmung, Myosis, Azotämie, RR und Reflexe sind gesteigert, fibrilläre Zuckungen der Muskulatur, Ödeme, Anämie, Gastritis, Kolitis, Neuritis. Labor: Kreatinin und Harnstoff, Kalium und Calcium erhöht. Im Urin Eiweiß positiv, niedriges spezifisches Gewicht.
– Coma hepaticum:
Ikterus, Leberfoetor, verlangsamte fehlende Reaktion und Reflexe, motorische Unruhe, weite Pupillen, vergrößerte Leber, Aszites, Leberzeichen.
Labor: Leukozytose, Gallenfarbstoff vermehrt, Bilirubin, Transaminasen erhöht.
– Hypoosmolares, nicht diabetisches Koma:
Betrifft meist über 50jährige mit kompensierbarem Diabetes, kann durch Diuretika ausgelöst werden. Keine Kussmaulsche Atmung, keine Acetonurie, keine Verminderung der Alkalireserve, sondern Polyurie, Dehydratation, Hyperosmolarität des Plasmas, erhebliche Hyperglykämie, Hypernatriämie.
– Nebennierenkoma = ADDISON'sche Krise:
Nach Belastung, Infektion, Gravidität; im Vordergrund stehen: Kollaps, Bauchschmerzen, Dehydrierung, Erbrechen, Oligurie, Azotämie, Hyonatriämie, Hämokonzentration, Hypoglykämie, Hyperkaliämie.
– Myxödem-Koma:
Teigiges Aussehen, Vorgeschichte (Operation), Bradykardie, Hypothermie, Hypotonie bis zum Scheintod.
– BASEDOW'sches Koma:
Tachykardie, große Blutdruckamplitude, Tremor, Basedow-Symptome, Berücksichtigung der Vorgeschichte.

- Hypophysenversagen:
  Hypophysennekrose meist ungeklärter Genese mit Hypothermie, Bewußtlosigkeit, Hypo- und Hypertonie, Hypoglykämie.

Exogene Intoxikationen:
a) Alkoholvergiftung: Geruch, rotes Gesicht, langsame Atmung, verminderte Reflexe, Vorgeschichte. Labor: Blutalkohol mit Werten über 2‰.
b) Vergiftungskoma: Anamnese (Suizidversuch), Magenaushebung und Analyse des Mageninhaltes; bei CO-Vergiftungen rosiges Aussehen, Nachweis von Methämoglobin.

Zerebrales Koma: Blutdruck erhöht, Vagus-Druckpuls, Nackensteifigkeit bei Meningitis und Blutung in den Subarachnoidalraum, Reflexe gestört (gemindert, selten gesteigert), negative Laborbefunde, kein Foetor, keine Gesichtsröte. Hauptursachen sind Contusio cerebri, Apoplexie, Massenblutung aus rupturerten Aneurysmen, traumatisches Hämatom unter der Schädelkapsel (epi- oder subdural). Differentialdiagnose: Lumbalpunktion, Echoenzephalographie, Szintigraphie, Computertomographie.

Allgemeines Koma: Grundleiden und Differentialdiagnose lassen stets eine Differenzierung zu.

Die Therapie soll als erstrangige Aufgabe die Erhaltung von Vitalfunktionen (Herz-Kreislauf, Atmung usw.) und die Verhütung von Komplikationen (Pneumonie z. B.) betreffen. Eine gezielte Medikation ist erst nach Feststellung der Diagnose möglich.

XVII. Bluterkrankungen, Blut- und Volumenersatz, Blutgerinnung, Blutungsübel, Thrombosekrankheit

1. Veränderung des roten Blutbildes

Normochrome Anämien sind charakterisiert durch die gleichzeitige Verminderung von Erythrozyten und Hämoglobin (Färbeindex (FI) = 1,0, HB_E = 27–31). Ursachen sind Blutverlust, eine verminderte Neubildung im Knochenmark und eine gesteigerte Hämolyse.
- Akute Blutungen führen erst nach Einströmen von Gewebswasser in die Blutbahn zu einer nachweisbaren Anämie, so daß der Abfall von Hämoglobin und Hämatorrit erst nach Stunden oder Tagen nachweisbar ist. Die Therapie besteht in der Lokalisation der Blutungsquelle, der Blutstillung und der raschen Wiederauffüllung des Kreislaufs mit Blutersatzmitteln und Blut.
- *Hämolytische Anämien* sind für die Differentialdiagnose des Ikterus von Bedeutung. Die Erythrozytenüberlebensdauer von 120 Tagen ist verkürzt; die Neubildung im Knochenmark nicht gestört. Als Zeichen der Hämolyse finden sich Ikterus ohne Hautjucken und Pulsverlangsamung, Erhöhung des indirekten Bilirubins im Serum, eine Vermehrung von Gallenfarbstoffen im Urin und eventuell ein Nachweis des freien Hämoglobins im Blut und im Urin. Als Zeichen der vermehrten Neubildung findet sich eine Vermehrung der Retikulozyten (normal 10‰), eine gesteigerte Erythropoese im Knochenmark und eventuell auch in Leber und Milz.

Die Ursachen sind eine angeborene Minderwertigkeit der Erythrozyten, erworbene Antikörper gegen Erythrozyten und exogene oder endogene toxische Substanzen.

Die Therapie besteht in der Ausschaltung der Noxe bzw. des Antikörpers, Gabe von Bluttransfusionen, am besten als gewaschene Erythrozyten und bei einem Nachweis einer vermehrten Zerstörung radioaktiv markierter Erythrozyten in der Milz in der Splenektomie.
- *Die aplastische Anämie* ist durch eine Störung der Erythro-, Leuko- und Thrombopoese im Knochenmark charakterisiert. Neben der Hautblässe und der Veränderung des Blutbildes findet sich eine vermehrte Infektions- und Blutungsbereitschaft. Als Ursache kommt fast immer eine erworbene Störung der Blutbildung im Kno-

chenmark durch endo- und exogene Noxen oder aufzehrende Prozesse am Knochen bzw. Knochenmark selber, z. B. Knochenmetastasen, Osteomyelosklerose in Betracht. Neben der Ausschaltung der Noxen ist die Therapie symptomatisch und besteht in Gaben von Prednisolon, Vitaminen und Bluttransfusionen. Die mögliche Knochenmarktransplantation war bisher nur vereinzelt erfolgreich.

Bei den hypochromen Anämien ist die Hämoglobinsynthese und die Bildung der Erythrozyten gestört. FI und HB_E unter 1 bzw. 27. Die Patienten sind blaß, müde, haben Kopfschmerzen, Atemnot bei Anstrengung und eine Beschleunigung der Pulsfrequenz. Auffällig ist eine Sprödigkeit von Haut, Nägel und Haaren, Rhagaden in den Mundwinkeln und eine trockene Schmerzhaftigkeit von Rachen und Kehlkopf durch Schleimhautatrophie. Die Ursache ist stets ein Eisenmangel oder ein Enzymdefekt beim Eisenaufbau. Der Eisenmangel wird hervorgerufen durch

a) chronische Blutverluste (okkulte Blutungen),

b) mangelhafte Resorption des Eisens (Zustand nach Magenresektionen, zu niedriger Salzsäuregehalt des Magensaftes, Erkrankung von Darm und Bauchspeicheldrüse),

c) vermehrten Eisenverbrauch, z. B. bei Infektionen und bösartigen Tumoren,

d) falsche Ernährung mit einem verminderten Eisenangebot in der Nahrung.

Die Behandlung besteht in der Gabe von Eisenpräparaten unter Berücksichtigung der Resorptionsverhältnisse.

Bei der hyperchromen Anämie ist die Bildung der Erythrozyten mehr als die des Hämoglobins gestört: FI größer als 1, HB_E größer als 31. Die häufigste Erkrankung ist die perniziöse Anämie, die durch eine Makro- und Meglozytose, Leuko- und Thrombopenie im peripheren Blut, durch das Auftreten von Megaloplasten, riesigen Granuloplasten, Megakariozyten und eine Vermehrung der Retikulumzellen im Knochenmark charakterisiert ist. Typisch ist die histaminrefraktäre Achylie, eine strohgelbe Hautfarbe, eine rote und glatte Zunge und Störungen des Nervensystems (funikuläre Myelose). Der periziöse Anämie wird als Präkanzerose des Magens angesehen und ist nicht selten mit einem Diabetes mellitus kombiniert. – Die Ursache ist ein Mangel an Vitamin B_{12} oder dessen mangelhafte Resorption. Unter seiner Gabe bilden sich die Blut- und neurologische Veränderung vollständig zurück, während die glatte Zunge und die fehlende Salzsäureproduktion des Magensaftes persistieren.

2. Polycytaemia rubra vera

Ihre Ursache ist nicht geklärt; sie befällt meistens Männer im 40.–70. Lebensjahr und ist durch eine Erhöhung vor allem der Erythrozyten, des Hämoglobins und des Gesamtblutvolumens charakterisiert. Auch der Hämatokrit ist deutlich erhöht, und die Blutsenkungsgeschwindigkeit daher auffallend verlangsamt. Vermehrt sind auch Leuko- und Thrombozyten, eosinophile und basophile Granulozyten im peripheren Blut und im Knochenmark.

Die Patienten leiden unter Kopfschmerzen, Schwindelgefühl, Ohrensausen und Druckgefühl in der Herzgegend; ihre Haut ist auffallend tiefrot, Milz und Leber sind vergrößert, der Blutdruck erhöht. Komplikationen sind innere und äußere Blutungen sowie Thrombosen mit Thromboembolien.

Die Therapie besteht in Aderlässen und der medikamentösen Hemmung der Knochenmarkproduktion z. B. durch Cytostatica oder durch Röntgenbestrahlung.

3. Veränderung des weißen Blutes

Veränderung der Leukozytenzahl

Vermehrung = *Leukozytose* ($10000–30000/mm^3$): Auftreten nach körperlicher Arbeit, nach Nahrungsaufnahme, bei Infekten, Tumoren, Blutverlusten und Schockzuständen.

Verminderung = *Leukopenie* (unter $4000/mm^3$): Vorkommen bei bestimmten Infektionskrankheiten z. B. Typhus, Grippe und Masern, und bei schweren Infektionen (Pneumonie, Peritonitis, Sepsis) und durch chemische Stoffe, wobei vor allen Dingen regelmäßige Kontrollen und Leukozytenzahl bei einer zytostatischen Therapie und Bestrahlung erforderlich ist. (s. Kap. VI).

Agranulozytose: Verursacht durch exogene und endogene Noxen und Antikörper. Als Medikamente sind Sedativa, Analgetika, Antirheumatika und Antiphlogistika, Tuberkulo- und Thyreostatika besonders bekannt.

Das Krankheitsbild beginnt aus heiterem Himmel mit Fieber und Schüttelfrost; es treten Geschwüre und Nekrosen in Mundhöhle, Rachen, Speiseröhre, Magen und Darm auf. Die regionären Lymphknoten und die Milz sind geschwollen.

Die Therapie besteht in der Beseitigung der Noxe, Gaben von Prednisolon, Antibiotika und Bluttransfusion.

4. Blutübertragung, Blutersatzmittel

Nach Entdeckung der Blutgruppen und Untergruppen und der Einführung zuverlässiger Konservierungsmöglichkeiten hat die Übertragung von Blut und seinen Bestandteilen deutlich zugenommen und große Bedeutung erlangt.

Die Bluttransfusion macht die Durchführung schwieriger, lange andauernder Operationen und die Behandlung des hämorrhagischen Schocks möglich.

Im Prinzip ist die Übertragung des komplexen Organs »Blut« eine Homöotransplantation und beinhaltet die gleichen Gefahren, wie sie von anderen Organverpflanzungen bekannt sind (s. Kap. XX). Durch den angegebenen Charakter der zellulären sowie plasmatischen Bestandteile des Blutes im Empfängerorganismus kann es zu einer Immunisierung mit Auftreten von Immunantikörper gegen die Antigene des übertragenen Blutes kommen. Nach erfolgter Sensibilisierung ist daher nach erneuter Übertragung mit Unverträglichkeitsreaktion zu rechnen. Die Indikation zur Bluttransfusion, insbesondere der von Vollblut, sollte daher so streng wie möglich gestellt werden. Auf keinen Fall darf sogleich bei kleinen Blutverlusten transfundiert werden. Häufig genügt zunächst – meistens auf Dauer – die Auffüllung des Kreislaufs mit synthetischen Plasmaexpandern, die nicht wie das transfundierte Blut – vom Frischblut abgesehen – zu Störungen der Mikrozirkulation durch Veränderung von Blutviskosität und Blutgerinnung führen.

Besonders beim traumatischen hämatogenen und Verbrennungsschock sollte bereits am Unfallort die Volumentherapie mit kolloidalen Plasmaersatzmitteln, den sogenannten Plasmaexpandern, eingeleitet werden. Eine Zusammenstellung der heute gebräuchlichsten Handelspräparate ergibt sich aus Tabelle 1. Alle Präparate haben eine lange intravasale Verweildauer und damit einen ausreichenden Volumeneffekt; auf ihre Vor- und Nachteile soll im einzelnen bewußt nicht eingegangen werden, da dies für die Praxis wenig Bedeutung hat.

Tabelle 1. Künstliche Kolloidalvolumenersatzmittel – sogenannte Plasmaexpander

Grundsubstanz	Konzentration in %	mittleres Molekulargewicht	intravasale Verweildauer in Stunden
Dextran 60	6	60000	6
Hydroxyäthylstärke (HÄs)	6	450000	4–6
Gelatine	3,5	35000	3–5

Vom Dextran sei nur erwähnt, daß es einen sicheren antithrombotischen Effekt aufweist; allerdings sind Unverträglichkeitsreaktionen bekannt. Pro 24 Stunden sollten maximal 1000 ml der Präparate infundiert werden.
Als Volumenersatzmittel haben sich in letzter Zeit Plasmaproteine, z. B. Humanalbumin, sehr bewährt.

4.1. Durchführung der Bluttransfusion

Nach den Richtlinien der Transfusionsmedizin ist die Bluttransfusion eine ärztliche Maßnahme. Vor jeder Transfusion muß daher eine serologische Verträglichkeitsprobe, die sogenannte Kreuzprobe des Konservenbluts mit einer möglichst frischen Blutprobe des Empfängers, die nicht älter als 48 Stunden sein soll, durchgeführt werden. Der Arzt muß die Identität der entnommenen Blutprobe mit dem Blut des Patienten bestätigen und sich von der richtigen Ausführung und dem Ergebnis der Kreuzprobe überzeugen. Weiterhin soll er die Verträglichkeit durch die Angaben auf dem Konservenetikett und dem Blutgruppenbefund des Patienten überprüfen und die Transfusion am Patienten selbst anlegen. Bewährt hat sich weiterhin ein schnelleres Eintropfen des transfundierenden Blutes am Anfang unter ärztlicher Beobachtung von ca. 5–10 Minuten; kommt es dann zu keiner Unverträglichkeitsreaktion, so ist auch keine solche mehr zu erwarten.

4.2. Blutserologische Untersuchung vor der Transfusion

ABO-System. Neben den Blutkörperchenmerkmalen müssen auch die Serumeigenschaften untersucht werden. Dazu sind Testserien (Anti-A, Anti-B, Anti-AB) und Testblutkörperchen der Gruppen A1, A2, B und 0 notwendig. Die Ergebnisse beider Untersuchungen müssen sich entsprechen. Zum Ausschluß falsch positiver Reaktionen durch Antikörper werden Eigenkontrollen (Erythrozyten mit Eigenserum) gleichzeitig vorgenommen.

Als letzte, grob orientierende serologische Untersuchung zum Ausschluß von Verwechslungen empfiehlt sich vor Anlegung der Transfusion eine vom Arzt am Bett des Patienten oder vom Anästhesisten im Operationssaal durchzuführende vergleichende Blutgruppenbestimmung von Patienten- und Konservenblut auf eine Dokumentationskarte (Abb. 78).

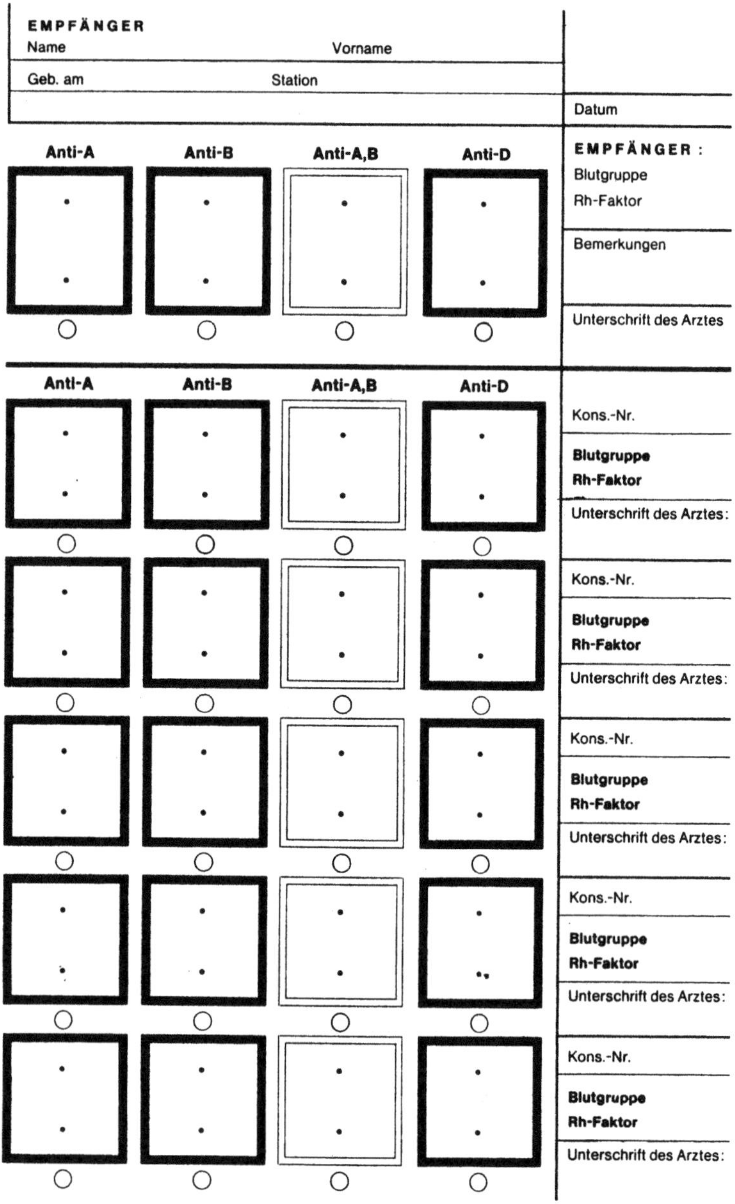

EMPFÄNGER

Name Vorname

Geb. am Station

Datum

Anti-A Anti-B Anti-A,B Anti-D

EMPFÄNGER:
Blutgruppe
Rh-Faktor

Bemerkungen

Unterschrift des Arztes

Anti-A Anti-B Anti-A,B Anti-D

Kons.-Nr.
Blutgruppe
Rh-Faktor
Unterschrift des Arztes:

Kons.-Nr.
Blutgruppe
Rh-Faktor
Unterschrift des Arztes:

Kons.-Nr.
Blutgruppe
Rh-Faktor
Unterschrift des Arztes:

Kons.-Nr.
Blutgruppe
Rh-Faktor
Unterschrift des Arztes:

Kons.-Nr.
Blutgruppe
Rh-Faktor
Unterschrift des Arztes:

Abb. 78. Dokumentationskarte zur Durchführung einer vergleichenden Blutgruppenbestimmung von Patienten- und Konservenblut direkt vor der Bluttransfusion (Dokutest-Karte DK 7, Bestell-Nr. 101741, Dr. Molter GmbH, Heidelberg.)

Untergruppen. Die Bestimmung wird mit Hilfe der Testreagenzien Anti-A1 und Anti-A2 vorgenommen. Ein eindeutiges Ergebnis kommt nicht zustande, wenn es sich um sogenannte Intermediertypen, am häufigsten bei der Blutgruppe AB, handelt.

Rh-Merkmal D. Die Indentifizierung des Rh-Merkmals D muß mit zwei verschiedenen Testseren (agglutinierend und konglutinierend) vorgenommen werden. Eine Serumgegenprobe ist nicht möglich. In manchen Fällen kommt das Anti-D in unvollständiger Form vor: Anti-D^u. Zum Nachweis ist in diesem Fall der indirekte Coombs-Test notwendig. Bei negativem Ausfall aller Tests auf D bzw. D^u muß weiter auf das Vorhandensein der Merkmale C oder E untersucht werden. Menschen mit Eigenschaft D^u, isoliert C oder isoliert E sind als Spender als RH-positiv und als Empfänger als Rh negativ zu betrachten. – Die Übereinstimmung von Spender- und Empfängerblut zwischen AB0 und Rh (D-System) ist zwingend vorgeschrieben. Die früher gebräuchliche Verwendung von Blut der Blutgruppe 0 als sogenannte Universalspende oder von Personen der Blutgruppe AB als Universalempfänger gilt als überholt. Blut der Blutgruppe 0 darf nur in dringenden Notfällen auf Empfänger der Blutgruppe A oder B übertragen werden. Besser ist es in diesen Situationen, Erythrozytenkonzentrate oder gewaschene Erythrozyten der Blutgruppe 0 Rh-negativ nach Verträglichkeitsprobe zu verabreichen.

Neben den Rh-Untergruppen sind noch die Merkmale Kell (K) und CELLANO (k) klinisch bedeutsam, da nach Transfusion eine Immunisierung in gleicher Weise wie im Rh-System vorkommen kann.

4.3. Serologische Verträglichkeitsproben (Kreuzprobe)

Die Richtlinien für die Bluttransfusion schreiben als letzte serologische Sicherung vor der Bluttransfusion zur Prüfung der Verträglichkeit und zur Aufdeckung etwaiger Verwechslungen und Fehlbestimmungen die Kreuzprobe vor. Es handelt sich um einen in vitro Test zur Sicherung der serologischen Verträglichkeit zwischen Spender- und Empfängerblut vor der Transfusion.

Spenderserum und Spendererythrozyten, Empfängerserum und Empfängererythrozyten werden gekreuzt gegeneinander angesetzt und nach angemessener Inkubationszeit auf Aggluttination und Hämolyse geprüft. Man unterscheidet den Major-Test, bei dem das Serum des Empfängers mit Spendererythrozyten vermischt wird, und den Minor-Test, wobei die Verträglichkeit zwischen Spenderserum und Empfängererythrozyten untersucht wird.

Um einen höchst möglichen Grad an Zuverlässigkeit der Kreuzprobe zu erreichen, empfiehlt sich die Durchführung der Kreuzprobe im sogenannten Dreistufentest, wobei über 95% aller bisher bekannten und nachweisbaren Antikörper erfaßt werden können. In der ersten Stufe werden Major- und Minortest bei Raumtemperatur sowohl in Kochsalz- als auch im Albuminmilieu vorgenommen. Die zweite Stufe erfaßt Antikörper, die nach Inkubation bei 37° C im Wasserbad im Albuminmilieu wirksam werden: es handelt sich um enzym- bzw. kältewirksame Antikörper. In der dritten Stufe wird nach dreimaligem Waschen mit physiologischer Kochsalzlösung und nachfolgendem Zusatz von Antihumanglobulin das Ergebnis im Coombs-Test abgelesen.

Die Indikationen zu Bluttransfusionen werden bei den einzelnen Formen der Konserven bzw. Blutbestandteilen besprochen.

4.4. Gefahren der Bluttransfusion und ihre Verhütung

Die Transfusionshepatitis durch eine Infektionskrankheit des Spenders steht an erster Stelle. Sie wird von einem Virus übertragen; ihre Häufigkeit liegt zwischen 0,3 und 1% bei einer Transfusion und kann bei mehreren Transfusionen auf 5% ansteigen. Sie kann mit keiner Methode verhütet werden; stets sollte jedoch das Spenderblut Australia-Antigen-negativ sein; sicher ist auch, daß sogenannte euffycoatfreie Erythrozytenkonzentrate seltener als Vollblutkonserven zur Hepatitis führen. Eine Prophylaxe mit γ-Globulinen beim Empfänger soll sich bewährt haben. Patienten mit Malaria, Lues, Tuberkulose, Thyphus kommen als Spender nicht in Betracht.

4.5. Serologische Unverträglichkeiten

Zu den akuten Gefahren der Bluttransfusion gehören vor allem die akuten Hämolysen. Subjetive Symptome sind Rückenschmerzen, Angstgefühl, Tachykardie, Schweißausbruch, Schüttelfrost und die klinischen Symptome der Nierenaffektion mit Reduktion der Urinausscheidung und Blutdruckabfall. – Laborchemisch kann man freies Hämoglobin im Serum und Urin und indirektes Bilirubin im Serum nachweisen.

4.5.1. Therapie

Transfusion unterbrechen, Schockbekämpfung, Heparindauertropf, hohe Dosen von Prednisolon, Alkalisierung des Harns mit Natriumbicarbonat, Anregung der Diurese, eventuell Austauschtransfusion und extrakorporale Hämodialyse.

Pyrogene Transfusionsreaktionen durch hochmolekulare Polysacharide bakteriellen Ursprungs sind durch die Verwendung von Einmal-Systemen praktisch unmöglich geworden.

Gewarnt werden muß vor der Transfusion größerer Mengen (über 5 Konserven) überalterter Konserven, da hierdurch eine akute Kaliumintoxikation mit Reizleitungsstörung des Herzens ausgelöst werden kann.

Ebenso wichtig ist das Aufwärmen der Konserven bei der Massentransfusion zur Vermeidung eines hypothermen Herzstillstandes. In überalteten Konserven steigt der Milchsäuregehalt an, was zu einer metabolischen Azidose und Blutgerinnungsstörungen führen kann.

4.6. Therapie mit Blutfraktionen

Die Bluttransfusion konnte durch neuere technische Entwicklungen den spezifischen Erfordernissen des Patienten in jüngster Zeit besser angepaßt werden. Die differenzierte Blutkomponententransfusion kann gezielter Mangelvolumenzustände, Defekte im O_2-Transport, Eiweißausfälle und plasmatische Gerinnungsstörungen korrigieren. Sie hilft dem Patienten spezifisch, bewahrt ihn vor generalisierten Sensibilisierungen und ermöglicht eine effektive Ausnutzung des knappen Spenderblutes. Vollblutkonserven werden daher nur bei raschen und großen Blutverlusten verabreicht. Für den klinischen Einsatz stehen folgende Blutkomponenten zur Verfügung: Erythrozytenkonzentrate, gewaschene Erythrozyten, Thrombozyten, frischgefrorenes Plasma, Plasmafraktion I nach Cohn oder Kryopräzipitate, Normalplasma, Leukozytenkonzentrate.

Über Risiken und Haltbarkeit dieser Blutbestandteile gibt die Abb. 79 Auskunft.

Erythrozytenkonzentrate kommen bei fast allen Formen der Anämie und bei schweren Blutungen zur Anwendung.

Gewaschene Erythrozyten: Sie haben sich bei Eiweißunverträglichkeit, bei Allergien in der Anamnese, zur Vorbereitung von Organtransplantationen, bei Unverträglichkeit durch Antikörper aller Art und bei Hämolyse bewährt. Sie sollen spätestens 12 Stunden nach der Präparation transfundiert werden.

Thrombozyten: Wir unterscheiden thrombozytenhaltiges Plasma und Thrombozytenkonzentrate. Beide sollen wegen der Gefahr der Immu-

Spezialkonserve	Hepatitis	Serologische Komplikationen			Haltbarkeit
		Erythro-zyten	Leuko-zyten, Thrombozyten	Plasma	
a) Erythrozyten-konzentrat	+	+	(+)	(+)	21 bzw. 35 Tage (Mehrfachbeutel)
b) Gewaschene Erythrozyten	(+)	+	(±)	–	24 Stunden
c) Plättchenhaltiges Plasma und Plättchenkonzentrat	+	(+)	++	+	4–8 Stunden
d) Frischgefrorenes Plasma von Einzelspendern (AHP)	+	(±)	(±)	+	4 Wochen (bei −20° C)
Kryopräzipitat (bei −40° C)	++	(+)	(+)	++	1 Jahr
Fraktion I (lyophilisiert)	++	(+)	(+)	++	2 Jahre
e) Normalplasma	+	(±)	(±)	+	5 Jahre (bei −36° C)
f) Leukozytenkonserve	+	+	++	+	2–4 Stunden

+ = Risiko normal (wie bei Vollblut)
++ = Risiko überdurchschnittlich
(+) = Risiko etwas vermindert
(±) = Risiko unter besonderen Herstellungsbedingungen praktisch ausgeschaltet
– = kein Risiko

Abb. 79. Zusammenstellung der heute gebräuchlichsten Blutbestandteile mit Hepatitisrisiko, Haltbarkeit und möglichen kronologischen Komplikationen. (Nach Spielmann und Seidel)

nisierung nur in Ausnahmefällen unter strengster Indikation verabreicht werden.

Plasmakonserven
Ihre Transfusion ist angezeigt bei Verlust oder Verminderung der plasmatischen Gerinnungsfaktoren oder zur schnelleren Aufhebung einer Antikoagulantienwirkung zur Operationsvorbereitung. Wir unterscheiden Frischplasma, das sämtliche Gerinnungsfaktoren enthält, und Normalplasma, dem die labilen Gerinnungsfaktoren fehlen. Aus Frischplasma werden unmittelbar nach der Entnahme hergestellt:
– Gerinnungsaktives Frischplasma,
– Kryopräzipitat (Faktor VIII, I und Antibleeding-Faktor),

- Cohn-Fraktion I
- Fibrinogen,
- PPSB (Faktor II, VII, IX und X).

Die Indikation ergibt sich aus den spezifischen Ausfällen.
Normalplasma wird mit großem Erfolg eingesetzt:
- bei Verbrennungen,
- zur Auffüllung des Blutvolumens,
- bei Eiweißmangelzuständen,
- zur Operationsvorbereitung vom Patienten in schlechtem Ernährungszustand.

In gefrorenem Zustand ist Plasma über zwei Jahre haltbar.
Leukozytenkonzentrate
Ihre Übertragung führt ebenso wie die Thrombozyten zur schnellen Bildung von Antikörpern. Die Indikation muß daher sehr streng gestellt werden. Ihre Übertragung kommt z. B. für Notfalloperationen bei Knochenmarkinsuffizienz und Agranulzytose manchmal in Betracht.

5. Blutgerinnung

5.1. Die Physiologie der Blutgerinnung

Es ist notwendig, den Begriff der Blutgerinnung von dem der Blutstillung zu trennen. Die Blutstillung läuft in zwei Phasen ab.

In der Phase 1 wird die Blutstillung durch eine Plättchenadhäsion an Intimagewebe eingeleitet. Hierbei freiwerdendes Adenosin-Diphosphat bewirkt zusammen mit einem Plasmafaktor eine reversible Aggregation der Plättchen, die durch Einwirkung von Thrombin impermeabel wird. Durch Verklebung der Plättchen untereinander und auch an den Wundrändern wird rein mechanisch ein Verschluß kleinerer Gefäßdekekte erreicht. Die endgültige Blutstillung erfolgt in der Phase 2, die hier ablaufenden Prozesse werden durch Fibringerinnselbildung, Retraktion und Vasokonstriktion bestimmt.

Die ursprüngliche Hauptaufgabe bei der Blutgerinnung ist die Blutstillung. Diese Aufgabe wird mit der Existenz eines dynamischen Gleichgewichts zwischen Blutgerinnung und Fibrinolyse erweitert.

Die Kenntnisse über die Physiologie der Blutgerinnung basieren noch heute in ihren Grundzügen auf der klassischen Lehre von *Morawitz* aus dem Jahre 1905 (Abb. 80). Er teilte die Blutgerinnung in zwei Phasen ein.

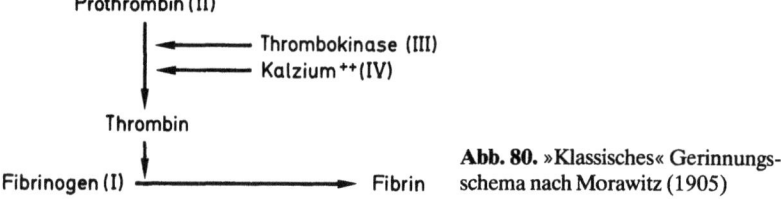

Abb. 80. »Klassisches« Gerinnungsschema nach Morawitz (1905)

In der ersten entsteht aus der inaktiven Vorstufe des Gerinnungsenzyms Prothrombin unter dem Einfluß von Thrombokinase und Calciumionen das endgültige Enzym Thrombin. In der zweiten Phase wird Fibrinogen unter Einwirkung von Thrombin in Fibrin umgewandelt. Die Thrombokinase soll beim Zerfall von Gewebszellen oder Thrombozyten frei werden.

In den letzten 30 Jahren wurden neue Gerinnungsfaktoren entdeckt, die in der Reihe der Auffindung numeriert wurden. Dabei erhielt die Plasmafaktoren römische, die zellulären arabische Ziffen.

Die Entwicklung quantitativer Bestimmungsmethoden führte dazu, daß man zwei Gerinnungssysteme unterscheidet. Im Extrinsic-System entsteht die Gewebsthrombokinase innerhalb weniger Sekunden aus dem Gewebefaktor 3, der in allen Körperzellen enthalten ist und durch Schädigung verschiedener Art frei wird, mit den Faktoren V, VII, X und Calcium. Die Blutthrombokinasebildung verläuft über mehrere Zwischenstationen und benötigt einige Minuten (Abb. 81). Am Anfang des Gerinnungsvorgangs über das Intrinsic-System kommt es durch Oberflächenkontakt zu einer Aktivierung des Hagemannfaktors (XII), der seinerseits mit PTA (XI) reagiert, wobei ein labiles Produkt entsteht, das nunmehr mit den Faktoren IX, VIII, X und Calciumionen das Intermediärprodukt I bildet. Dieses geht unter der Einwirkung von Thrombozytenfaktor 3 und Calcium in das Intermediärprodukt II über, das schließlich mit dem durch Thrombin aktivierten Faktor V die eigentliche Blutthrombokinase bildet. Ist Blut- bzw. Gewebsthrombokinase entstanden, verläuft die Umwandlung von Prothrombin in Thrombin und bei der Einwirkung von Calciumionen (1. Phase) unter Überführung von Fibrinogen in Fibrin durch Thrombin (2. Phase) innerhalb weniger Sekunden ab. Schließlich wird das zunächst noch harnstofflösliche Fibringerinnsel durch den Einfluß des fibrinstabilisierenden Faktors XIII und Calciumionen harnstoffunlöslich.

Zur Aufrechterhaltung des hämostatischen Gleichgewichts steht der Blutgerinnung die Fibrinolyse gegenüber, d. h. nach einer Gewebeläsion wird das durch Aktivierung des thromboplastischen Systems ent-

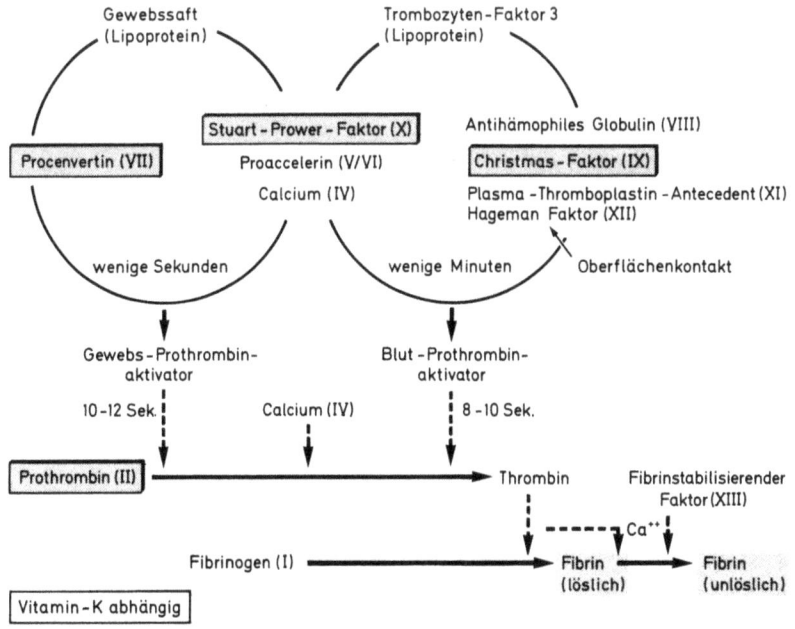

Abb. 81. Schematische »moderne« Darstellung des Gerinnungsablaufs (nach Egli); mit einem Rechteck gekennzeichnete Faktoren benötigen zu ihrer Bildung Vitamin K

standene Fibrin in vivo nur bis zur adäquaten Reparation gebildet. Nach der Reparation schließt sich an die Phase der Fibrinbildung und Stabilisierung zwangsläufig eine Fibrinolyse an.

Entsprechend der Reaktionskinetik des thromboplastischen Systems wird das fibrinolytische System durch aktiviertes Plasminogen aus dem Gewebe oder Blutaktivatoren eingeleitet (Abb. 82). Hierbei wird Plasminogen zum proteolytischen Enzym Plasmin konvertiert. Dieses vermag Fibrin in Fibrinopeptide überzuführen. Eine therapeutisch genützte künstliche Aktivierung des Plasminogens gelingt durch nichtkörpereigene Lysokinasen wie Strepto- und Urokinasen.

In gleicher Weise wie beim thromboplastischen System wird das fibrinolytische System durch spezifisch wirksame Inhibitoren gebremst. Große therapeutische Bedeutung hat der Kalikreinhinhibitor Aprotinin, der selektiv die durch Uro- und Streptokinase verursachte Plasminogenaktivierung blockiert.

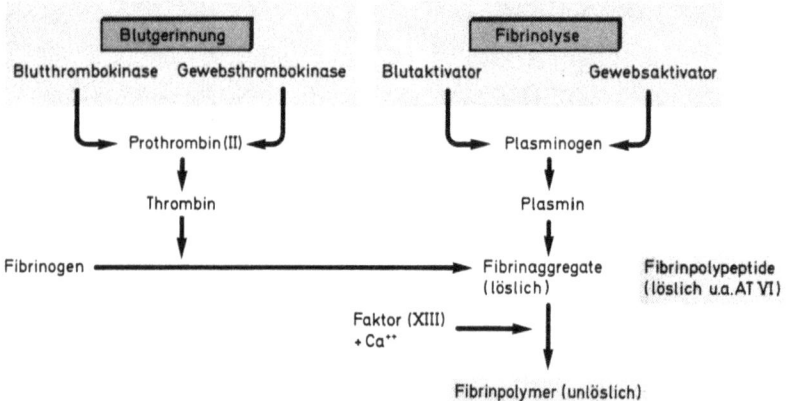

Abb. 82. Gleichgewicht zwischen Blutgerinnung sowie Blut- und Gewebsfibrinolyse

5.2. Diagnostik der Blutgerinnungsstörungen

5.2.1. Globalteste

Sie gestatten die Einordnung einer hämorrhagischen Diathese, eines Blutungsübels mit einfachen Methoden. Bewährt haben sich die Bestimmung der akoagulatorischen Blutungszeit, Blutgerinnungszeit, die Beobachtung der Gerinnselretraktion und Fibrinolyse im Clot-Observations-Test, Plättchenzahl und Kapillarresistenz.

5.2.2. Gruppenteste

Sie erfassen mehrere Gerinnungsfaktoren an der Gerinnungsphase und nehmen eine Mittelstellung zwischen Gerinnungsgesamtbestimmung und den Einzelfaktorenanalysen ein.

Der Gruppentest für die 3. Gerinnungsphase ist die Thrombinzeit. Ist sie verlängert, handelt es sich um eine Störung der Fibrinolyse oder um eine Heparinüberdosierung. Bei normalem Ausfall wird der Gruppentest der 2. Gerinnungsphase, die Thromboplastinzeit, angeschlossen. Ist sie verlängert, liegt eine Störung der Faktoren II, V, VII oder X vor.

Eine mäßige Verlängerung der Thromboplastinzeit kann auch durch eine Afibrinogenämie ausgelöst werden. Sind sowohl die Thrombin- als auch die Thromboplastinzeit (Quick-Test) normal, handelt es sich um eine Störung der Vorphasenakzelleratoren und der Faktoren der 1.

Gerinnungsphase mit Beteiligung des Faktors VIII, IX, X, XI, XII und des Plättchen VIII. Zur Erfassung dient die Bestimmung des Prothrombinverbrauchstests, der den Rest-Prothrombingehalt im Serum bei unzureichender Thromboplastinbildung während der Gerinnung von Aktivblut mißt. Sehr geeignet zur Differenzialanalyse ist auch die partielle Thromboplastinzeit, die jedoch bei leichten Plättchenfunktionsstörungen normal ausfällt.

Eine objektivere Registrierung der Gerinnungsvorgänge und eine Erfassung der Fibrinolyse ist mit der Thromboelastographie (TEG) möglich. Die Gerinnungsfähigkeit des Blutes wird photokymographisch registriert. Bei Koagulopathien sind die Reaktionszeit (r) und die Gerinnungsbildungszeit (k) verlängert. Eine Verminderung der Thrombuselastizität (mE) tritt bei Thrombopenien und Fibrinbildungsstörungen ein, eine ballonartige Verschmälerung des mE nach Erreichung des Maximums wird bei gesteigerter Fibrinolyse registriert.

Die spezifische Faktorenanalyse ist an ein gut funktionierendes Gerinnungslabor gebunden, die Gruppentests (kleiner Gerinnungsstatus) werden durch die Analyse der Einzelfaktoren (großer Gerinnungsstatus) ergänzt.

6. Hämorrhagische Diathese = Blutungsübel

Fehlen oder Verminderung eines oder mehrere Gerinnungsfaktoren unter einem Überschuß von Inhibitoren führen zu Koagulopathien. – Veränderungen der Plättchenzahl oder -funktion rufen eine Purpura, Störungen im Gefäßsystem und Angiopathien hervor. – Außerdem kann das fibrinolytische System pathologisch aktiviert sein (Hyperfibrinolyse).

6.1. Anamnestische und klinische Zeichen

Die Frage nach Zahnextraktionen ist ein ausgezeichneter Prüfstein für eine hämorrhagische Diathese, da fast alle Patienten darunter genaue Angaben machen können. Wurden sie ohne verlängerte und eventuell verstärkte Nachblutung überstanden, ist eine gröbere Blutungstendenz unwahrscheinlich. Das gleiche gilt für Tonsilektomien.

Sickerblutungen aus kleinen Hautwunden, Schleimhautblutungen aus Nase, Rachen und vom Zahnfleisch sowie nach harmlosem Stoß auftretende subkutane Hämatome sind ebenfalls allen Blutungsübeln gemeinsam. Für eine Thrombozytenstörung sprechen spontan auftretende Petechien. Blutergüsse treten bei Hämophilie bevorzugt in den großen Gelenken auf.

6.2. Chirurgisch wichtige Blutungsneigungen

Aus ihrer Vielzahl sollen nur diejenigen besprochen werden, die in der chirurgischen Praxis häufig zu Blutungskomplikationen führen. Im Vordergrund stehen angeborene hämorrhagische Diathesen, die auf einer fehlenden, ungenügenden oder fehlerhaften Synthese eines spezifischen Gerinnungsfaktors beruhen, während die erworbenen meist mehrere Faktoren betreffen.

Hämophilie A (Faktor VIII-Mangel), *Hämophilie B* (Faktor IX-Mangel)

Beide Erkrankungen werden geschlechtsgebunden (X-Chromosom) komplett rezessiv vererbt. Frauen übertragen die Krankheit; die Männer werden befallen. Die klinischen Symptome von Hämophilie A und B stimmen überein; die Krankheiten sind nur durch genaue Gerinnungsuntersuchungen zu unterscheiden. Typisch sind spontane tiefe Hämatome in der Skeletmuskulatur oder im Retroperitoneum und Gelenkblutungen. Während oberflächliche Verletzungen normal oder nur verzögernd abheilen, können tiefergehende Wunden tage- und wochenlang nachbluten. Charakteristisch ist, daß die Blutung zunächst zum Stehen kommt, um nach Stunden oder später erneut zu beginnen und anzuhalten.

Die Diagnose wird durch die Bestimmung der partiellen Thromboplastinzeit und des Thrombelastogramms, die verlängert sind, gestellt, während Thrombin- und Thromboplastinzeit sowie Thrombozytenzahl keine Abweichungen von der Norm zeigen.

Therapie. Eine Heilung ist nicht möglich. Allerdings können die verminderten bzw. fehlenden Faktoren durch Frischblut, Frischplasma, Cohnsche Fraktion I oder am besten durch antihämophiles Globulin A und B substituiert werden.

Von Willebrandt Jürgen-Syndrom. Die Erkrankung wird autosomal dominant vererbt und betrifft beide Geschlechter. Der Faktor VIII ist vermindert und die Blutungszeit verlängert. Klinisch sind im Gegensatz zur Hämophilie tiefe Hämatome und Gelenkblutungen sehr selten. Allerdings sind häufig Blutungen aus oberflächlichen Wunden und der Schleimhaut sowie nach Operation nachweisbar.

Diagnose und Therapie entsprechen der der Hämophilie.
Chronische thrombozytopenische Purpura (M. Werlhoff). Unter diesem Begriff werden verschiedene Formen der chronischen Thrombozytopenie und -pathie zusammengefaßt, die angeboren und erworben sein und verschiedene Ursachen haben können.

Typisch sind spontan auftretende kleinere und größere Petechien an Haut- und Schleimhäuten, Zahnfleisch- und Organblutungen. Die Milz ist vergrößert und derb.

Neben einer verlängerten Blutungszeit sind die Thrombozytenzahlen vermindert.

Therapie. Akute Blutungen werden durch Gaben von Frischblut und, nur wenn unbedingt erforderlich, frischen Thrombozytenkonzentraten, behandelt. Die Gabe von Prednisolon bewirkt ein Ansteigen der Thrombozytenzahlen. Kann der erhöhte Abbau der Thrombocyten durch radioaktive Markierung in der Milz lokalisiert werden, bringt die Splenektomie Heilung.

6.3. Blutungsneigung bei Hepatopathie

Betroffen sind die in der Leber gebildeten Gerinnungsfaktoren I und II, V, VII, VIII, IX und bei portaler Hypertension mit Splenomegalie die Thrombozyten.

Die Vitamin K-abhängigen Faktoren II, VII, IX und X können aus zwei Gründen vermindert sein:
1. Das Vitamin K wird ungenügend beim Verschlußikterus wegen des Fehlens der Gallensäuren im Darm resorbiert.
2. Die Leberzellen können bei Leberparenchymschaden die Gerinnungsfaktoren nicht bilden.

Die Unterscheidung zwischen beiden Formen geschieht mit dem Koller-Test.

Die Blutungen treten meist nicht spontan, sondern im Verlauf von Operationen auf. Bei einer Thrombozytopenie finden sich zusätzliche Zeichen einer Purpura.

Bei der Diagnostik kommt der Thromboplastinzeit neben der großen Gerinnungsanalyse die meiste Bedeutung zu.

Diese Koagulopathien machen besonders deutlich, wie sehr vor jeder Therapie eine klare Diagnose der bestehenden Gerinnungssituation notwendig ist. Beim Vitamin-K-Mangel ist dessen Substitution die Therapie der Wahl. Eine Fibrinolyse wird mit Antifibrinolytika, z. B. Aprotenin, behandelt. Schwere Blutungen können durch Gabe von Frischblut und Frischplasma günstig beeinflußt werden.

6.4. Defibrinierungssyndrom

Es kann auf zwei Arten entstehen.

Beim chirurgischen Patienten führen vor allem Lungenoperationen, Prostatektomien und Schockzustände zur Defibrinierung. Häufig tritt das Krankheitsbild auch in der Frauenheilkunde, z. B. durch vorzeitige Plazentalösung, Fruchtwasserembolie und abgestorbenen Fetus, auf.

– Durch Einschwemmung von Gewebsthrombokinase in die Blutbahn, wodurch der Gerinnungsmechanismus in Gang gesetzt wird und durch eine generalisierte Mikrogerinnung Gerinnungsfaktoren und Thrombozyten verbraucht werden (sog. Verbrauchskoagulopathie).

– Durch Aktivierung der Fibrinolyse und Verminderung des Fibrinogens und anderer Gerinnungsfaktoren.

Beide Entstehungsmechanismen führen zu einem Krankheitsbild mit generalisierter Blutneigung, die bei der Operation lokal und postoperativ aus den Drainagen und nach innen auftritt.

Obwohl das klinische Bild gleich ist, müssen entsprechend der unterschiedlichen Entstehung verschiedene therapeutische Wege eingeschlagen werden. Neben dem Clot-Observations-Test werden zunächst Thrombinzeit, die bei Fibrinogenmangel und Fibrinolyse verlängert ist, und Thrombozytenzahl (bei Fibrinolyse normal, bei intraversaler Gerinnung vermindert) bestimmt. Darauf folgt eine komplette Gerinnungsanalyse.

Die Therapie richtet sich sowohl nach der klinischen Symptomatik als auch nach den Ergebnissen der Gerinnungsanalysen:

Leichtere Formen können durch Substitution von Fibrinogen behandelt werden. In schweren Fällen genügt die alleinige Substitution nicht, da der zugrunde liegende Mechanismus die zugeführten Gerinnungsfaktoren sofort wieder verbraucht. Dieser Teufelskreis wird trotz bestehender Blutung bei einem Verbrauch von Gerinnungsfaktoren als Ursache der Defibrinierung mit Heparin unterbrochen; liegt eine Hyperfibrinolyse zugrunde, werden gleichzeitig Antifibrinolytika, z. B. Aprotinin, verabreicht.

7. Thrombosekrankheit

Bei der Entstehung arterieller Thromben spielen Änderungen der Gefäßwand, wie z. B. bei Traumen, Entzündungen, Stoffwechselstörungen (Diabetes mellitus), Tumorenauftreten zusammen mit einer Thrombozytenalteration, die Hauptrolle. Es kommt zunächst zu einer

Anlage von Thrombozyten an die Endothelläsion und zur Bildung eines weißen Abscheidungsthrombus. Dem gegenüber bilden sich venöse Thromben meist infolge von Kreislaufveränderungen (verlangsamte Blutzirkulation bei Herz- und Kreislaufinsuffizienz, mechanischer Stau, bei Lähmungen und schon bei längerer Bettruhe) und vermehrter Blutgerinnungstendenz (z. B. malige Tumoren, größeren Operationen, Verletzung, Narkose, Medikamente, Streßsituation). Die Strömungsverlangsamung führt zu einer Mischung des Blutes, wobei die Thrombozyten und Leukozyten aus dem Achsenstrom in die Nähe der Gefäßwand gelangen, mit dieser und untereinander verkleben und schließlich sich ein Abscheidungsthrombus bildet. Dieser hauptsächlich aus Thrombozyten und wenig Fibrin bestehender weiße Thrombus kann weiterwachsen, womit die Durchströmung des Gefäßes behindert und eventuell ganz unterbunden wird. Es kommt zur schnellen Anlagerung auch roter Blutkörperchen und damit zum roten Gerinnungsthrombus, der bis an die Grenze zum strömenden Blut reicht. Gewöhnlich finden sich am Ende Abscheidungs- und Gerinnungsanteile in einem Gerinnsel (gemischte Thromben).

Embolus heißt ein abgerissenes Stück eines solchen Thrombus, das durch eine plötzliche Druckwelle oder einer mechanischen Einwirkung von außen mit dem Blutstrom in ein Gefäßlumen gespült wird, welches für seinen Umfang zu klein ist. Dies führt zu einer Unterbrechung der Blutversorgung des peripher davon gelegenen Gefäßgebietes. Durch Apposition kann der Embolus Ausgangspunkt einer neuen Thrombose werden, die zusätzliche Gefäßbezirke verschließt.

Unbehandelt kann es im weiteren Verlauf einer Thrombose oder einer Embolie entweder zur Rekanalisation oder zur bindegewebigen Organisation des Gerinnsels kommen. Bei akuten arteriellen Verschlüssen wird es neben der Empfindlichkeit des betreffenden Gewebes hinsichtlich der Entstehung von Nekrosen von der erreichten Gesamtdurchblutung abhängen, ob das Gewebe funktionstüchtig bleibt oder zugrundegeht. – Auch im Bereich der Venen ist die Zeitdauer des Verschlusses bedeutsam. Bei einem mehrere Tage bestehendem Verschluß werden die Zellen im Bereich des Thrombus irreversibel geschädigt, so daß die Venenklappen zugrunde gehen und nicht mehr schließen können. Als Folge davon kann das Blut nicht mehr nach zentral befördert werden, staut sich bis in die Kapillaren zurück und führt zu einer schweren Stoffwechselstörung mit Ödembildung, Hautatrophie und Ulkusbildung.

Die Symptome thromboembolischer Verschlüsse:
- *Thrombophlebitis:* Eine zunächst ohne Ödem einhergehende, umschriebene, strangartige und schmerzhafte Rötung und Verhärtung

im Bereich einer oberflächlichen, oft varikösen Vene. Die Blutgerinnungswerte liegen meist im Normbereich.
- *Venenthrombose:* Sie ist am häufigsten in den unteren Extremitäten, im Becken, im Venengeflecht des Uterus, im Plexus prostaticus, in Pfortader-, Milz- und Mesenterialvenen lokalisiert.
. Die tiefe Beinvenenthrombose (Abb. 83) beginnt mit Ziehen in der Wade und im Oberschenkel, einem Druckschmerz an der Innenseite des Unter- und Oberschenkels, einem unklaren Temperaturanstieg und einem hohen Puls. Später kommt es zu einer zyanotischen Hautverfärbung, einem Ödem und dilatierten oberflächlichen Venen.
- Arterielle Embolie: Sie ist eine häufige Begleiterscheinung von Herzmuskel- bzw. Herzklappenerkrankungen und einer absoluten Arrythmie. Die häufigste Lokalisation ist die Arteria femoralis und iliaca. Die Symptome sind plötzlich einsetzender Schmerz im Verschlußbereich, Nässe der betroffenen Peripherie, Kältegefühl, Fehlen des Pulses, Motilitäts- und Sensibilitätsstörung (Abb. 84).
- Arterielle Thrombose: Die Symptomatik ist ähnlich wie bei einer arteriellen Embolie. Nicht selten ist jedoch eine Vorgeschichte mit länger bestehenden Durchblutungsstörungen (Schaufensterkrankheit, Kältegefühl, Kribbeln) nachweisbar (s. Kap. XVIII).

7.1. Prophylaxe und Therapie thromboembolischer Verschlüsse

7.1.1. Mechanische Maßnahmen

Hochstellen des Betts, Kompressionsverband der Beine, Kombination mit aktiven Bewegungen, frühzeitiges Aufstehen am 1. postoperativen Tag (s. Abb. 76, Kap. XIV).

7.1.2. Gerinnungshemmende Medikamente (Antikoagulantien)

Der entscheidende Fortschritt für die Prophylaxe und Therapie von Thrombembolien ist durch Einführung der Antikoagulantien erreicht worden. Diese Stoffe ermöglichen eine temporäre und gesteuerte Herabsetzung der Gerinnungsneigung des Blutes entweder durch Reduzierung der gerinnungsfördernden (Dicumarole) oder durch Vermehrung bzw. Aktivierung gerinnungshemmender Faktoren (Heparinoide)
a) Heparin ist ein Mukopolysaccharid-Polyschwefelsäureester und wirkt in Verbindung mit einem Plasmakofaktor als Antithrombin II, indem es Thrombin reversibel bindet und damit die Umwandlung von Fibrinogen zu Fibrin verhindert. Heparin kann intravenös, in

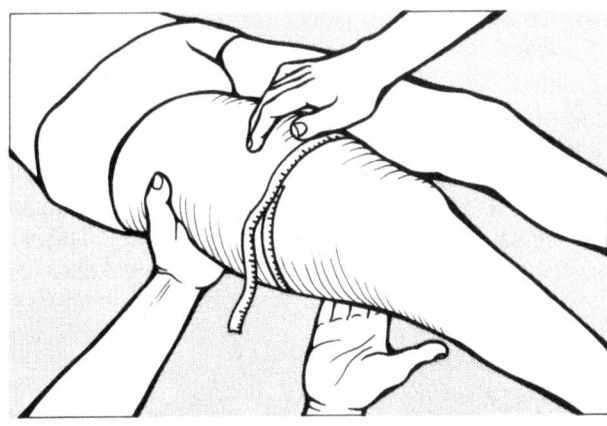

Abb. 83. Klinisches Bild einer Bein- und Beckenvenenthrombose: Schmerzhaftigkeit bei der Palpation der prallen Loge der Wadenmuskulatur; eine aktive Dorsalflexion des Fußes löst Schmerzen in der Wade aus; besonders der Oberschenkel ist extrem geschwollen; die Innenseite ist druckschmerzhaft

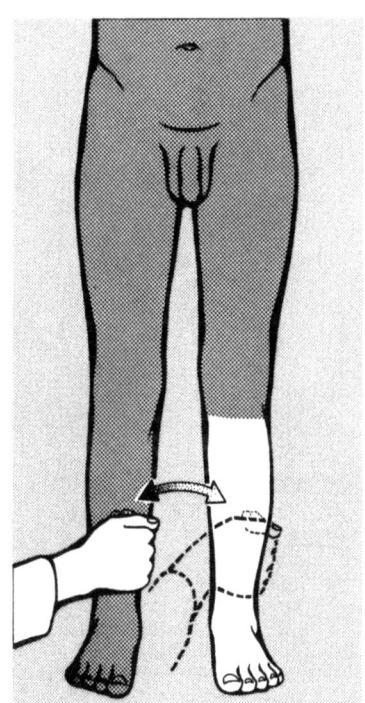

Abb. 84. Akutes Ischämiesyndrom = arterielle Embolie in das linke Bein; die vergleichende Betrachtung zeigt das kranke Bein – besonders im distalen Teil – blaß; es ist kalt und schmerzhaft; die Pulse fehlen; Sensibilitätsstörungen können vorhanden sein

Intervallen von Stunden, als Dauertropf oder als Depotpräparat subkutan verabreicht werden. Sein Antidot ist Protaminchlorid oder -sulfat; die Überwachung seiner Wirkung folgt durch die Thrombinzeit.

b) Dicumaroldeverate hemmen die Bildung der Gerinnungsfaktoren II, VII, IX und X in der Leber, indem sie das für deren Bildung notwendige Vitamin K verdrängen. Diese Hemmung tritt nach einer Latenzzeit von 24–48 Stunden ein. Die Präparate können nur oral verabreicht werden. Sie sind bei Lebererkrankungen und Schwangerschaft kontraindiziert, da sie die Plazentaschranke passieren. Das Antidot ist Vitamin K: die Wirkungsüberwachung geschieht durch die Thromboplastinzeit (Quick-Test).

c) Medikamentöse Thrombolyse

Während die Antikoagulantien im wesentlichen die Entstehung oder das Appositionswachstum von Thromben verhindern, ist für deren

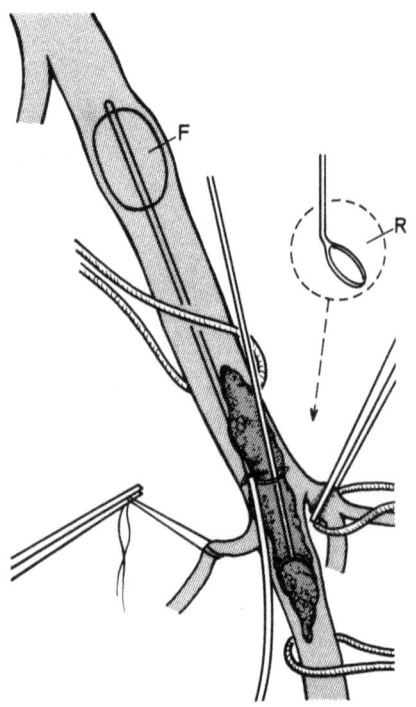

Abb. 85. Embolektomie aus der A. femoralis: Ortho- und retrograde Entfernung eines Embolus mit Apositionsthromben mit Fogarty-Katheter (F) und/oder Ringsonden (R). (Nach Volmar)

Beseitigung die Auflösung erforderlich. Diese kann nur mit Präparaten erreicht werden, die das aktive Ferment Plasmin enthalten. Erfahrungen liegen heute mit Strepto- und Urokinase vor, die das fibrinolytische System möglicherweise über einen Koaktivator aktivieren, mit dem sie einen Komplex bilden. Die Anwendung erfolgt intravenös, meistens per Dauertropf oder Perfusionspumpe. Als Kontrolluntersuchung dienen vor Beginn der Behandlung der Kinase-Toleranztest und während der Therapie Thrombinzeit und Thrombelastogramm. Antidote sind Aprotinin und -Aminocapronsäure.

7.1.3. Operative Maßnahmen

Die operative Behandlung der venösen Thrombosen ist unbedingt erforderlich, wenn die konservativen Maßnahmen nicht innerhalb weniger Tage zum Erfolg führen, Komplikationen wie z. B. Blutungen verursachen oder kontraindiziert sind.

Thrombotische Verschlüsse aus den Arterien müssen sogleich operativ entfernt werden, ebenso wie sich diese Therapie bei akuten Venenverschlüssen innerhalb der ersten 14 Tage bewährt hat. Das Gefäß wird eröffnet und ein Ballonkatheter (nicht aufgeblasen) über den Thrombus geschoben (Abb. 85).

Als Kontraindikation für die Therapie mit Antikoagulantien und die thrombolytische Behandlung gelten:

Hämorrhagische Diatese,	Schwere Leberfunktionsstörung,
Zerebralsklerose,	Nierenversagen,
Hypertonie,	Gravidität,
Diabetes mellitus,	Kürzlich durchgemachte Strepto-
Karzinome und Geschwüre des	kokkeninfekte wie Endokarditis
Magen-Darmtraktes und der obe-	u. s. w.
ren Luftwege,	

Außerdem gibt es zahlreiche Medikamente, z. B. Antibiotika, Phenothiazide, Phenylbutazon, Thiobarbiturate, Salioylate, die die Wirkung der Antikoagulantien potenzieren.

8. Fettembolie *(vgl. Kap. X)*

Bei der posttraumatischen Fettembolie kommt es zur Ablagerung von partikulärem Neutralfett im Kreislaufsystem; dabei werden vor allem die Gefäße in der Lunge (primär), aber auch in den Organen des großen Kreislaufs, hier vor allem Gehirn und Herz (sekundär), verlegt. Die Fettembolie tritt relativ häufig bei Patienten mit Mehrfachverletzungen, dem Polytrauma, bei großen Weichteilverletzungen, bei ausgedehnten Verbrennungen nach Herzmassage, schwerer Pankreatitis, schweren Infektionen und Vergiftungen auf.

Entgegen früherer Auffassung wird kein Fett aus dem Knochenmark, sondern das intravasal partikulär ausgefällte Fett, das entemulgierte Blutfett, eingeschwemmt. Die Störung des kolloidalen Verdauungszustandes des Blutfettes wird durch die Schockfolgen, wie Mikrozirkulationsstörung, Azidose und Gerinnungsstörung ausgelöst. Am wichtigsten ist daher die Prophylaxe der Fettembolie durch sofortige und adäquate Schockbehandlung bei allen Traumapatienten.

Klinische Symptome sind Dyspnoe, Unruhe, Bewußtseintrübungen; nicht selten ist Husten und schaumiger Auswurf nachweisbar. Röntgenologisch finden sich als Zeichen der Rechtsherzbelastung diffuse kleinere Verschattungen der Lunge.

Eine kausale Therapie ist bis heute nicht bekannt; am wichtigsten ist die oben erwähnte Prophylaxe. Außerdem soll möglichst bald die Frakturen stabilisiert und die Störung von Mikrozirkulation, Atmung und Säuren-Basen-Haushalt beseitigt werden. Eine eindeutige Wirkung von Heparin und Aprotinin ist bis heute nicht bewiesen.

9. Luftembolie

Sie entsteht durch in Venen eingesogene Luftblasen, die sich im rechten Herz oder im Endstromgebiet der Pulmonalarterien ansammeln. Die Ursachen sind leerlaufende, unter Druck stehende Infusionsflaschen und die operative oder traumatische Eröffnung großer, herznaher Venen. Besonders gefährdet sind Operationen am offenen Herzen, am Hals (Strumaresektion ohne Intubationsnarkose), Leber und Bekken. Die Symptome entsprechen denen der Thromboembolie und bestehen in Zyanose, Dyspnoe, Tachykardie und schließlich im Rechtsherzversagen infolge Leerschlagen des Herzens.

Die Therapie besteht in der Flach- und Kopftieflagerung, der O_2-Überdruckbeatmung und der Luftaspiration nach Herzpunktion oder Rechtsherzkatheter.

XVIII. Erkrankungen der peripheren Arterien und Venen

1. Erkrankungen der Arterien

Die Früherfassung arterieller Verschlußkrankheiten entscheidet oft über das weitere Schicksal des Patienten. Daher sollte man mit den elementaren Erscheinungsbildern und der Diagnostik vertraut sein.

Bei folgenden Patienten soll man immer an eine periphere Durchblutungsstörung denken: Bei Patienten, die 40 Jahre und älter sind, bei Rauchern, bei Diabetikern, bei Hypertonikern, bei Übergewichtigen, bei Patienten mit zerebraler oder koronarer Durchblutungsstörung.

1.1. Diagnostik

Die Anamnese ist mit der sogenannten Schaufensterkrankheit bzw. dem intermittierenden Hinken typisch. Sie wird erweitert durch die Pulskontrolle an den Taststellen der Extremitäten (Abb. 86). Die Gefäße sollten auch in der Reihenfolge Aorta, Leistenbeuge, Innenseite Oberschenkel auskultiert werden. Stenosegeräusche sind bei Gefäßeinengungen nachweisbar und ein Frühsymptom einer chronischen Arterienverschlußkrankheit. Bei der Lagerungsprobe nach Ratschow (Abb. 87a) befindet sich der Patient in Rückenlage. Die Beine sind annähernd senkrecht erhoben. In der Zeit von 2 Minuten werden die Füße 60mal gebeugt, gestreckt oder gedreht. Vorzeitiges oder einseitiges Abblassen spricht für eine Durchblutungsstörung. Gleiches gilt für ein-, zweiseitige Schmerzen. Der Patient läßt dann das Bein herunterhängen (Abb. 87b). Bei Gefäßgesunden sieht man nach 5 Sekunden eine seitengleiche Hautrötung und nach 15–20 Sekunden eine pralle Venenfüllung am Fußrücken. Bei Durchblutungsgestörten treten eine reaktive Hyperämie und Venenfüllung verspätet ein.

Weitere diagnostische Maßnahmen sind Oszillographie, wobei eine Blutdruckmanschette an Ober- und Unterarm angelegt wird und diese auf 200 mm Hg aufgepumpt wird. Bei phasenweisem Druckabfall um 20 mm Hg wird dann die Pulsdruckkurve geschrieben, die bei arteriellen Durchblutungsstörungen in allen Bereichen deutlich abgeflacht ist.

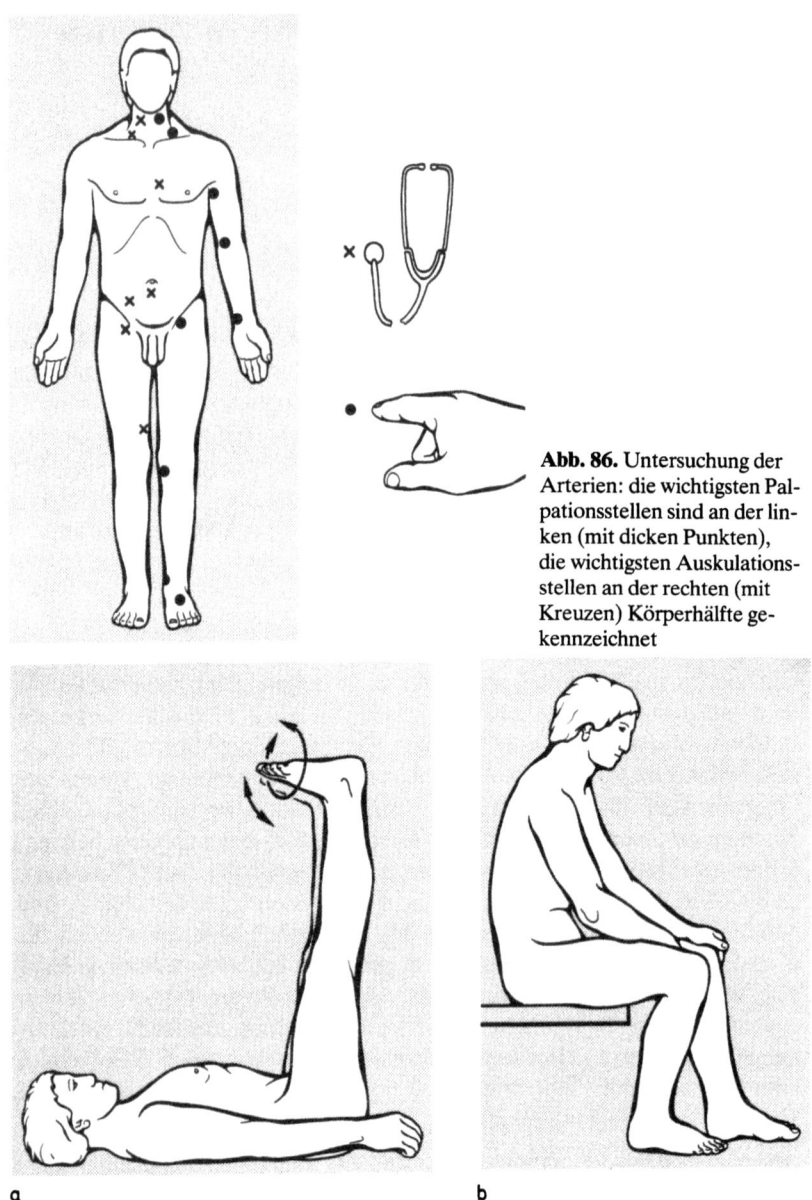

Abb. 86. Untersuchung der Arterien: die wichtigsten Palpationsstellen sind an der linken (mit dicken Punkten), die wichtigsten Auskulationsstellen an der rechten (mit Kreuzen) Körperhälfte gekennzeichnet

Abb. 87a u. b. Lagerungsprobe nach Ratschow. **a** vorzeitiges oder einseitiges Abblaßen der Füße in dieser Lage und bei dieser Bewegung spricht für eine Durchblutungsstörung, **b** beim senkrechten Herunterhängen der Beine tritt die reaktive Hyperämie und die Venenfüllung bei der Durchblutungsstörung verspätet ein

Letzte Maßnahme bei gegebener Operationsindikation ist die Arteriographie.

> Man unterscheidet primär vasomotorische von primär organischen Störungen.

Bei den primär vasomotorischen Störungen fehlen meistens anatomische Veränderungen; Puls, Oszillo- und Arteriographie sind nicht oder nur wenig verändert. Nur bei sehr langer Dauer findet man an den Akren, z. B. in den Fingerkuppen Veränderungen, z. B. eine Gangrän. Unterschieden wird die vasokonstriktorische Form mit erhöhtem Sympatikotonus, die *Raynaud*sche Krankheit von vasodilatorischen Störungen, wobei man die Erythromelagie und die Akrozyanose kennt.

Bei der *Raynaud'schen Erkrankung* sind die Finger infolge eines Arteriolenspasmus zunächst weiß, werden dann blau, geschwollen und schmerzhaft infolge einer Kapillaratonie und schließlich rot, wenn die Schmerzen zurückgehen. Die Anfälle treten symmetrisch am häufigsten an den Händen, selten an den Füßen auf und sind meist durch Kälte bedingt. Der Puls ist gut tastbar. Später kommt es zur Atrophie, Ulzeration und Nagelveränderung, schließlich zur Gangrän. Die Therapie besteht in Nikotinentzug, Schutz vor Kälte, Gabe von Vasodilatantien, Sympatektomie und selten, gefäßchirurgischen Maßnahmen.

Bei der *Erythromelalgie* tritt eine anfallsweise Rötung, ein Hitzegefühl und brennende Schmerzen, besonders bei erhöhten Temperaturen, auf. Als Ursache wird eine Vasodilatation infolge konstitutioneller Gewebsschwäche diskutiert.

Die Akrozyanose ist die Krankheit der ewig kalten Füße und Zehen und betrifft meistens Frauen von asthenischem und depressivem Typ. Als Ursache werden Kälteagglutinine diskutiert, die zu einer Agglutination und Verlangsamung des Blutstroms im Bereich der Mikrozirkulation führen.

Im Vordergrund der peripheren Arterienverschlußerkrankungen stehen solche organischen Ursprungs, wovon wiederum die Arteriosklerose am häufigsten vorkommt.

Seltener sind der embolische Verschluß einer Arterie bzw. die Thrombangiitis-obliterans Winiwarter-Buerger.

Die wesentliche morphologische Strukturveränderung der Arterienverschlußerkrankungen sind in der Abb. 87c zusammengestellt. Bei der Raynaudschen Erkrankung ist die Gefäßverengung ausschließlich spastisch bedingt, bei der Thrombangiitis obliterans sind alle Wandschichten entzündlich verändert, während bei der Arteriosklerose die

Intima sklerotisch und atheromatös und die Media sklerotisch umgewandelt werden.

Man unterscheidet 4 Stadien:

Stadium I: Allgemeine Beschwerdefreiheit, aber bei längerer Belastung, d. h. kilometerlangem Laufen, Mißempfinden.

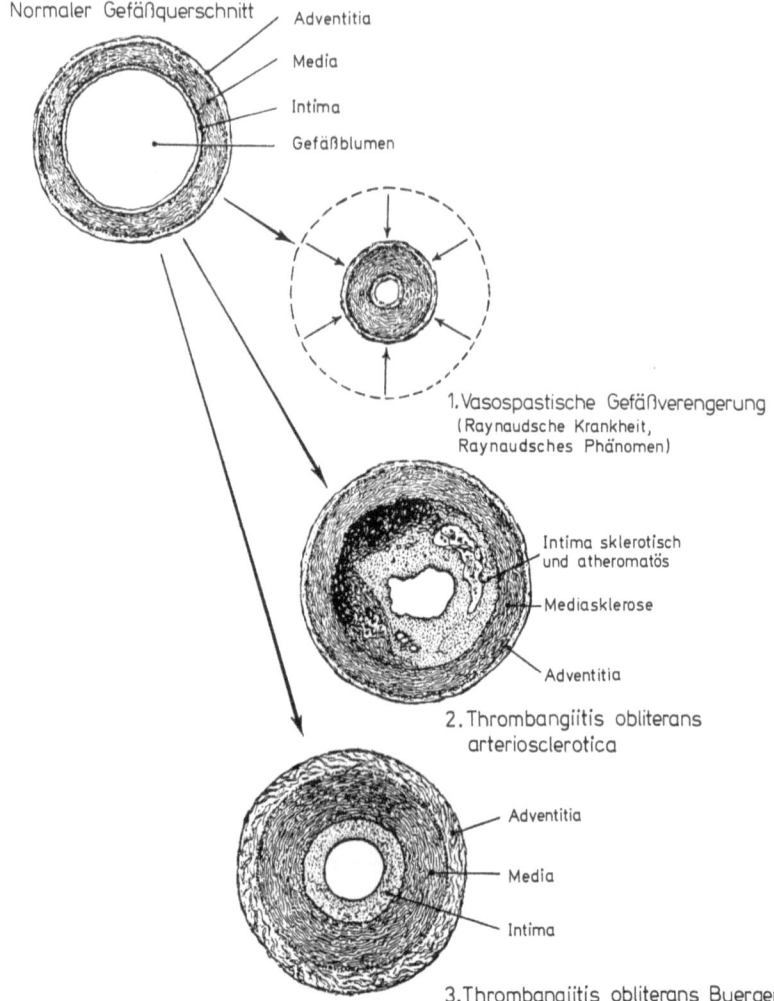

Abb. 87 c. Die drei wichtigsten Ursachen der Verengerung des Arterienlumens: 1. Vasospastische Gefäßverengerung (Raynaudsche Erkrankung), 2. Thrombangitis obliterans arthriosclerotica, 3. Thrombangitis obliterans – Winiwarter-Buerger; Sämtliche Schichten sind verdickt

Stadium II: Claudicatio intermittens = intermittierendes Hinken = Schaufensterkrankheit bei Belastung, in Ruhe schmerzfrei.
Stadium III: Ruheschmerz mit trophischen Störungen; es liegt ein Verschluß vor, der durch eine teilweise Kollateralversorgung noch teilkompensiert wird.
Stadium IV: Gangrän mit Nekrose der peripheren Gefäßabschnitte.

Je nach Lokalisation der Verschlußkrankheit unterscheidet man folgende Verschlußtypen:
– Karotis-Vertebralistyp an extrakraniellen Gefäßen,
– Bifurkations-, Becken-, Oberschenkel- und Unterschenkeltyp an den Beinen.

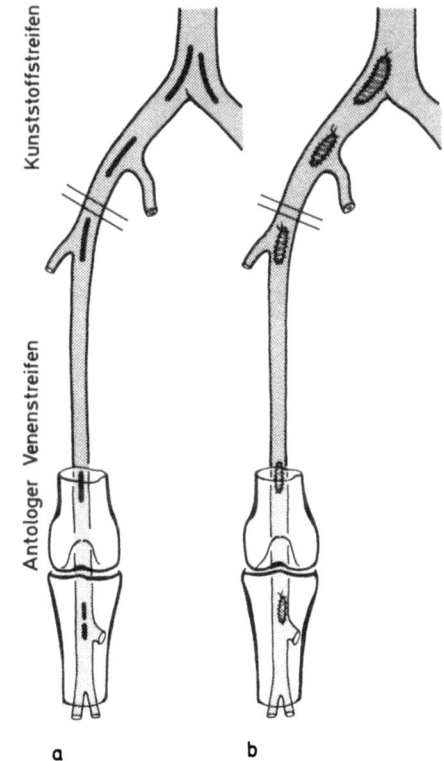

Abb. 88 a u. b. Möglichkeiten der Arteriotomien (**a**) und ihres Verschlusses (**b**) an der Becken- und Oberschenkelstrombahn. Nach Längsarteriotomien werden im Beckenabschnitt Kunststoff-Streifen, im femoropoplitealen Bereich autologe Venenstreifen eingepflanzt (**b**)

1.2. Therapie

Im Stadium II liegt eine relative, im Stadium III und IV eine absolute Operationsindikation vor. Wichtige konservative Behandlungswege, die stets vorausgegangen sein sollen, bestehen im Ausschluß bzw. der Behandlung der Risikofaktoren (s. S. 243) im intensiven Gehtraining und in einer Antikoagulantientherpaie.

Wichtige Operationsmethoden sind
- Embolektomie beim embolischen oder thrombolischen Verschluß mit Ballonkatheter (s. S. 240 Abb. 85).
- Thrombendarteriektomie und Erweiterung der Arteriotomiestellen durch Venenpatch's (Abb. 88a + b, 89a–c).
- Venenbypaß mit autologem Transplantat (z. B. V. saphena magna) oder alloplastischem Gefäßersatz (z. B. Dacron-Prohese) (Abb. 90, 91a + b).
- Interponat mit autologen oder alloplastischem Material

Ein akuter Gefäßverschluß (z. B. Embolie) ist stets durch Kälte, Blässe, Schmerz, motorische und sensible Störungen und nicht tastbare Pulse peripher der Verschlußstelle an den Extremitäten lokalisiert (s. S. 238).

Die Notfalltherapie besteht in Gabe von Schmerzmitteln, Flach- oder Tieflagerung der befallenen Extremität (nicht Hochlagern), gute Polsterung der Extremität, Heparin i. v., sofortiger Transport in die Klinik, am besten in eine gefäßchirurgische Abteilung.

2. Erkrankungen der Venen

Phlebothrombosen wurden bereits im Kapitel XVII besprochen.
Varizen. Es handelt sich um mehr oder weniger starke geschlängelte, meist im Ausbreitungsgebiet der Vena saphena magna und parva gelegene, subkutane Venenerweiterungen. Die Diagnostik bereitet keine Schwierigkeiten; allerdings sind Hilfsuntersuchungen bei der Indikationsstellung zu verschiedenen Behandlungsverfahren notwendig.

2.1. Diagnostik – Trendelenburgscher Versuch (Abb. 92)

Man ermittelt damit die Funktionstüchtigkeit der Vena saphena magna und der Venae communicantes. Das kranke Bein wird über die Horizontale gehoben und das Blut nach proximal ausgestrichen. Nun-

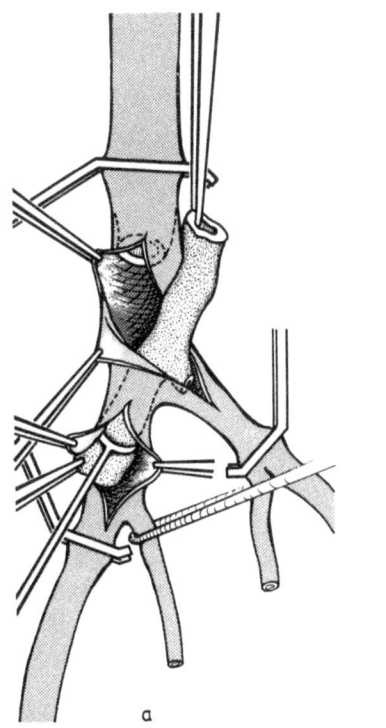
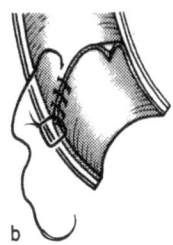
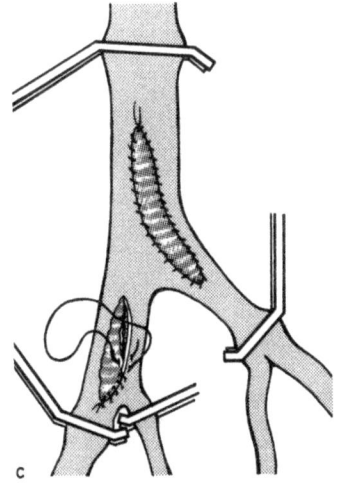

Abb. 89a–c. Desobliteration bzw. Thrombendarteriektomie im Bereich der Aortenbifurkation und in der Beckenetage. **a** Entfernung des abgelösten Verschlußzylinders; **b** eine zurückbleibende distale, flottierende Intimaleiste wird angeschrägt, durch feinste atraumatische Nähte adaptiert; **c** die Arteriotomien werden durch Kunststoff-Streifen verschlossen

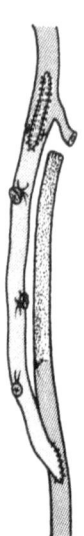

Abb. 90. Autologer femoro-poplitealer Venen-Bypass. Die Stellung der Venenklappen in Blutstromrichtung muß berücksichtigt werden; die proximale Anastomose erfolgt End-zu-End unter Einführung eines Venenstreifenerweiterungs-Transplantats

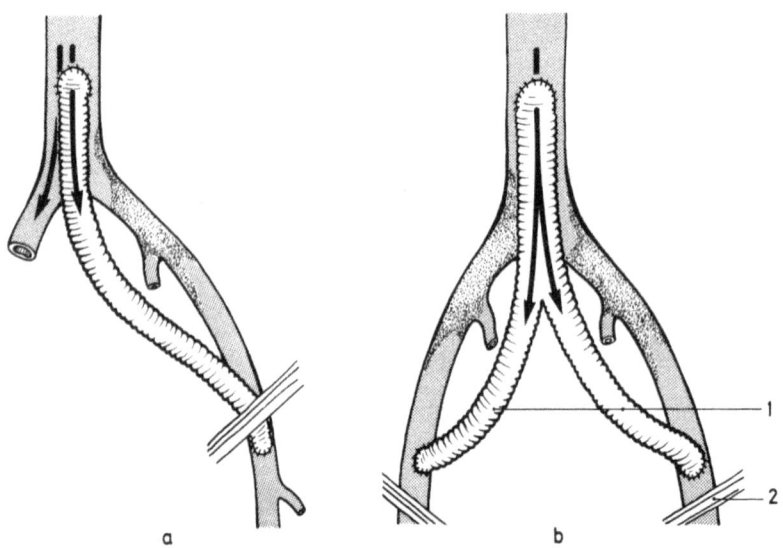

Abb. 91a u. b. Bypass-Operation im Beckenbereich. Aorta-femoraler Bypass mit unterer Anastomose unterhalb des Leistenbandes (a). (b) Y-Prothese (1) bei doppelseitigem Beckenarterienverschluß mit Anastomose oberhalb des Leistenbandes (2)

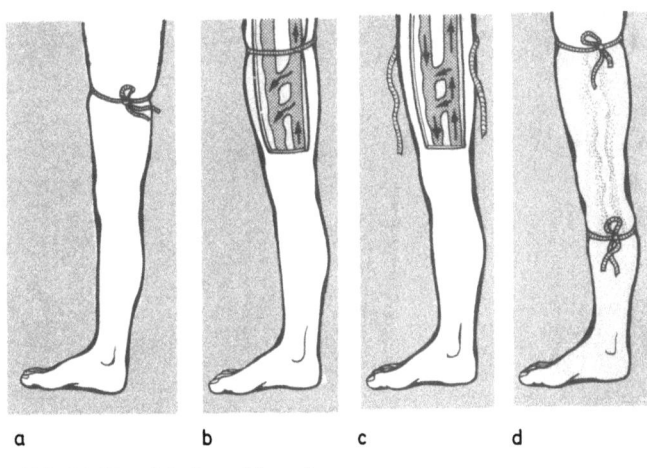

a b c d

Abb. 92. Trendelenburg-Versuch

mehr komprimiert man die Oberflächenvenen am Oberschenkel mit der Hand oder einem Stauschlauch und läßt den Patienten auftreten. Danach wird der Blutstrom frei gegeben. Erfolgt eine sofortige retrograde Auffüllung der Krampfadern, sind die Klappen der Vena saphena insuffizient, der Test ist positiv. Füllen sich die Krampfadern nicht retrograd, sondern erfolgt eine langsame Auffüllung von peripher her, die länger als 30 Sekunden dauert, dann sind die Klappen funktionstüchtig, der Test ist negativ. Streicht man das Blut des horizontal erhobenen Beines aus, läßt aber beim Aufstehen den Stauschlauch liegen, können Rückschlüsse auf die Funktiontüchtigkeit der Klappe der Venae communicantes gezogen werden. Kommt es nach dem Aufstehen innerhalb von 30 Sekunden zu einer schnellen Auffüllung der Krampfadern von distal her, dann sind die Klappen insuffizient.

2.2. Perthesscher Versuch (Abb. 93)

Er dient der Ermittlung der Durchgängigkeit der tiefen Venen. Mittels eines Stauschlauches erfolgt im Stehen die Drosselung der Oberflächenvenen am Oberschenkel. Nun läßt man den Patienten mehrfach hin- und hergehen und fordert ihn auf, die Muskulatur kräftig zu betätigen. Tritt trotz der Stauung keine Schwellung der Beine auf, sind die Abflußwege intakt. Schwillt das Bein stark an, sind die Tiefenvenen nicht durchgängig.

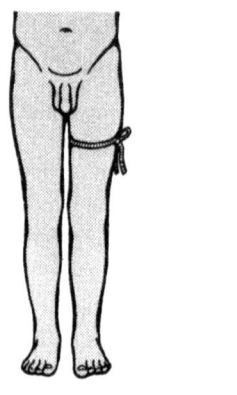
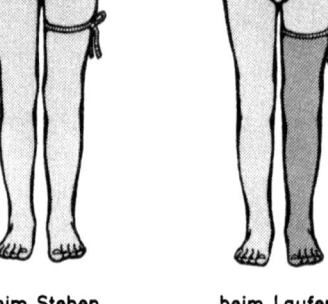

beim Stehen   beim Laufen   **Abb. 93.** Perthesscher Versuch

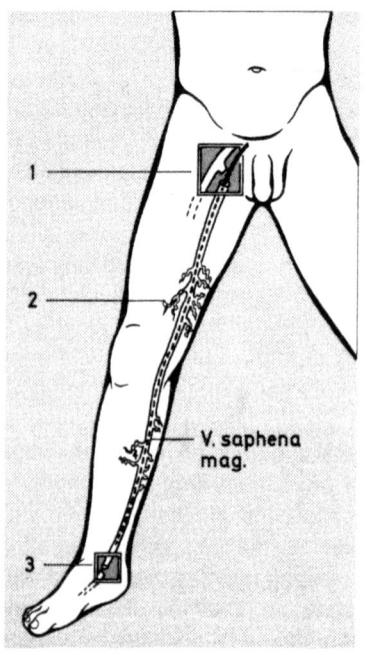

Abb. 94. Prinzip des Venenstrippings. **1** Durchtrennungsligatur der V. saphena magna in der Fossa ovalis und Extraktion der Vene nach ihrer Ligatur und Durchtrennung **(3)** am Innenknöchel; **2** subfasziale Unterbindung der Vv. communicantes

Es ist jedoch empfehlenswert, vor der Durchführung einer Operation diesen Befund durch Anfertigen einer Phlebographie zu dokumentieren.

Primäre Varizen entstehen im wesentlichen anlagebedingt, während die Entstehung sekundärer Varizen infolge einer chronischen rezidivierenden Thrombose angenommen wird.

2.3. Therapie

Liegt keine Insuffizienz der Venae communicantes vor, führt im allgemeinen eine Varizenverödung zur dauerhaften Beseitigung. In allen anderen Fällen ist die Entfernung der Krampfadern, eventuell mit einer Sonde nach Babcock, und die gleichzeitige subfasziale Unterbindung der Venae communicantes das beste Operationsverfahren (Abb. 94).

XIX. Tumorlehre

Nach einer heute allgemein anerkannten Definition von Willis ist unter »Tumor« eine Gewebsvermehrung zu verstehen, deren Wachstum überschießend und mit dem normalen Gewebe nicht koordiniert ist und auch dann anhält, wenn der auslösende Reiz nicht mehr wirksam ist. Der Wachstumsüberschuß kommt zustande, nicht weil, wie bislang angenommen, die Tumoren insgesamt schneller wachsen als normales Gewebe, sondern dadurch, daß einige Zellen im Tumor eine verkürzte Generationszeit haben, daß möglicherweise andere Tumorzellen länger leben, oder daß mehr Wachstum, d. h. Teilungszellen, vorhanden sind.

Auf Grund ihres biologischen Verhaltens teilt man die Tumoren in gutartige (benigne) und bösartige (maligne) ein. Die gutartigen sind für den Träger harmlos und ihr Krankheitswert ist durch Lokalisation (Verschluß eines Bronchus durch ein Adenom z. B.) oder durch eine Hyperfunktion des Muttergewebes (Schilddrüsenadenom) determiniert. Die gutartigen Neubildungen wachsen expansiv, d. h. sie verdrängen das umgebende Gewebe und sind histologisch aus reifen, differenzierten Zellen aufgebaut. Sie werden so bezeichnet, daß man an den Namen des Ursprungsgewebes die Endung -om anhängt, z. B. Fibrom, Lipom usw. Nicht alle Ursachen der Entstehung eines benignen Tumors sind bekannt. Als relativ gesichert gilt die Einwirkung von Hormonen auf Erfolgsorgane, einiger Viren und chemischer Reize.

Die operative Beseitigung dieser Tumoren ist die Therapie der Wahl mit dauernder Heilung. Die Rezidive sind sehr selten, weil die Entfernung in toto in aller Regel ohne Schwierigkeiten gelingt.

Ehe wir uns in der Besprechung dem malignen Wachstums widmen, sei kurz auf einige Tumorübergangsformen eingegangen. Es gibt nämlich eine Gruppe von Tumoren, die sich nach den geltenden Kriterien nicht in eine der beiden Gruppen einordnen lassen; sie werden als semimaligne bezeichnet. Meistens wachsen sie infiltrativ zum Unterschied zu den gutartigen und metastasieren aber gelegentlich und sehr spät.

Eine andere Gruppe sind die Tumoren, die sich aus Mißbildungen oder verbleibendem embryonalem Gewebe (Teratome) entwickeln.

Sie bestehen aus nebeneinander vorhandenem Gewebe verschiedener Abstammung. Sie können jedoch auch benigne oder maligne sein, wie manche embryonalen Tumoren (Neuroblastom, Wilms-Tumor), die z. T. schon bei der Geburt vorhanden sind.

Die malignen Neubildungen sind mittlerweile eines der größten Probleme der gegenwärtigen Medizin geworden, da von Jahr zu Jahr immer mehr Menschen dieser bösartigen Krankheit zum Opfer fallen. So ist z. B. das Bronchialkarzinom die häufigste Todesursache bei Männern über das 50. Lebensjahr in der BRD (Abb. 95).

Die malignen Tumoren haben in der Regel ein rasches Wachstum; daher weisen ihre Zellen histologisch vermehrt Mitosen und – durch Ausfall der Wachstumsregulation – Atypien der Zellkerne und des Zytoplasmas auf, so daß die Summe der verschiedenen Abnormmitäten gegenüber dem Ursprungsgewebe die Merkmale der Malignität bzw. das maligne Potential ergibt. Außerdem ist bei dieser Wachstumsform die Differenzierung der Zelle in unterschiedlichem Maße gestört, sogar soweit, daß das Muttergewebe z. T. gar nicht mehr zu erkennen ist (anaplastische Malignome). So liegen die entscheidenden Eigenschaften der malignen Tumoren und der Hauptunterschied zu den gutartigen im Wachstumsmodus und in der Metastasierung. Denn sie wachsen infiltrativ und destruieren das umgebende Gewebe so, daß die Grenze zum Gesunden kaum auszumachen ist.

Bei ihrem infiltrativen Wachstum in die Umgebung bricht eine maligne Geschwulst in die Lymphbahnen ein, wo sich Zellansiedlungen bilden und mit dem Lymphstrom dann in die regionalen Lymphknoten gelangen. Manchmal kommt es zur Verstopfung der Lymphgefäße und zu einer Stromumkehr, so daß dann eine retrograde Aussiedlung entsteht. Aus einem Lymphknoten streuen die Zellen durch den Lymphkreislauf, bis sie über den Ducuts thoracicus in den Blutkreislauf gelangen. Es wird angenommen, daß die malignen Zellen von einem Lymphknoten zum anderen nicht per continuitatem, sondern durch Lymphgefäßanastomosen gelangen. Bei dem Einbruch in die Blutgefäße, in der Regel Venen, kommt es zur sog. hämatogenen Streuung (Abb. 96).

Infiltrierend wachsende Geschwülste können auch die Oberfläche von mit Serosa bedeckter Organe erreichen, sich von dort ablösen und an einer anderen Stelle ihr Wachstum fortsetzen (Implantationsmetastasen).

Bei allen diesen beschriebenen Wegen der Metastasierung geht jeweils die überwiegende Zahl der Krebszellen aus verschiedenen, nicht in allen Details bekannten Ursachen zu Grunde, so daß nicht gesagt werden kann, wann eine hämatogene Ausbreitung zur Metastasenbil-

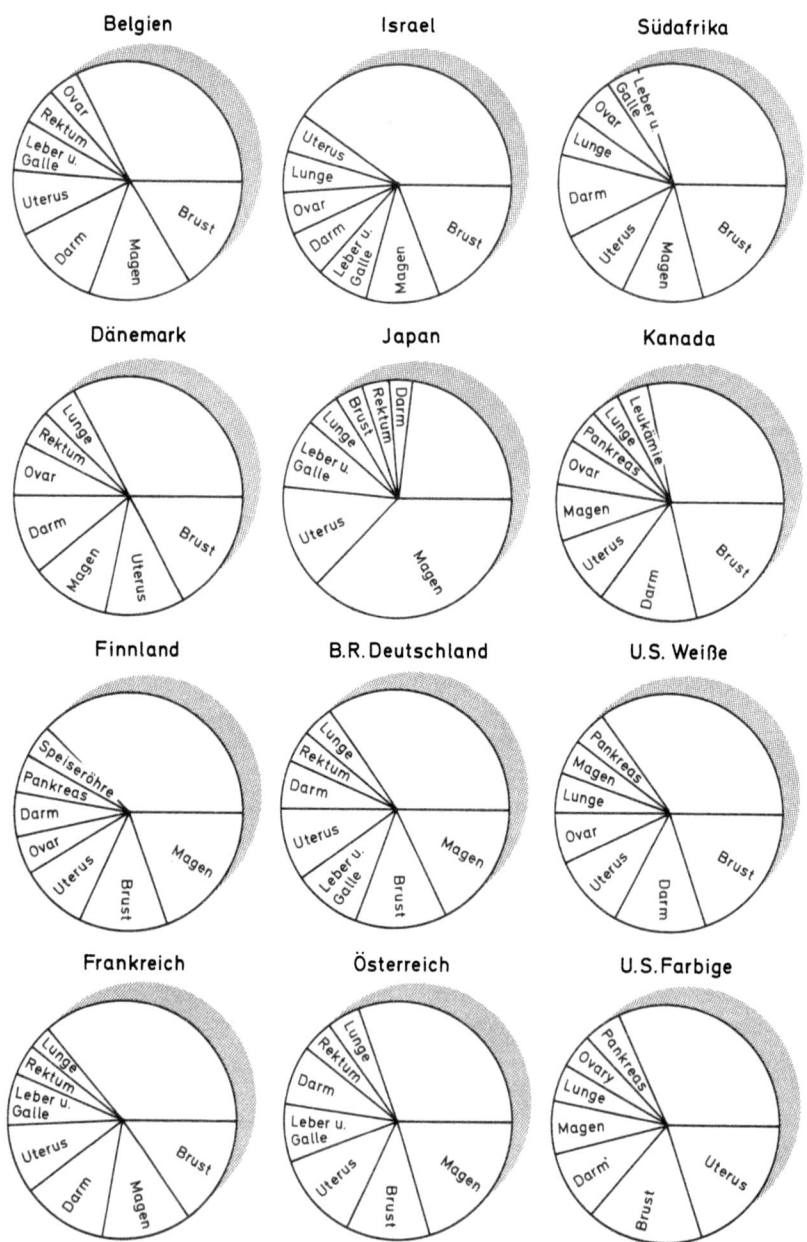

Abb. 95a u. b. Häufigkeit der Karzinomkrankheiten in verschiedenen Ländern (**a**) und bei den Geschlechtern (**b**). (Aus UICC Clinical Oncology, Springer 1973)

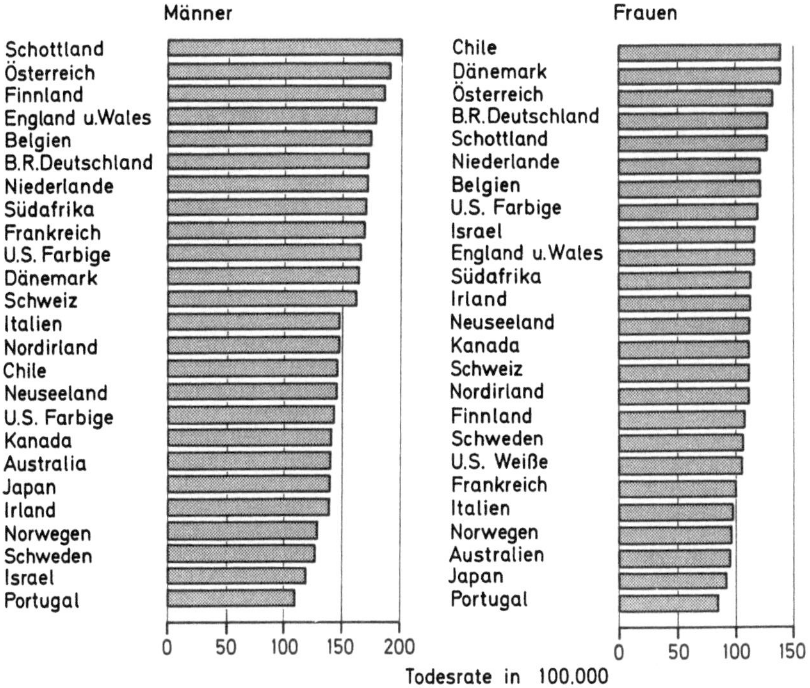

Männer

Schottland		Chile	
Österreich		Dänemark	
Finnland		Österreich	
England u.Wales		B.R.Deutschland	
Belgien		Schottland	
B.R.Deutschland		Niederlande	
Niederlande		Belgien	
Südafrika		U.S. Farbige	
Frankreich		Israel	
U.S. Farbige		England u.Wales	
Dänemark		Südafrika	
Schweiz		Irland	
Italien		Neuseeland	
Nordirland		Kanada	
Chile		Schweiz	
Neuseeland		Nordirland	
U.S. Farbige		Finnland	
Kanada		Schweden	
Australia		U.S. Weiße	
Japan		Frankreich	
Irland		Italien	
Norwegen		Norwegen	
Schweden		Australien	
Israel		Japan	
Portugal		Portugal	

Todesrate in 100.000

Abb. 95b

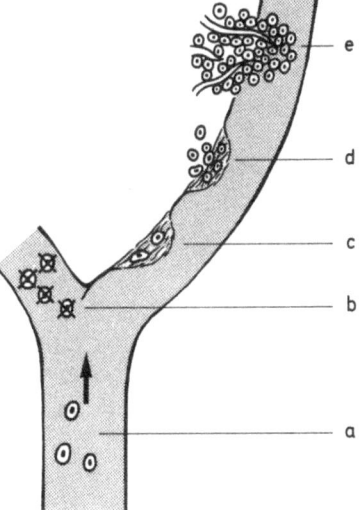

Abb. 96. Schema der Entwicklung hämatogener Metastasen.
a) im Blut Tumorzellen;
b) Tumorzellen gehen zugrunde, können nicht Metastasen werden;
c) Überlebende Tumorzellen, haften mit Fibrinnetz dem Endotel an;
d) Zellvermehrung und Wandinfiltration;
e) Weitere Zellvermehrung mit Entwicklung eines eigenen Kapillargefüges.
(Nach Eder, aus: Eder und Gedigk: Lehrbuch der Allgemeinen Pathologie und pathologischen Anatomie, Berlin, Heidelberg, New York: Springer 1977)

dung führt. Da einige Malignome bevorzugte Metastasierungsorte aufweisen, dürfte auch eine gewisse Organdisposition eine Rolle spielen (so sind z. B. Herz und Milz ganz selten von Metastasen befallen). Aus nach einer Operation zurückgelassenen Zellkolonie kann wieder an derselben Stelle ein Tumor entstehen (sog. Rezidiv oder wie es in neuester Zeit treffender bezeichnet wird: »persistierender Tumor«). Manchmal treten solche Rezidive, aber auch Metastasen, erst nach vielen Jahren auf. Wir selbst hatten Gelegenheit eine Lymphknotenmetastasierung 25 Jahre nach Ablatio mammae wegen Karzinoms zu beobachten.

Da die meisten Rezidive und Metastasen in den ersten Jahren nach der Behandlung auftreten, hat man als Maß der therapeutischen Leistungsfähigkeit eine 5- bzw. 10-Jahresgrenze festgelegt. Es sei hier aber betont, daß es sich nicht um Heilungsziffern, sondern um Rezidiv- und Metastasenfreiheit handelt.

1. Ätiologie

Bis jetzt ist es nicht mit ausreichender Sicherheit gelungen, die primäre ätiologische Ursache für einzelne Malignome festzustellen. An Hand experimenteller und klinischer Studien konnte man Faktoren, die sich als chemische, physikalische, virale und genetische eingruppieren lassen, für die Kanzerogenese verantwortlich machen, wobei der Wirkungsmechanismus jedoch noch im Dunkeln bleibt. Es ist wahrscheinlich, daß mehrere Faktoren erst gemeinsam die maligen Deformation einer Zelle hervorrufen.

2. Chemische Kanzerogene

Bis heute konnte im Experiment, aber auch beim Menschen, für über 100 chemische Verbindungen eine karzinogene Wirkung festgestellt werden: Aromatische Kohlenwasserstoffe (3,4-Benzpyren als bekanntestes) die bei unvollständiger Verbrennung von Teerprodukten (Tabakrauchen) entstehen, aromatische Amine, Nitrosamine, einige Naturprodukte (Pilz- und Pflanzentoxine), Asbest, Arsen, Blei usw.

3. Physikalische Kanzerogene

Es sind in erster Linie ionisierende, aber auch ultra-violette Strahlen zu nennen. So ist ein häufigeres Auftreten des Schilddrüsenkarzinoms bei Patienten, die in der Kindheit im Bereich des Kopfes und Halses bestrahlt worden sind, nachgewiesen. Die Überlebenden nach Atombombardierung erkrankten in sehr hohem Maße an Leukämien. Auch langdauernde mechanische Reizungen können eine maligne Degeneration hervorrufen.

4. Viren

Die Kanzerogenität der Viren ist bei manchen Tieren sicher nachgewiesen worden, und für manche Malignome des Menschen kann dies mit ausreichender Wahrscheinlichkeit angenommen werden.

Ribonucleinsäure(RNA)-haltige Viren sind fähig, Sarkome, Lymphome und Leukosen bei Affen, Mäusen und Katzen zu erzeugen. Desoxyribonucleinsäure(DNA)-haltige Viren, Polioma sowie Simianvirus (SV-40) sind durch Experimente als onkogen nachgewiesen. Die Frage, ob und inwieweit die Viren für die Kanzerogenese beim Menschen verantwortlich zu machen sind, ist trotz einiger deutlicher Hinweise (Ebstein-Barrvirus bei Burkitt-Sarkom) noch offen.

5. Heredität

Die Beobachtungen, daß in manchen Familien Karzinome öfter vorkommen (z. B. die Töchter einer Mutter, die an Mammakarzinom erkrankt war, bekommen dreimal häufiger ein solches Malignom als die normale Population und sogar in noch jüngeren Jahren), hat die Frage der Erblichkeit von Malignomerkrankungen oder zumindest die Disposition dazu aufgeworfen. Große statistische Untersuchungen konnten solche Fragen negativ beantworten. Vielmehr handelt es sich um ähnliche Lebensbedingungen und Einflüsse der Umgebung sowie um Vererbung von einigen Erkrankungen wie der familiären Polyposis, deren Erblichkeit sicher ist und die als Präkanzerose gelten. Wahrscheinlich ist aber auch, daß gewisse Komponenten des Immunsystems genetisch, d. h. vererblich verankert sind.

Bei der Ätiologie des malignen Wachstums spielen sicherlich auch verschiedene andere, bis jetzt noch nicht geklärte Ursachen eine Rolle: der hormonelle Status z. B.: Es ist auffällig, daß Männer und Frauen in unterschiedlicher Häufigkeit an einem Karzinom erkranken; die geographischen Unterschiede in der Häufigkeit von einzelnen Malignomen (z. B. ist das Magenkarzinom in Japan häufiger und das Mammakarzinom seltener als in Westeuropa oder USA) lassen die Feststellung zu, daß Lebensgewohnheiten und Umgebung sicherlich in der Onkogenese ihre Bedeutung haben. Da aber keine der erwähnten Faktoren mit Sicherheit als alleinige Ursache für die Entstehung einer malignen Degeneration verantwortlich zu machen ist, muß eine *multifaktorielle Ätiologie* angenommen werden, wobei die Bedeutung jedes einzelnen sowie die gegenseitige Wirkung untereinander sicher von Fall zu Fall unterschiedlich sind.

6. Entwicklung der malignen Tumoren

Welche Faktoren auch immer für die Alteration verantwortlich sind, eine maligne Zelle ist ein Sprössling der normalen mit dem grundlegenden Unterschied, daß der Mechanismus der kontrollierten Proliferation verloren gegangen ist. Deswegen vermehrt sich eine bösartige Zelle schneller und zeigt besondere morphologische und zytochemische Eigenschaften (höhere Zahl der Mitosen, Kern- und Zytoplasmaatypien). Manchmal produzieren sie dieselben Verbindungen wie das Muttergewebe (Parathormon mit Hyperparathyreoidismus bei Nebenschilddrüsenkarzinom), manchmal aber auch ganz andere (ACTH-ähnliche Verbindungen beim Bronchialkarzinom). In manchen Fällen ist die biochemische Aktivität so verändert, daß es zur Produktion von embryonalen Hormonen kommt (α_1-Feto-protein bei Hepatomen). Dennoch ist es nicht gelungen, irgendeine Substanz, die nur für maligne Zellen charakteristisch wäre, ausfindig zu machen.

Die Entwicklung von einer normalen Zelle, die durch einen onkognen Faktor alteriert wird, bis zu einem feststellbaren Tumor ist ein komplexer Vorgang, der sich in mehreren Etappen abspielt (Abb. 97). Wenn angenommen wird, daß ein Tumor aus einer Zelle entsteht, so läßt sich errechnen, daß ein Tumor mit einem Durchmesser von 1 cm aus 10^{10} (1 Milliarde) Zellen besteht. Dieses Wachstumstempo wird als Tumorverdoppelungszeit (Tumour-doubling-Time) bezeichnet und beträgt 8–600 Tage. Diese Zeit korreliert sehr gut mit der Prognose. Leider ist die Bestimmung der TDT nur für Lungenmetastasen mit Sicherheit möglich.

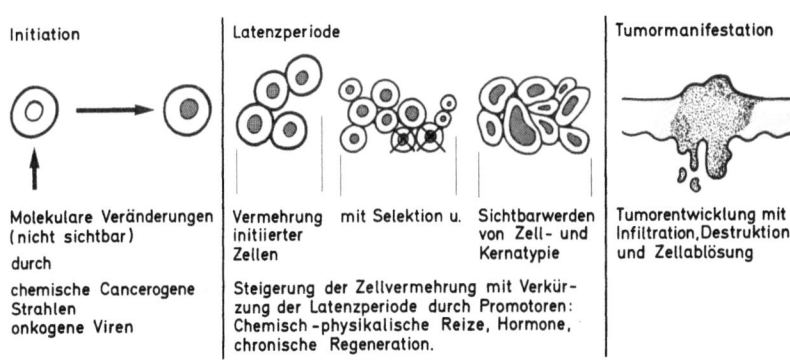

Abb. 97. Schematische Darstellung der Karzinomgenese. (Nach Eder aus: Lehrbuch der Allgemeinen Pathologie und pathologischen Anatomie, Springer 1975)

7. Tumorimmunologie

Da durch die maligne Alteration die Tumorzelle für den befallenen Organismus genetisch fremd wird, stellt sich die Frage, inwieweit und auf welche Weise sich der Körper mit eigenen Kräften zur Wehr setzt. Experimentelle und inzwischen auch klinische Studien haben eine Tumorimmunität nachgewiesen, deren Komponenten und Wirkungsmechanismen viele Gemeinsamkeiten mit den Transplantationsphänomen gleicher Art aufweisen (s. Kap. XX).

7.1. Tumor-Antigene

Es ist nachgewiesen worden, daß die Tumorzelle neben normalen Histokompatibilitätsantigenen auch solche, die dem Wirtsorganismus fehlen, besitzt, womit eine Immunantwort provoziert werden kann. Diese Antigene sind tumorspezifisch und weisen eine unterschiedlich ausgeprägte Immunogenität auf. Der Nachweis von einer immunologischen Antwort auf das Tumorwachstum ist experimentell erbracht worden, indem man durch Injektion einer kleinen Dosis von vitalen Geschwulstzellen eine Neubildung erzeugt und dann wieder entfernt hat. Bei wiederholter Applikation von Zellen gleichen histologischen Aufbaus kommt es nicht zum Tumorwachstum, sondern werden die inokkulierten Zellen von sensibilisierten Lymphozyten zerstört. Es ist gelungen, in vitro nachzuweisen, daß menschliche Geschwülste auch tumorspezifische Antigene haben; diese sind bei Tumoren gleicher histologischer Genese identisch – es handelt sich also um Kreuzantigene.

7.2. Mechanismen der Tumorimmunität

Analog den immunologischen Vorgängen bei der Transplantation wird angenommen, daß die Hauptkomponenten der Abwehr gegen Tumoren die zellulären Immunkräfte darstellen: Sensibilisierte T-Lymphozyten wirken zytotoxisch nach Art einer Verwerfungsreaktion auf die Tumorzellen. Ein indirekter Beweis dafür ist die lymphozytäre Infiltration in den Randbezirken jeder infiltrativ wachsenden Neubildung (sog. Stromareaktion). Die Aufgabe der T-Lymphozyten besteht darin, jede, aus welchen Gründen auch immer fremd gewordene Zelle zu erkennen und zu bekämpfen, ehe ein klinisch relevantes Agglomerat zustande kommt. Die Bedeutung dieses Immunüberwachungsfaktors (Immunsurveyance) demonstriert sich von selbst durch die Tatsache, daß sich bei Defektimmunopathien oder unter immunosuppressiver Therapie bei Transplantationsempfängern Malignome unvergleichlich häufiger entwickeln. Neben zellulären Trägern der Immunaktivität zirkulieren bei Karzinomträgern auch humorale Antikörper. In manchen Fällen haben sie durch komplementbildende, zytotoxische Serum-Antikörper einen gewissen hemmenden Effekt auf das Tumorwachstum. Andererseits ist nachgewiesen, daß die humoralen Antikörper die oberflächlichen Tumorantigene auch blockieren bzw. maskieren, und diese so von den Immunzellen erschwert erkannt werden. Diese Phänomen (Enhancement) begünstigt das Tumorwachstum.

Nach dieser grundsätzlichen Betrachtung stellt sich die Frage, wie eine Neubildung dennoch bis zu relativ großen Dimensionen wachsen kann. Zur Zeit erscheint folgende Erklärung plausibel: Einmal werden die Tumorantigene maskiert, so daß, wie schon oben erwähnt, sie von den immunkompetenten Zellen nicht erkannt werden;

zweitens: Möglicherweise überstehen durch Selektion nur antigenschwache Tumorzellen, die den Überwachungsapparat des Wirtes unterlaufen, und

drittens könnte der Organismus aus verschiedenen Gründen nicht in der Lage sein, in ausreichendem Maße Abwehrzellen zu produzieren.

Andererseits gibt es zu Genüge einwandfreie Beweise dafür, daß die Immunabwehr sehr effizient die Entwicklung eines bösartigen Wachstums anhalten kann: Es sind sehr seltene Fälle dokumentiert – 0,5% aller Karzinomträger –, wo das Neoplasma spontan verschwunden ist und spontane Remissionen oder Regressionen kleiner Metastasen nach Entfernung des Primärtumorss aufgetreten sind; nicht selten sind im peripheren Blut, Plasmaflüssigkeit, Bronchialsekret, OP-Wunden und Lymphe maligne Zellen gefunden worden, ohne daß sich bei dem Betroffenen jemals ein klinisch evidentes Malignom entwickelt hat.

Diese Erkenntnisse waren ausschlaggebend bei dem Versuch, geeignete Tests zu finden, wodurch die Immunabwehr des Menschen zumindestens eingeschätzt werden könnte. Eine der am meisten versprechenden Methode ist der Kutan-Test mit Dinitrochlorbenzol (DNCB) als Antigen.

Es hat sich nämlich herausgestellt, daß 95% von freiwilligen karzinomfreien Personen und solche Patienten, bei denen es zur spontanen Remission eines malignesn Wachstums gekommen ist, sehr empfindlich reagierten. Im Gegensatz dazu waren 99% der Patienten, die nicht auf Antigen reagierten, inoperabel, sei es wegen des fortgeschrittenen Lokalwachstums oder sei es wegen diffuser Metastasierung. Die Einschränkung der Aussagekraft dieses Testes liegt in der unterschiedlichen Reaktion der Patienten mit histologisch verschiedenen Malignomen. Die beste Korrelation zeigten die Patienten mit Karzinomen im Mundbereich, Pharynx, Larynx und Cervix uteri. Diese und ähnliche Tests sowie Messung von tumorspezifischen Antigenen (α_1-Fetoprotein oder CEA = Colon-Embrionic Antigen z. B.) versprechen, wenn sie bis zur klinischen Routine ausreifen, eine Verbesserung der Beurteilung der Prognose und der Therapieergebnisse. Außerdem sind die geschilderten Erkenntnisse zur Einführung der Immuntherapie in der Bekämpfung der malignen Aggressionen von Bedeutung (s. S. 266).

8. Klinisches Bild

Da das »Alter«, d. h. der Zeitpunkt der Entstehung des Karzinoms, aus den dargelegten Gründen nicht zu ermitteln ist, sind die Begriffe »früh« und »spät« relativ und können nur im Kontext der klinischen Krankheitswerte verstanden werden. Danach ist als »Frühkarzinom« eine symptomlose oder symptomarme Geschwulst zu bezeichnen, obgleich diese Neubildung bereits sehr lange Zeit vorhanden sein kann. Eine Einschränkung ist nötig: »Früherkennung« heißt nicht immer »rechtzeitig«, weil selbst kleine und symptomlose Malignome bereits diffus metastasieren können.

Die klinischen Manifestationen bösartiger Geschwülste sind denkbar variabel und unspezifisch. So können durch ihr Wachstum Hohlorgane verschlossen oder komprimiert werden mit der entsprechenden Symptomatik (Ileus, Ikterus), oder Nerven lädiert werden (Schmerzen); die Tumoren können Ursache von Blutungen bei Nekrose des Tumors selbst oder Arrosion der Gefäße der Umgebung sein; sie können zu

Entzündungen in dem Ursprungsorgan führen (poststenotische Pneumonie bei Bronchialkarzinom z. B.) usw.

Manchmal sind die Metastasen (in oberflächlichen Lymphdrüsen-z. B. Virchowsche-Drüse supraklavikulär beim Magenkarzinom) die ersten Zeichen. Selten kann dabei sogar der primäre Tumor verschwinden (Melanom der Oropharynx). Etwas öfter kommt es vor, daß der primäre Tumor nur sehr schwer oder gar nicht auffindbar ist.

Manchmal entstehen während der Evolution eines Neoplasmas systemische Manifestationen, die weder für das Ursprungsorgan noch für sonstige Körperreaktionen charakteristisch sind und weder durch das Wachstum noch durch Metastasen verursacht worden sind. Manche resultieren aus dem Kampf zwischen Geschwulst und Wirt, was für die Tumorkachexie angenommen wird (hier soll die gemeinsame Energiequelle eine Rolle spielen, obwohl dieser Vorgang noch nicht ausreichend geklärt ist). Andere Zeichen sind als Folge von neuen tumorspezifischen hormonellen Aktivitäten, von toxischen Substanzen, die im Neoplasma entstehen, oder noch unklaren Autoimmun-Phänomenen anzusehen. Alle diese Manifestationen werden mit dem Oberbegriff Paraneoplastisches Syndrom bezeichnet.

Nicht selten sind solche Beschwerden erste Krankheitszeichen, die den Patienten zum Arzt führen. Oft aber sind sie Ursache schwerwiegender diagnostischer Irrtümer. So wird mancher Bronchialkarzinom erkrankter Patient, der als Ausdruck eines paraneoplastischen Syndroms Gelenkschmerzen hat, sogar über Monate als »Rheumatiker« behandelt. Manche Störungen im Rahmen dieses Syndroms wie eine Hyperkalzämie können eine große Gefahr für das Leben dieses Patienten darstellen. Im allgemeinen ist für die klinischen Zeichen dieser Syndrome charakteristisch, daß sie nach restloser Entfernung der Geschwulst verschwinden und bei Entwicklung des Rezidivs wieder auftreten, somit einen gewissen prognostischen Wert haben.

9. Die Behandlung der malignen Geschwülste

Da die Behandlung der neoplastischen Proliferation sehr aggressiv zu sein hat und manchmal mit beachtlichen negativen Folgen belastet ist, kann sie erst nach histologischer Sicherstellung der Diagnose beginnen.

Die Behandlung der malignen Geschwülste besteht aus der operativen Entfernung der Geschwulst und/oder der Elimination durch Chemotherapie, ionisierender Bestrahlung sowie durch Stimulation der körpereigenen Immunkräfte.

Die onkologischoperativen Eingriffe unterscheiden sich insofern von den üblichen, als folgende Grundregeln zu beachten sind:

Die Wegnahme des Tumors soll »en bloc« mit den zugehörigen Lymphknoten und Lymphbahnen erfolgen. Die Resektion soll ausreichend weit vom Tumor im gesunden Gewebe erfolgen, wobei die Wundränder unbedingt histologisch zu untersuchen sind. Alle Manipulationen am Tumor müssen sehr behutsam vorgenommen werden, damit die Implantation von malignen Zellen vermieden wird (Abklatsch- bzw. Impfmetastasen).

Der operative Eingriff wird als radikal bezeichnet, wenn alle malignen Gewebe restlos entfernt worden sind. Man spricht, wenn das nicht der Fall ist, von »palliativer« Intervention. Diese Operationen haben verständlicherweise eine schlechtere Prognose. Dennoch bieten sie durch die Verkleinerung der Tumormassen immerhin bessere Überlebenschancen, und erfolgreichere Voraussetzungen für andere Therapiearten. Zum anderen sind diese Interventionen manchmal auch wegen der Verbesserung der Lebensqualität (Beseitigung der Schmerzen z. B.) zu vertreten.

Neuere Erkenntnisse aus der Tumorimmunologie haben zu einer aggressiveren Haltung in der onkologischen Chirurgie geführt, so daß heute auch die Metastasen (solitäre und gelegentlich auch multiple) nach Möglichkeit operativ entfernt werden. Allerdings gibt es hierüber noch zu wenig Erfahrungen, um verbindliche Regeln aufzustellen. Dies muß von Fall zu Fall unter Berücksichtigung von vielen Faktoren (Alter und Allgemeinzustand des Patienten, Operationsrisiko, malignes Potential des Tumors und Heilungsmöglichkeiten durch andere therapeutische Verfahren) entschieden werden.

Der therapeutische Effekt der Behandlung mit ionisierenden Strahlen basiert auf der Tatsache, daß die Strahlen eine Ionisierung des intrazellulären Wassers verursachen; die so entstandene Hydroxy- und Peroxyradikale führen zur Dekomposition von DNA und konsekutiv zur Schädigung der Zellen. Diese Veränderungen geschehen in der normalen wie auch in der Krebszelle, wobei es quantitative Unterschiede gibt, da sich die normale Zelle erholen kann. Es bestehen sehr große Unterschiede in der Empfindlichkeit der einzelnen Geschwülste – von der kompletten Zerstörung des Tumors bis zur absoluten Unempfindlichkeit, gegenüber der Bestrahlung. Dementsprechend sind auch die Erfolge bzw. Indikationen vom histologischen Typ des Tumors abhängig.

Die Komplikationen sind allgemeiner (Erbrechen, Gewichtsverlust usw.) oder lokaler (aseptische Inflammation, Fibrose) Natur. Diese

Behandlungsart wird selten als alleiniges therapeutisches Verfahren angewandt, häufiger, ja fast immer in der Kombination mit anderen Verfahren. Wenige Ausnahmen sind die Malignome mit ausgesprochener Radiosensibilität (Lymphosarkom) oder in Fällen, wo die Operation schlechte Dauererfolge und ein hohes Risiko aufweist (Karzinom der beiden oberen Drittel des Oesophagus z. B.).

Zur Chemotherapie der Neubildung werden folgende Gruppen von Medikamenten angewandt:
– Antimetaboliten, die durch verschiedene Mechanismen z. B. Metrotrexat analog Folinsäure die Synthese der DNA stören; – alkylisierende Substanzen, die durch Bindung an normale Zellbestandteile (meistens Eiweiß) zur Beeinträchtigung des Stoffwechsels führen (Tiothepa); – Antibiotika (Wirkungsmechanismen ähnlich wie bei Bakterien – Actinomycin); – Vincaalkaloide, die die für die Zellteilung notwendigen Proteine an sich binden – Vincristin.

Der therapeutische Effekt ist bescheiden, obgleich bei einigen Tumoren beachtlich; daher wird diese Behandlungsart meistens als Ergänzung zu den anderen Bemühungen angewandt. Die Komplikationen bestehen in der toxischen Wirkung auf verschiedene Organe (Nerven, Leber usw.).

Die Immuntherapie ist als Ergebnis der tumorimmunologischen Forschungen der letzten Jahre entstanden. Hier bieten sich folgende Möglichkeiten:

Aktive Immunisierung: Durch spezifische Tumorvakzine wäre es möglich, die Immunabwehr maximal zu stimulieren. Leider sind auf diesem Feld erst wenige, wenn auch sehr ermutigende Schritte gemacht worden; von der täglichen klinischen Anwendung sind wir noch weit entfernt.

Die Behandlung mit Antitumorimmunseren, die von anderen Spezies nach Inokkulation der Geschwulstzellen oder von den Patienten die von einem Krebs geheilt sind, stammen, ist gleichfalls noch nicht, trotz einzelner Fortschritte, bis zur breiten Anwendung ausgereift. Das Gleiche gilt für die Therapie mit sensibilisierten Lymphozyten.

Die breiteste Anwendung hat bisher die unspezifische Immuntherapie gefunden. Es hat sich nämlich gezeigt, daß nach Applikation von solchen Vakzinen wie BCG die Immunabwehr erheblich verstärkt werden kann. Diese Behandlung hat, meist in Kombination mit der operativen Entfernung des Tumors, ausgezeichnete Ergebnisse, besonders beim malignen Melanom, ergeben.

Seit längerer Zeit ist man bemüht, eine Typisierung bzw. Systematisierung der malignen Tumoren zu schaffen, um die Möglichkeit zu haben, z. B. die Ergebnisse der verschiedenen therapeutischen Methoden miteinander vergleichen oder die Prognose etwas sicherer abschätzen zu können. Es gibt zahlreiche Versuche, die verschiedenen Parameter als Grundlage zu benutzen (z. B. Zahl der Mitosen).

Die UICC (Union Internationale Contre Cancer) hat das sog. T(Tumor)-, N(Lymphknoten)-, M(Metastasen)-System ausgearbeitet. Dieses System wird allgemein akzeptiert. Innerhalb der einzelnen Kategorien sind in Abhängigkeit von der Ausdehnung des Krebsgewebes weitere Unterschiede feststellbar (T1, T2, T3, T4; N0, N1, N2, N3; M0 = keine nachweisbaren Metastasen, M1 = Fernmetastase) vorhanden. Die Bezeichnungen im einzelnen sind für jede Region und jede gegebene lokale Situation (Tumor zugänglich oder nicht zugänglich) genau festgelegt; es wird daher empfohlen, bezüglich der Einzelheiten das Handbuch UICC zu konsultieren.

Die Therapie der malignen Neubildungen ist ein komplexes Geschehen, das die gemeinsame Arbeit von Spezialisten der verschiedenen Disziplinen beansprucht.

Eine besondere Bedeutung hat auch die psychische Betreuung der Krebskranken. Es ist nicht einfach, zu leben mit der Erkenntnis, daß man an einer unheilbaren Krankheit leidet. Hier ist das Vertrauen und die verständnisvolle Beziehung zwischen Arzt, Patient und seinen Angehörigen von erstrangiger Wichtigkeit. In entsprechnder, aber unmißverständlicher Form sind die Angehörigen über den Stand der Krankheit aufzuklären, wobei man mit den zeitlichen Voraussagen vorsichtig sein soll. In wieweit man dem einzelnen Patienten die ganze Wahrheit sagen soll, muß von Fall zu Fall entschieden werden.

XX. Die Transplantation

Verpflanzungen von Geweben und Organen werden in der Chirurgie seit Jahrhunderten durchgeführt; obwohl diese Disziplin in den letzten Jahrzehnten einen großen Aufschwung erlebt hat und zahlreiche Erkenntnisse erworben wurden, sind viele Probleme immer noch offen und ungelöst.

In Abhängigkeit von der genetischen Relation zwischen Spender und Empfänger unterscheidet man:
- Autotransplantat (autogen) = von einem auf bzw. in die oder an die andere Region bei demselben Individuum verpflanztes Organ oder Gewebe.
- Isotransplantat (syngen) = Spender und Empfänger sind bezüglich der Histokompatibilitätsantigene identisch (z. B. eineiige Zwillinge).
- Allotransplantat (allogen) = Spender und Empfänger sind von der gleichen Spezies, genetisch aber diskrepant (Mensch zu Mensch).
- Xenotransplantat (xenogen) = Spender und Empfänger sind von verschiedener Spezies (Affe – Mensch).

Es sei noch erwähnt, daß im deutschen Sprachgebrauch mit »alloplastisch« die Transplantate aus nichtlebendigen Materialien bezeichnet werden (z. B. Gefäßprothesen, s. Kap. XVIII)

Neben den oben angeführten Termini sind die Bezeichnungen älteren Datums immer noch in Gebrauch (Homotransplantat für Allotransplantat z. B.).

1. Die Autotransplantation

Sie ist von allen vier Transplantationsarten die älteste und das in der klinischen Praxis am breitesten angewandte Verfahren. Zur Deckung von Hautdefekten (z. B. nach Verletzung oder Verbrennung) werden drei verschiedene Hauttransplantatformen verschiedener Dicke benutzt (Abb. 98). Prinzipiell gilt, je dünner ein Lappen, desto größer die Einheilungschancen, weil er von der Unterlage leichter ernährt werden kann. Was den kosmetischen Effekt betrifft, ist das Verhältnis genau

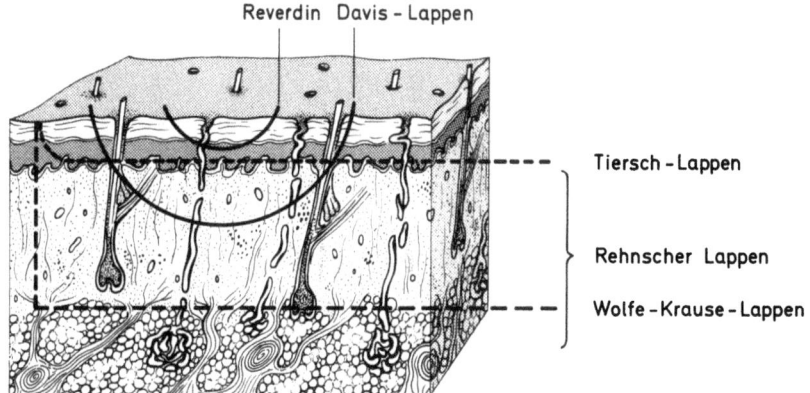

Abb. 98. Einige Hauttransplantattypen

umgekehrt. Deswegen werden zur Deckung von Flächen, die sich viel bewegen (Gesicht, Hand) die besten Ergebnisse mit Vollhauttransplantaten erzielt.

Moderne mikrochirurgische Techniken können durch Anastomose der feinsten Gefäße auch die Probleme der Ernährung solcher Lappen lösen.

Kleine Läppchen (Reverdin oder Davis) werden wegen ihrer schlechten kosmetischen Ergebnisse seltener angewandt. Sie sind durch »Ziehharmonikalappen« (Meshgraft) ersetzt worden (Abb. 99a). Hierbei handelt es sich um ein Hauttransplantat vom Tiersch-Typ, das mit einem speziellen Apparat in kleinen Stücken eingeschnitten wird, so daß man nach Auseinderziehen eine wesentlich größere Fläche mit besserem kosmetischen Effekt decken kann. Die Hautdefekte werden oft durch Verlagerung von Hautlappen aus der unmittelbaren Umgebung oder aus entfernten Regionen gedeckt (Abb. 99b + c).

Obwohl es sich hier nicht um Verpflanzungen im engeren Sinne handelt, werden einige solcher Verfahren wegen ihrer praktischen Bedeutung geschildert.

Ein Wanderlappen wird so gebildet, daß ein Hautbezirk isoliert wird; und dann kann, wenn er von einem Ende ausreichend ernährt wird, das andere Ende an einer anderen Stelle eingepflanzt werden. Wenn es hier anwächst, d. h. ausreichende Durchblutung erreicht wird, wird es an dieser Stelle durchschnitten und weiter eingepflanzt. Grundlegende Bedingung für die Einheilung solcher Lappen ist eine einwandfreie Durchblutung und Spannungslosigkeit. Um die Infektion eines solchen Lappens zu verhindern, kann dieser angerollt werden

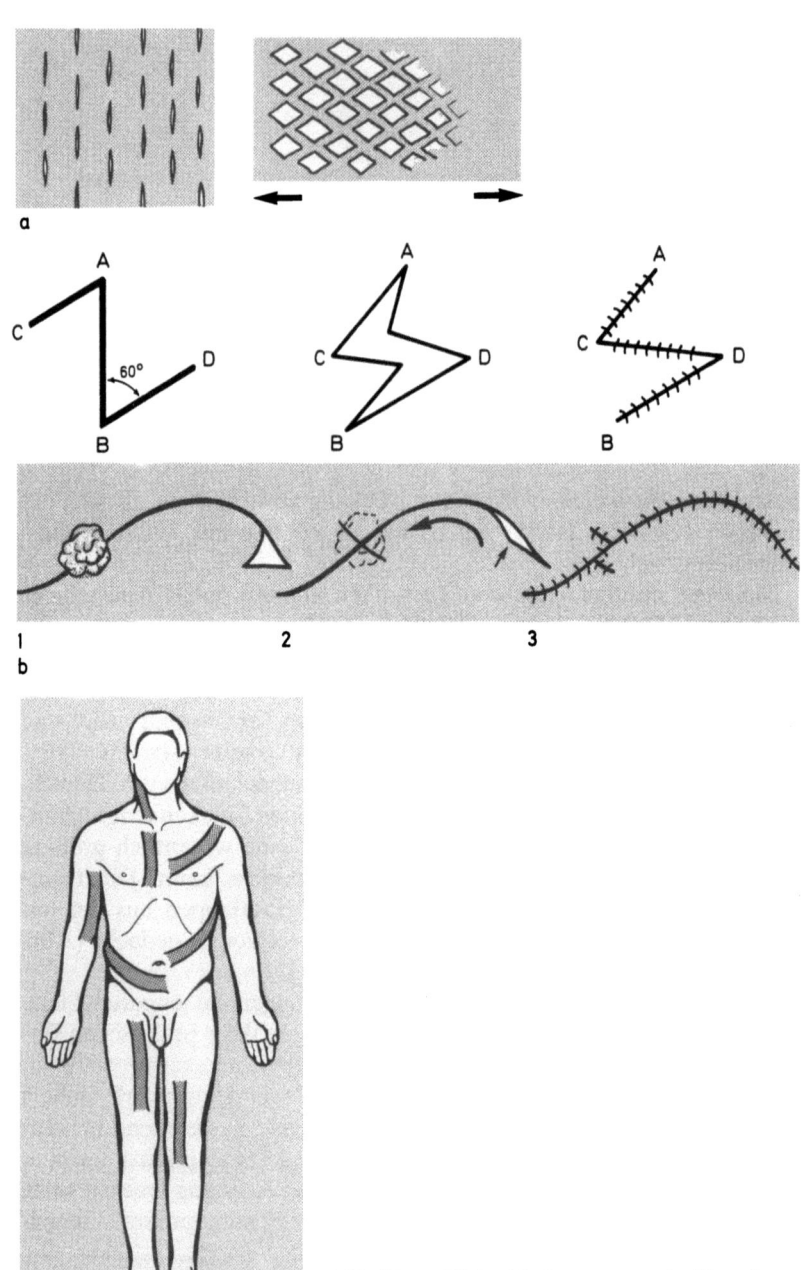

Abb. 99a–c. Einige häufigst angewandte Hautplastiken. **a** Maschen-Transplantat (Meshgraft) **b** Z-Plastiken und Modifikationen, **c** Wanderlappen

und die Ränder miteinander vernäht werden. Zahlreiche andere Gewebe und Organe werden als Autotransplantate benutzt (Knochenspäne und Spongiosa bei Pseudarthrosen, Rippen als Ersatz für resezierte Kiefer usw.).

Bei Organen handelt es sich eher um eine Verlagerung, weil der neuromuskuläre Stiel nicht durchtrennt wird (Oesophagusersatz durch den Darm z. B.).

2. Die Iso- bzw. Allotransplantation

Seit Carrel zu Anfang dieses Jahrhunderts die Gefäßnaht einführte, sind bis heute operative Techniken für die Verpflanzung fast aller Organe soweit entwickelt und verfeinert worden, daß von dieser Seite her einer breiten klinischen Anwendung nichts im Wege steht. Dennoch werden – abgesehen von der Übertragung von Blut und Hornhaut – nur die Nieren in zahlenmäßig größerem Ausmaß transplantiert. Nach der Weltsammelstatistik des National Institute of Health (Chicago, USA) sind bis November 1974 in der Welt über 19000 Nieren mit einer Überlebenszeit von über 5 Jahren bei knapp über 50%, verpflanzt worden. – Die Ursache für eine so relativ seltene Durchführung der Transplantation liegt darin, daß es bis heute noch keine ausreichende Therapie gibt, die die Abstoßung des verpflanzten Organs von Seiten des Empfängers verhindern kann. Denn jeder Organismus verfügt über ein genetisch verankertes und in seinem Muster einmaliges Immunsystem, das aber neben der Abwehrfunktion gegen genetisch fremde Zellen (Keime, Krebszellen usw.) auch unter bestimmten Umständen pathologisch empfindlich reagieren und die Ursache einiger Krankheiten sein kann. Etwas vereinfacht kann gesagt werden, daß die Lymphozyten das wesentliche aktive Element der Immunreaktion sind. Es sind zwei Populationen, die aus dem Knochenmark stammen sog. T-Zellen, die Träger des zellulären Immunpotentials, und die B-Zellen, die für die humorale Immunität verantwortlich sind. Die Entwicklung dieser Zellen von undifferenzierten Knochenmarkzellen bis zu immunaktiven Elementen spielt sich auf mehreren Stufen ab (Abb. 100). Am Ende dieser Entwicklung rezirkulieren die T-Lymphozyten in die Lymphknoten und die Milz, leben hier jahrelang, und erst bei Kontakt mit einem Antigen wandeln sie sich in Lymphoblasten um, die durch Mediator-Substanzen als sog. Killerzellen die Transplantatabstoßung einleiten. Die B-Lymphozyten sind von kurzer Lebensdauer (nur wenige Tage) und weniger mobil und werden in bursaabhängige Gewebe

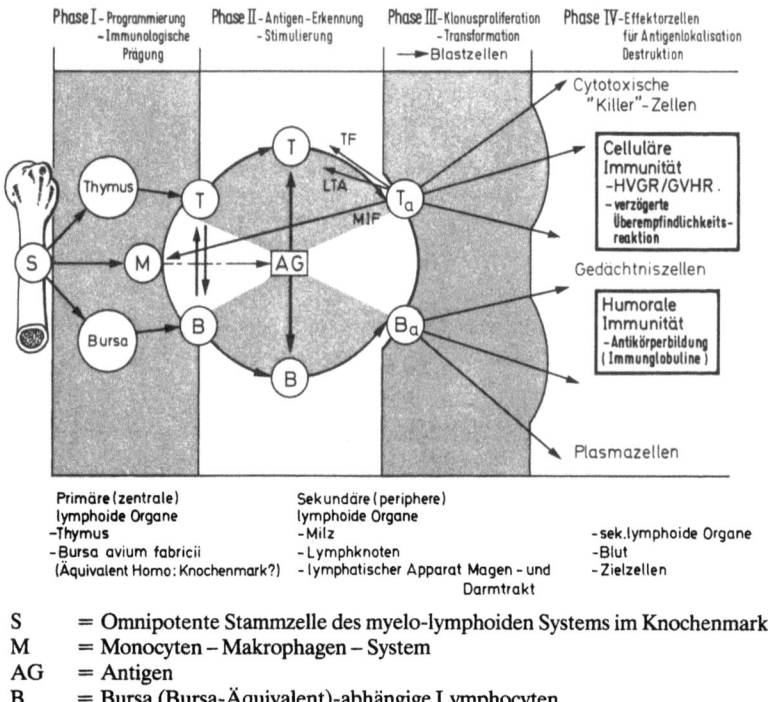

S = Omnipotente Stammzelle des myelo-lymphoiden Systems im Knochenmark
M = Monocyten – Makrophagen – System
AG = Antigen
B = Bursa (Bursa-Äquivalent)-abhängige Lymphocyten
B_a = durch Antigen stimulierter B-Lymphocyt
T = Thymus-abhängige Lymphocyten
T_a = durch Antigen stimulierter T-Lymphocyt
TF = transfer factor
LTA = lymphocyte transforming activity
MIF = migration inhibitory factor

Abb. 100. Entwicklung immunkompetenter Zellen. (Nach Enderlin und Harder in: Allgöwer, Allgemeine und spezielle Chirurgie, Springer 1976)

loziert (Lymphknotenfollikel, rote Milzpulpa; Bursa Fabricii, ein beim Menschen nicht mehr vorhandenes Organ). Nach Kontakt mit dem Antigen transformieren sie sich mit Hilfe antigenreaktivierter T-Zellen und Makrophagen in Plasmazellen, die zur Produktion von Immunglobulinen befähigt sind. Ein Teil der Zellen aus den beiden Populationen bleibt als Gedenkzelle (Memorycells) zurück.

3. Verlauf der Verwerfung

Beim ersten Kontakt mit dem Transplantat bzw. seiner Histokompatibilitätsantigene reicht die Masse der ständig zirkulierenden immunkompetenten Zellen zur Abstoßung nicht aus. Die Informationen werden über fremde Antigenstrukturen aus der Gefäßwand des Transplantats in die Lymphknoten und die Milz übertragen, wo sie in Blasten proliferieren bzw. der Empfänger sensibilisiert wird. Danach überschwemmt die Masse der Lymphozyten das Transplantat gezielt: die Plasmazellen produzieren Immunglobuline (IgG und IgM), und die Killerzellen leiten die Zerstörung des fremden Gewebes ein, wobei sich später auch die Makrophagen und die polymorphkernigen Leukozyten beteiligen. Die einmal so mobilisierten Immunkräfte sind in der Lage, ein zweites Transplantat viel schneller abzustoßen (Second-set-reaction). Gleichzeitig aber wehren sich die Immunkräfte des Transplantats selbst gegen den Wirt (Transplantat-gegen-Wirt-Reaktion = Graftversus-Host-Reaktion) und lösen eine schwerwiegende, manchmal tödlich ausgehende Reaktion des Empfängerorganismus aus.

Es ist schon darauf hingewiesen worden, daß jedes Individuum ein eigenes Histokompatibilitätsmuster aufweist. Das ist einmal durch die AB0-Antigene des Blutes (s. Kap. XVII) und zum zweiten durch HL-A (Human Leukozyt Locus A), das etwa 30 Antigene besitzt, bedingt. Neurere Studien haben in zwei parallelen Serien drei enggekoppelte Genorte (Loci des HL-A-Systems) nachgewiesen. An Hand des Mendelschen-Gesetzes konnte ausgerechnet werden, daß eine Chance von etwa 1‰ besteht, daß Spender und Empfänger eine Histokompatibilität aufweisen (diese Möglichkeit liegt bei Geschwistern etwa bei 25%). Diese Tatsachen verdeutlichen die Schwierigkeiten und die geringen Aussichten auf dauerhaften Erfolg einer Organverpflanzung. Hinzu kommen die Probleme der Konservierung und ungelöste juristische Fragen.

Es wurde versucht, die Abstoßungsreaktion durch Entfernung des antigenen Potentials des Transplantats oder durch Toleranzinduktion und Immunsuppression des Empfängers zu beherrschen. Bis jetzt wurden nur vereinzelte Erfolge beschrieben.

Als Organspender kommen in Frage:
– freiwillige Spender (bei Paarorganen wie Nieren),
– soeben Verstorbene.

Hier sei auf die Bedeutung der Definition des Begriffes »Tod« verwiesen. Nach der Erklärung der Deutschen Gesellschaft für Chirurgie aus dem Jahre 1968 gelten folgende Kriterien des Hirntodes: »Da ein zeitlich begrenzter designierter Fortbestand periphärer Organfunktionen vorkommt, ist im Zweifelsfalle die Todeszeitbestimmung vom Organtod des Gehirnes abhänig zu machen.« Der Hirntod ist schon vor dem Aussetzen der Herzaktion bewiesen, wenn es im Falle einer direkten Schädigung des Gehirns durch äußere Gewalteinwirkung oder intrakraniellen Druck eine Zeitlang zu folgenden gleichzeitigen Ausfallerscheinungen des Zentralnervensystems über 12 Stunden gekommen ist:

a) Bewußtlosigkeit,

b) fehlende Spontanatmung,

c) beidseitige Mydriasis und fehlende Lichtreaktion,

d) isoelektrische Linie im EEG unter angemessenen Ableitungsbedingungen während einstündiger kontinuierlicher Beobachtungsdauer,

e) Fortbestand der Kriterien a–c und nochmaligem Nachweis der isoelektrischen Linie im EEG (wie bei d) nach 12 Stunden, oder wenn es aus der gleichen Ursache zu einer angiographisch nachgewiesenen intrakraniellen Zirkulationsunterbrechung über mindestens 30 Minuten kommt.

Erst nach Erfüllung der genannten Kriterien ist mit dem Einverständnis der Angehörigen eine Organentnahme zur Transplantation erlaubt.

Das Überleben des Transplantats wird durch eine immunsuppressive Therapie nach der Transplantation günstig beeinflußt. Zur Verfügung stehen folgende Möglichkeiten: Medikamente, die die Immunabwehr hemmen: Antimetaboliten vom Typ Azathioprin (Immuran), Methotrexat, Antibiotika wie Actinomycin, Kortikosteroide, Antilymphozytenserum, Bestrahlung und Lymphdrainage. Diese Therapie ist mit schwerwiegenden Komplikationen, wie verminderter Widerstand gegenüber Infektionen (häufigste Todesursache der Transplantierten), gastrointestinale Blutung und Neigung zur Entwicklung von malignem Wachstum (etwa jeder 100. Nierenempfänger kann ein Lymphosarkom entwickeln), belastet. Aus diesen Gründen ist die Indikationsstellung für eine Organtransplantation immer reiflich zu überlegen und nur in der terminalen Phase des Versagens eines Organs zu stellen.

4. Die Xenotransplantation

Im echten Sinne hat wegen der schon geschilderten, noch nicht gelösten immunologischen Probleme keine klinische Anwendung gefunden. Ausnahmen sind die künstlichen Herzklappen (Haucockvalve), die vom Schwein gewonnen und nach bestimmten Verfahren hergestellt wird, sowie Kalbsarterien als Gefäßprothesen. Bei der neuerdings öfter zur Deckung von verbrannten Flächen angewandten Schweinehaut handelt es sich nur um einen temporären biologischen Verband mit günstigen Eigenschaften. Die Perfusion eines ins Leberkoma geratenen Patienten mit einer Pavianleber kann nicht als echte Transplantation betrachtet werden, weil das zur Hilfe genommene Organ außerhalb des Körpers bleibt. Bei den oben genannten Klappen und neuerdings auch dem Gefäßersatz aus Kalbgefäßen ist eine Immunneutralität erzeugt worden.

XXI. Grundrisse der Unfallbegutachtung

Sie liefert die medizinischen Grundlagen für den vom Versicherungsträger, z. B. Berufsgenossenschaften als gesetzliche und private Unfallversicherung zu leistenden Ersatz für bleibende Unfallschäden. Der Arzt tritt aus seiner auf Heilung gerichteten Tätigkeit heraus und führt als medizinischer Sachverständiger eine Untersuchung mit anschließender Beurteilung durch.

Da sollen nur sachlich medizinisch begründete Schlüsse gezogen werden.

Das Sachverständigengutachten ist ein Beweismittel, das dem Auftraggeber ermöglicht, auf Grund der im Gutachten festgelegten Befunde und Angaben über objektiv feststellbare Leistungsminderung Entschädigungsentscheide zu treffen.

1. Grundzüge der gesetzlichen Unfallversicherungen

Träger sind die gewerblichen Berufsgenossenschaften, Ausführungsbehörden und Gemeindeunfallversicherungen. Für die öffentlich Bediensteten, die der Eisenbahn und die Selbständigen in der Landwirtschaft wurden besondere Unfallversicherungsträger eingerichtet.

Die Unfallversicherung soll Unfälle verhüten und Erste Hilfe dabei leisten, eine Entschädigung bei Unfällen im Hinblick auf eine baldige Wiederherstellung der Erwerbsfähigkeit in die Wege leiten, die Berufsforderung, falls sich Dauerschäden abzeichnen, eventuell durch Umschulung, einleiten und Heilverfahren während der Behandlung finanzieren.

2. Das Durchgangsarztverfahren

Durch einen Arbeitsunfall Verletzte müssen Durchgangsärzten sofort danach vorgestellt werden. Der von den Ärzten erstellte D-Bericht für Krankenkasse, weiterbehandelnden Arzt und Berufsgenossenschaft leitet die Weiterbehandlung ein. Schwerverletzte werden im Verletzungsartenverfahren behandelt.

3. Verletztenrente

Die Einschätzung der Minderung der Erwerbsfähigkeit nach einem Arbeitsunfall bezieht sich auf den allgemeinen Arbeitsmarkt und nicht auf den Beruf. Im allgemeinen wird eine Übergangsrente bis für die Dauer eines Jahres bis zum Wiedereintreten der Arbeitsfähigkeit und eine Dauerrente zwei Jahre nach dem Arbeitsunfall gewährt; die Minderung der Erwerbsfähigkeit wird in regelmäßigen Abständen und bei einem Verschlimmerungsantrag kontrolliert.

4. Grundzüge der Rentenversicherung

Die Aufgabe ist Erhaltung, Besserung und Wiederherstellung der Erwerbsfähigkeit der Versicherten.

Eine Berufsunfähigkeit besteht, wenn ein Versicherter mit seiner Erwerbsfähigkeit infolge Krankheit oder anderer Gebrechen auf weniger als die Hälfte der Erwerbsfähigkeit eines körperlich und geistig gesunden Versicherten abgesunken ist.

Erwerbsunfähigkeit ist vorhanden, wenn ein Versicherter infolge Krankheit und anderer Gebrechen auf nicht absehbare Zeit seine Erwerbstätigkeit in gewisser Regelmäßigkeit nicht mehr ausüben kann.

5. Privatversicherung

Innerhalb der Versicherungssumme werden Bruchteile entsprechend dem Urteil der verbliebenen Gebrauchsfähigkeit eines Organs als Abfindung oder Rente gezahlt (Gliedertaxe).

6. Haftpflichtversicherung

Es erfolgt die Wiedergutmachung eines Schadens durch Fremdverschulden und umfaßt Heilbehandlung und den Vermögensschaden.

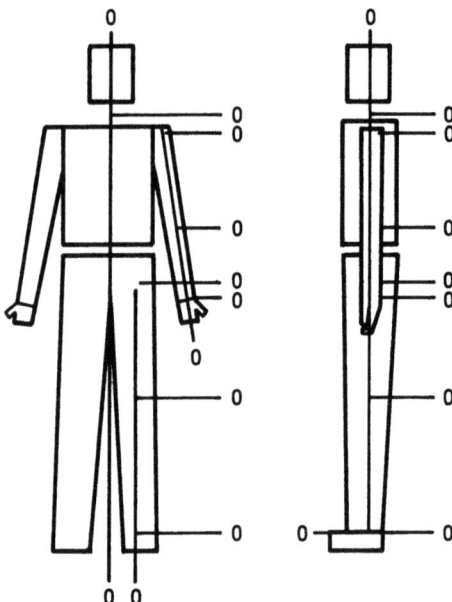

Abb. 101. Neutral-O-Methode zur Winkelmessung der Gelenke (Ausgangsstellung)

7. Gutachterwesen

In der Unfallversicherung, privaten und Rentenversicherung werden häufig Formulargutachten und wissenschaftlich begründete Gutachten erstellt. Der Arzt ist durch seine Approbation verpflichtet, als medizinischer Sachverständiger tätig zu werden.

Das Gutachten wird wie folgt gegliedert:
- Auftraggeber, Empfänger;
- Untersucher mit Geburtsdatum, Anschrift und Beruf;
- Verwendete Aktenunterlagen mit durchgeführten Untersuchungen und eventuell Zusatzgutachten;
- Fragestellung des Auftraggebers;
- Vorgeschichte;
- angegebene Beschwerden;
- Befund;
- Beurteilung;
- Zusammenfassung.

Unfallchirurgische Gutachten müssen mit bestimmten Meßgrößen (Extremitätenlänge, Extremitätenumfang, Winkelmessung der Gelenke) versehen sein. Dabei hat sich besonders die Neutral-O-Methode bewährt (Abb. 101).

Für den Verlust bestimmter Körperteile gibt es Richtzahlen zur Beurteilung der Erwerbsfähigkeitsminderung.

An den Arzt wird oft die Frage des Schmerzensgeldes herangetragen; es ist keine medizinische, sondern eine juristische Frage. Die Einschätzung eines angemessenen finanziellen Schadenausgleichs kann daher nicht Sache des Arztes sein. In ärztlichen Gutachten, Bescheinigungen und Attesten sollte daher die Frage der Schmerzensgeldermessung nicht erörtert werden.

Weiterführende Literatur zu I–VIII, 1–7, 22; IX–XI, XIII–XXI

1. Allgöwer, M.: Allgemeine und spezielle Chirurgie. 3. Auflage, Berlin-Heidelberg-New York: Springer 1976
2. Bartmann, K.: Antimikrobielle Chemotherapie. Berlin-Heidelberg-New York, Springer 1974
3. Baumgartl, F., Kremer, K., Schreiber, H.-W.: Spezielle Chirurgie für die Praxis Band I – 1 und 2. Stuttgart: Thieme 1973/75
4. Burri, C., Eckel, H., Kuner, E.-H., Pannike, A., Schweiberer, L., Schweikert, C.-H., Spier, W., Tscherne, H.: Unfallchirurgie. Berlin-Heidelberg-New York: Springer 1977
5. Derra, E., Huber P., Schmitt, W.: Chirurgische Operationslehre. Band I. Leipzig: Johann Ambrosius Barth 1969
6. Eder, M., Gedigk, P.: Lehrbuch der allgemeinen Pathologie und der pathologischen Anatomie. Berlin-Heidelberg-New York: Springer 1975
7. Floersheim, G. L.: Transplantationsbiologie. Berlin-Heidelberg-New York: Springer 1971
8. Heberer, G., Köle, W., Tscherne, H.: Chirurgie. Berlin-Heidelberg-New York: Springer 1977
9. Hegglin, J.: Chirurgische Untersuchung. Stuttgart: Thieme 1976
10. Lawin, P.: Praxis der Intensivbehandlung. Stuttgart: Thieme 1975
11. Mittelbach, H.-R.: Die verletzte Hand. Berlin-Heidelberg-New York: Springer 1977
12. Reifferscheid, M.: Chirurgie. Stuttgart: Thieme 1977
13. Saegesser, M.: Spezielle chirurgische Therapie, 10. Auflage. Bern-Stuttgart-Wien: Hans Huber 1976
14. Savic, B.: Allgemeine klinische Untersuchungen. Berlin-Heidelberg-New York: Springer 1978
15. Siegenthaler, W.: Klinische Pathophysiologie. Stuttgart: Thieme 1970
16. Schwaiger, M., Rodeck, G., Steip, I.: Kurzlehrbuch der allgemeinen Chirurgie. Stuttgart: Thieme 1959
17. Trautwein, W., Gauer, O. H., Koepchen, H. P.: Herz und Kreislauf in: Physiologie des Menschen, Band III. München-Berlin-Wien: Urban u. Schwarzenberg 1972
18. Union Internationale Contre le Cancer (UICC): Clinical Oncology. Berlin-Heidelberg-New York: Springer 1973
19. Walter, A. M., Heilmeyer, L.: Antibiotika-Fibel. Stuttgart: Thieme 1975
20. Werner, H.: Medizinische Mikrobiologie und Chemotherapie. Köln: Deutscher Ärzte-Verlag 1972
21. Zenker, R., Deucher, F., Schink, W.: Chirurgie der Gegenwart, Band I. München-Berlin-Wien: Urban u. Schwarzenberg 1973

Sachverzeichnis

Abdomen, akutes 62
Ablederung 45
AB0-Antigene 273
–, System 223
Abstoßungsreaktion 273
Abszeß 137
Abszeßmembran 143
Acetylcholin 178
Achterligaturen 91
ACTH 40, 41
Actinomyces Israeli 134
Actinomycin 142
Adrenalin 40, 163, 165, 169
–, Intoxikation 169
Adynamie 28
Aggression 38, 41, 43
Agranulozytose 63, 221
Akrozyanose 245
Aktinomykose 137
Albumine 42
Aldosteron 24, 30, 40
Alkalose 30, 32, 33
–, metabolische 39
Alkoholvergiftung 218
Allgemeinanaesthesie 150, 152, 156, 164, 172
Allgemeinanaesthetika 158
Allotransplantat 268
Alveolarfortsatzfraktur 93, 94
Alveolenwunde 91
Aminoglykoside 143
Aminosäure 35, 198
Amputation 45, 60
Anabolie 33
Anastomose 210
Anästhesie, lokal 59
–, allgemein 59
Anästhesieplexus 59
Anämie 63, 67, 207
–, aplastische 219
–, hämolytische 219

–, hyperchrome 220
–, normochrome 219
Analgesie 171
–, intravenöse 180
Analgesieform 156
Analgesiemethode 150
Analgetika 158
Anamnese 3, 243
Androgen 41
Anfallsleiden 101
Angina Ludowici 137
–, pectoris 152
–, Plaut-Vincenti 137
Angiotensin I 24
Angiotensin II 24
Angiotensinogen 24
Ankylose 104, 106, 117
Antibiogramm 145
Antibiotika 54, 71, 139, 145, 221, 266, 274
Antibiotikatherapie 73
antidiuretisches Hormon 41
Antigene, tumorspezifische 261
Antihistaminika 191
Antihistaminikum 158, 170, 177
Antikoagulantien 238
Antikoagulantientherapie 248
Antikörper 135, 199, 219
Antilymphozytenserum 274
Antimetaboliten 266, 274
Anoxie 64
Arbeitsunfall 277
arterieller Druck 196
arterielle Embolie 238
arterielle Thrombose 238
Arterienverschlußerkran-
 kungen 245
Arteriographie 245
Arteriosklerose 245
Asepsis 146, 147
Aspergillus 134

Aspiration 11
Atelektase 212
Atembehinderung 192
Atemgymnastik 72, 214
Ateminsuffizienz 9, 33, 169, 212
Atemstillstand 183
Atemwege 11, 13, 184
Atemzentrum 192
Atropin 158, 191
Atypien der Zellkerne 255
Aufklärungspflicht 2, 204
Aufwachraum 211
Australia-Antigen 226
Autoimmun-Phänomene 264
Autotransfusion 12, 168
Autotransplantat 268, 271
Axonreflexe 22
Azidose 15, 32, 33, 198, 199, 202, 242
–, hypochlorämische 29
–, metabolische 58, 64, 191, 201, 227

Bänderriß 121
Bakteriämie 137
Bandruptur 122
Barbiturate 175
Baro-Presso-Rezeptoren 23
BCG 266
Beatmung 169, 172, 182, 186, 188, 206
–, künstliche 13, 17, 168
–, Mund-zu-Mund bzw. Mund-zu-Nase 61, 185
–, Mund-zu-Mund 185, 186, 187
Beckengips 132
Belastungsdyspnoe 152
Berufsgenossenschaften 276
Berufsunfähigkeit 277
Bestrahlung 274
Bettendesinfektion 147
Bewußtlosigkeit 60, 171
Bewußtseinslage 182
Bindegewebskallus 81
Binden, Elastik 125
–, Gips 125
–, Mull 125
–, Papier 125
–, Stärke 125
Biß- und Kratzwunde 45
Blasenbildung 60, 64

Bluterguß, im Gelenk 122
Blutersatzmittel 60
Blutdruck, Erhöhung 24
Blutgerinnung 222
Blutgerinnungsstörung 227
Blutgruppen 222
Bluttransfusion 67, 221, 222, 225, 226, 227
Blutung 11
–, arterielle 15
–, venöse 15
Blutviskosität 22
Blutvolumen 20, 22, 27, 199
B-Lymphozyten 271
Bradykardie 60, 152, 171, 177, 198
Bronchospastik 117
Bruchspaltabszeß 116
Bruchspaltinfektion 116
Bruchspaltosteomyelitis 116
B-Zellen 271

Calcium 29
Calciumchlorid 191
Calor 140
Candida albicans 134, 199
CEA = Colon-Embrionic Antigen 263
Cephalosporine 142
Chemische Wunde 46
Chemotherapeutika 142, 145
Chemotherapie 54, 140, 266
Chloramphenicol 143
Chlorid 29
Claudicatio intermittens 247
Clostridien 133, 139
Clostridium tetani 138
Clot-Observations-Test 232, 236
Coma hepaticum 217
–, hypoglycaemicum 216
–, uraemicum 217
Coombs-Test 226
Corizyklus 34
Cortison 169
Curare 178
Cytostatica 221

Dampfsterilisation 148
Dauerrente 277
Dauerschäden 276

Deckbiß 97
Defektfraktur 192, 116
Dehydratation 27, 66
Dekubitusprophylaxe 211, 214
Desaultverband 125
Desinfektion 149
Desinfektionsmittel 54, 140, 144, 145, 147, 149
Diabetes mellitus 207
Diäthyläther 174
Diagnoseschlüsselsystem 3
Diagnostik, chirurgische 3
Diallylnortoxiferin 178
Dicumarole 238
Diffusionsstrecke 19, 20
Diplopie 114
Dislokationstypen 79
disseminierte intravaskuläre Koagulation – DIC 196
Distorsionen 121
Dolor 140
Drahtkunststoffschienenverband 91, 92, 93, 94, 96, 100, 102, 104, 112, 117
Drahtligaturen 97
Drahtosteosynthese 115
Drahtumschlingung 97, 105, 117
Drain 144, 208
Drainage 206
Druck, arterieller 23, 24
–, hydrostatischer 26, 196
Druckpunkte 5
Druckschraubenosteosynthese 98, 99
Druckverband 127
Durchgangsärzte 276
Dynpnoe 203

Ebstein-Barrvirus 259
Echinokokkus 134
Eingriffe, operative 210
Eiweiße 34
Ektomie 210
Ektotoxin 134, 138
Elektrolythaushalt 27
Elektrotherapie 61
Ektropium 73
Embolektomie 203, 248
Embolus 237
Empyem 137
Epiphysiolyse 75, 89

Epithelien 134
Epithelisation 50
Endplatte, motorische 177
Endost 75
Endotoxin 67, 133, 135, 200
Enfluran 174, 180
Enhancement 262
Enophthalmus 114
Enterobacteriace 122, 133, 143
Enzymdehydrolase 198
Erstickung 11
Erwerbsfähigkeit 277
Erysypel 137
Erythem 60, 64
Erythromelalgie 245
Erythrozytenkonzentrat 227
Escherichia coli 199
Etomidate 177
Exartikulation 210
Exotoxine 136
Explosionsverletzung 62
Extensionsbehandlung 84, 104
Extensionsverband 128
Extraktion 210
Extrinsic-System 230
Exzision 210

Färbeindex 219
a_1-Feto-Protein 260
Fettembolie 75, 203, 242
Fettsäure 35
Fibrin 231, 240
Fibrinolyse 230, 232
Fibroblaste 50
Fieberzustände 37
Filtrationsdruck 24, 25
Fissur 75
Fixationskallus 81
Fokalinfektion 137
Fraktur, Ermüdungs- 75
–, geschlossene 76
–, im Gesichtsbereich 89, 90, 92, 111
–, Grünholz- 75
–, offene 77, 89
–, Ruhigstellung 80
–, Spontan- 75
– behandlung 85, 100
– heilung 83
– krankheit 85
– merkmale 82, 83

283

Fraktur, verband 97
– zeichen
Funktio laesa 140
Füllungsdruck 22, 26

Gangrän 60, 247
Gasanalyse 32, 33
Gasbrand 52, 139
Gasbrandsyndrom 134
Gassterilisation 148
Gastrin 41
Gedenkzelle 272
Gefäßprothese 268, 275
Gefäßwiderstand 21
Gehgipsverband 85
Gel, interstitielles 26
Gelenkflüssigkeit 120
Gelenkfortsatzfraktur 103, 104
Gerinnungsstörung 227, 242
Gesamtumsatz 36
Gesichtsskelet 89
Gewebsazidose 196
Gewebshypoxie 22
Gewebsperfusion 202
Gewebsthrombokinase 236
Gewebszerfall 36
Gipsverband 84, 129, 130
Gliedertaxe 277
Globuline 42
Glukokortikosteroide 39, 40
Glukoneogenese 34, 35, 38, 39, 198
Glykogen 34, 39
Glykogenolyse 34, 39
Grundumsatz 34
Gutachten 278

Hämatokrit 28, 66
Hämatom 76, 87, 170
Hämato-Pneumothorax 62
Hämatosinus 115
Hämodilution 67
Hämoglobin 31
Hämokonzentration 66
Hämolyse 60, 219
Hämolysin 55, 153
Hämoperikard 62
Hämophilie 214
Hämoptysen 203
Hämorezeptoren 24

Hämorrhagie 63
Hämothorax 191
Hagemannfaktor 230
Hakenreposition 118
Halothan 174, 180
Halsvenenstauung 17
Hautfurunkel 137
Hauttransplantatformen 268
Hauttransplantation 61, 268
Heilverfahren 276
Heißluftsterilisation 148
Heparinoide 238
Herzbeuteltamponade 191
Herzfrequenz 24
Herzglykosiden 152
Herzinsuffizienz 25, 67, 152, 207, 212
Herzmassage 182, 188, 191
Herzminutenvolumen 200, 202
Herzreserve 22
Herzrhythmusstörung 171
Herzstillstand 11, 61, 192
Herzstillstand (Asystolie) 192
Herzzeitvolumen 22
Hexobarbital 175
Histamin 55, 64, 135, 199, 202
Histokompatibilität 273
Histokompatibilitätsmuster 273
Homöostase 35, 38, 39, 40, 41, 42, 43, 208
Homöostasis 19
Homöotransplantation 222
Hospitalismus 146, 149, 212
Hospitalkeime 133
Humanalbumin 223
Hyaluronidase 133
Hydratation 28
Hyperaldosteronismus 30
Hyperfibrinolyse 233
Hyperglykämie 41
Hyperhydratation 28
Hyperimmunglobuline 139
Hyperkalzämie 264
Hypernaträmie 30
Hyperthermie, maligne 37
Hyperventilation 32, 39
Hypokaliämie 28, 30, 39, 152, 177
Hypokapnie 39
Hypoperfusion 196
Hypophyse 40, 41
– hinterlappen 41

– versagen 218
Hypoproteinämie 35
Hyposystolie 192
Hypothalamus 29, 36
Hypoxie 15, 64, 67, 202

Impfmetastasen 265
Implanationsmetastasen 255
Immunität 139
Immunabwehr 145, 263, 274
Immunantikörper 222
Immunglobuline 145, 273
Immunisierung, aktive 139, 266
Immunkräfte, zelluläre 262
Immunneutralität 275
Immunsuppression 273
Immunsurveyance 262
Immuntherapie 263, 266
Immunsystem 171, 259
Indikationsstellung 205
Infektion 170
–, endogene 136
–, exogene 136
–, spezifische 137
Infiltrationsanästhesie 165
Infraktion 75
Infusionstherapie 70
Inhalationsanaesthetika 173
Insulin 40, 41
Intensivmedizin 212
Intensiv-Station-Syndrom 215
Interstitium 26, 27, 28
Intoxikationen 216
Intrinsic-System 230
Intubation 171, 180
–, endotracheale 172
Intubationsnarkosen 181
Inzision 210
Isohydrie 30
Isotransplantat 268

Jochbeinfraktur 107, 111, 114

Kalium 27, 28, 39, 66, 196
Kaliumausscheidung 30
Kaliumverlust 66
Kallus 81
Kallusbildung 97

Kammerflimmern 17, 61, 192
Kanzerogenese 258, 259
Kapillare 20, 50
Kappenschiene 92
Kappenschiene nach Pfeiffer 91
Karbunkel 137
Kardiale Reserve 42
Kardialindex 42
Katabolie 34
Katabolismus 41
Katecholamine 40, 41, 42, 163, 174, 196, 199
Keimträger 146
Ketamin 176
Ketone 198
Ketonkörper 35
Kiefergelenkfraktur 95, 103, 104
Kieferklemme 170
Kinin 135, 199, 200
Kirschner-Drähte 86
Klebeverband 128
Knochenbruch 75, 82
Knochenbruchbehandlung 83
Knochenbruchheilung 81, 82
Knochendraht 118
Knochendrahtnaht 103, 104, 117
Knochenheilung 80
Knochentransplantat 101
Koagulation-Faktoren 196
Koagulationsnekrose 64
Koagulopathien 233
Körperfett 34
Körpertemperatur 60
Körperliche Untersuchung 3
Kohlenhydrate 34
Kohlensäure-Bicarbonat 31
Kohlensäure-Bikarbonatsystem 32
Kollagenfasern 26
Koller-Test 235
Kolliquationsnekrose 61
Kollumfraktur 95
Koma 28, 216ff.
–, hypoosmolares 217
Kombinationsfraktur 119
Kombinationsnarkose 179, 180
Kombinationsverletzung 95
Komplement 135, 199
Kompressionsplattenosteosynthese 117
Kompressionsverband 15, 58
Koniotomie 13, 15, 169, 172

285

Konjugation 144
Kontamination 134, 135, 147, 148
Kontraindikation 205
Kopfgips und Gestänge 118
Kopf-Kinn-Kappe 111
Kortikosteroide 202, 274
Krebszyklus 35, 196
Kreislaufdysregulation 202
Kreislaufstillstand 168, 188, 192
Kreuzantigene 261
Kreuzinfektionen 149, 212
Kreuzprobe 223, 226
Kronenbänder 91
Kurznarkose 179, 180
–, intravenöse 180

Lachgas 173
Lachgasanalgesie 178
Lagerung des Patienten 207
Lagerungsprobe nach Ratschow 243
Larynxödem 181
Leberkoma 275
Leitungsanästhesie 165, 166
Leukopenie 63, 221
Leukozytenkonzentrate 227, 229
Leukozytose 221
Lichtschranke 147
Liquorschranke 143
Lokalanaesthesie 150, 152, 156, 164, 165, 179
Lokalanaesthetika 159, 160, 161, 162, 163, 168, 169
Lückengebiß 97
Lungeninfarkt 203
Lungenödem 42, 73, 74, 212
Luxation 121, 122
Luxationsfraktur 89, 121
Lymphadenitis 137
Lymphdrainage 274
Lymphozyten 261, 266, 271, 273
Lysokinasen
lysosomale Membran 196

Magnesium 29
Major-Test 225, 226
Makrophage 50, 135, 272, 273
Marknagel 86
Massentransfusion 227

Mediastinotomie 17
Messung des Säurebasenhaushaltes 32
Metastasen 262, 264, 265
Metastasenfreiheit 258
Metastasierung 255
Methämoglobin 42
Methohexital 175
Methoxyfluran (Penthrane) 174
Mikroembolie 42, 198
Mikrophagen 135
Mikrothromben 196, 198
Mikrozirkulation 198, 199, 202, 222
Mikrozirkulationsstörung 242
Milieu intérieure 19, 30, 36, 38
Miniplattenosteosynthese 116, 118
Minortest 226
Minutenvolumen 21
Mischinfektion 137
Mitra Hippokratis 125
Mittelgesichtsfraktur 107, 110, 111
Monoblock 117
Morbus Werlhoff 235
Mundpflege 214
Murein 142
Muskelnekrose 75
Muskelrelaxantien 181, 178, 181
Myokardinfarkt 195, 202
Myxödem 217

Nahrungskarenz 34, 41
Nahtdehiszenz 212
Nahtmaterial 52, 208
Nahttechnik 52
Narbenkomplikation 51
Narkotika 171
–, intravenöse 173
Nasenbeinfraktur 89
Natrium 27, 28, 29, 30, 39, 66, 196
Natriumbicarbonat 60
Natriumbicarbonatlösung 61, 91
Natriumdiurese 67
Natriumretention 39, 66
Natternbiß 54
Nebennieren 24, 30, 39
Nebennieren, Hyperplasie 40
Nekrose 64
Neostigmin 178
Nervenblockade 156
Nervenlähmung 75

Neuner-Regel 65
Neuroleptika 180
Neurotoxin 138
Neutralokklusion 92, 97
Neutral-O-Methode 278
Niederdrucksystem 22
Nierenversagen 67
Nitrofuranderivate 142
Noma 137
Noninfektion 73
Noradrenalin 41, 163, 165
Noradrenalin-Vergiftung 169
Normalplasma 229
Nottracheotomie 13, 15
Nucleinsäure 142
Nykturie 152

Oberflächenanästhesie 165
Oberkieferfraktur 92, 119
Oberkieferschienenverband 111
Ödeme 28
Oedembildung 26, 27, 30
Okklusion 100
– Einstellung 102
–, neutrale 97, 103
Okklusionsstörung 90, 96
Oligurie 202
Opisthotonus 138
Opsonisation 135
Orbitabodenfraktur 115
Orciprenalin 191
Organentnahme 274
Organspender 273
osmolarer Druck 27
Osmolarität 28
– des Plasmas 29
Osmorezeptoren 29
Osteomyelosklerose 220
Osteon 81
Osteoplastik 102
Osteosynthese 82, 86, 89
–, stabile 98
Osteosyntheseverfahren 85
Oszillgraphie 243
Oxyhämoglobin 42

Pancuroniumbromid 178
Paraneoplastisches Syndrom 264
Parathormon 41
Parodont 90

Parodontium 97
Penicilline 142, 144
Perfusionsblutdruck 21
Perikardtamponade 195
Periost 75
Perspiratio insensibilis 27
Pfählungsverletzung 45
Phagozytose 135, 136
Phosphatpuffer 31
Physiotherapie 206
Plasma 26
Plasmadiarrhoe 66
Plasmaersatzstoffe 199
Plasmaexpander 12, 222
Plasmafraktion 227
Plasma, frischgefrorenes 227
Plasmaglobulin 24
Plasmakonserven 228
Plasmawasser 26
Plasmin 231
Plattenosteosynthese 87, 98, 100, 101, 102
Platzwunde 45
Plexusanästhesie 166
Pneumokokken 133
Pneumonie 73
Pneumothorax 17, 191
Polymyxine 142
Polytrauma 101, 118, 242
Porphyrin-Pigment 42
Praekanzerose 259
Präkoma 216
Prämedikation 171, 172, 175, 176
Prednisolon 60
Propanidid 176
Prostigmin 178
Prothesenschiene 97, 112
Prothesenschienenverband 105
Prothrombin 230
Protozoen 134
Pseudarthrose 82, 85, 89
Pseudodiastema 110
Pseudomonas aeruginosa 133
Psychische Auffälligkeit 43, 215
Puffersystem 31
Pulpa 91
Pupillenreaktion 16
Pulslosigkeit 183
Purpura 233
Pyämie 137
Pyramidenfraktur 108

Querschnittlähmung 202
Quick-Test 232, 240

Raynaud'sche Krankheit 245
Reabsorption des Filtrates 25
Regionalanästhesie 166
Regulation des Blutvolumens 25
– der Körpertemperatur 27
– des Wasserhaushaltes 2–30
Renin-Angiotensin-System 40
Reposition 81
Rentenversicherung 278
Resistenz der Keime 143, 145
Respiratorische Insuffizienz 198
Reverdin Läppchen 269
RH-Merkmal 225
Rhythmusstörung 195
Rifamycine 142
Risikogruppe 154, 156
Risus sardonicus 138
Robin-Syndrom 106
Röntgenbestrahlung 221
Röntgenschaden 62
Rollenextension 106
Rucksackverband 127
Ruheschmerz 247
Ruhigstellung des Zahnes 92

Sachverständigengutachten 276
Sauerstoffangebot 24
Saugdrainage 87
Schachtelton 6
Schädel-Hirntrauma 9, 11
Schenkelschall 6
Schienenverband 98, 127
–, intraoraler 93
Schmerz 42
Schmerzensgeld 279
Schneidezähne 91
Schnittführung 208
Schnittwunde 44
Schock 9, 11, 12, 15, 32, 63, 198
–, anaphylaktischer 195
–, hämorrhagischer 22, 62
–, kardiogener 22
–, septischer 22
–, spinaler 195
–, traumatischer 75
Schockindex 198

Schocklunge 67, 198
Schock, Therapie 199
Schürfwunde 44
Schweigepflicht 1, 2
Schweißdrüsenabszeß 137
Schußwunde 45
Scopolamin 158
Second-set-reaktion 273
Sedierung 158
Sehnenverpflanzung 58
Sepsis 63, 137
Serotonin 199
Silbernitrat 71
SLUDGE-Phänomen 196, 200
Spannungspneumothorax 13, 17
Spontanatmung 174, 186
Staphylokokken 133, 137, 199
Stenosegeräusche 243
Stichwunde 44
Stickstoff 34
Stickstoffbilanz 38
Stoffwechselstörungen 216
Strahlenkachexie 63
Streptokokken 133, 137
Streptomycin 144
Streß 42, 43
Streßrelaxation 24
Streßulzera 43
Strommarke 61
Stromzeitvolumen 195
Stupor 216
Succinyldicholin 177, 178, 180
Sulfonamide 142
Sympathektomie 245
Synthese 210

Tachykardie 203
Teratome 254
Tetanolysin 138
Tetanspasmin 138
Tetanus 52, 134, 139
Tetanusprophylaxe 54, 71, 139
Tetanus-Schutzimpfung 54
Tetracycline 143
Thiopental 175
Thoraxabduktionsgips 132
Thrombangiitis obliterans 245
Thrombelastographie 233
Thrombendarteriektomie 248
Thrombin 230, 238

Thrombinzeit 232, 241
Thromboembolie 242
Thrombokinase 230
Thrombolyse 240
Thrombophlebitis 237
Thromboplastinzeit 232
Thrombose 237
Thromboseprophylaxe 72
Thrombozyten 227
Thrombus 237
T-Lymphozyten 262, 271
Toleranzinduktion 273
Toxininfektion 137, 138
Toxid 139
T-Zellen 271
Trachea-Spickung 169
Trancheobronchitis 73
Tracheostomie 210
Tracheotomie 71, 172
Transduktion 144
Transformation 144
Transfusionhepatitis 226
Transplantation 72, 274
Transplantatabstoßung 271
Transplantat-gegen-Wirt-Reaktion
  = Graft-versus-Host-Reaktion 273
Trümmerfraktur 102
Tubocurarin 178
Tubus, nasotrachealer 179
Tumorantigene 262
Tumoren, benigne 254
–, embryonale 255
–, maligne 255
–, –, Systematisierung 266
Tumorimmunität 261
Tumorimmunologie 265
Tumorübergangsformen 254
Tumorverdoppelungszeit 260
Tumorwachstum 261
Tumorzellen 262

UICC 267
Unfallversicherung 276, 278
Unterkieferbruch 105
Unterkieferfraktur 97, 98, 111, 119
Unterkieferresektion 101
Unterkieferschiene 98, 99
Unterschenkelgehgips 131
Untersuchung, des Augenhintergrundes 9

–, bakteriologische und serologische 10
–, gynäkologische 10
–, histologische 10
–, laborchemische 10
–, neurologische 9
–, röntgenologische 10
–, toxikologische 10

Vagotonus 158
Varizen 248, 253
Vas afferens der Niere 24
Vasopressine 163
Venae communicantes 248, 251
Venenbypass 248
Venenthrombose 238
Venenverschlüsse 241
Ventilationsstörung 153
Verätzung, Laugen 61
–, Säuren 61
Verband 125, 147
Verbandsmull 125
Verbandswagen 147
Verbandswechsel 147
Verbrennungsarten 69
Verbrennungsgeschwür 74
Verbrennungskachexie 68
Verbrennungskrankheit 64, 65, 67, 70, 74
Verbrennungsschock 66, 67
Verletzung der Tränenwege 114
Vergiftungskoma 218
Vernarbung 50
Verschlimmerungsantrag 277
Verschlußtypen 247
Vincaalkaloide 266
Virchowsche Drüse 264
Vitalfunktionen 210
Vitamin K 235, 240
Vollblutkonserve 227
Volumen, extrazelluläres 26
–, zirkulierendes 26, 39, 195
Volumenersatzmittel 223
Volumenrezeptoren 25, 30
Volumenverlust 22, 42

Wärmeproduktion 36
Wanderplastik 269
Wasserbedarf 26

Wechselgebiß 96
Wiederauffüllung 196
Wiederbelebung 150, 182
Willebrandt-Jürgens-Syndrom 234
Wunde 42
–, mechanische 44
Wundausscheidung 52
Wundbehandlung, offene 52, 54, 71
Wundheilung 46
Wundinfektion 48
Wundreaktion 48
Wundrevision 56
Wundschmerz 44
Wundverband 125
Wundverschluß 52, 53
Wundversorgung 60
Wurzel, Schienung 92
Wurzelbehandlung 94
Wurzelhaut 90
Wurzelkanal 91
Wurzelspitzenresektion 94
Wurzelzementoberfläche 91

Xenotransplantat 268

Zahn, luxierter 91
–, replantierter 90, 91
Zahnextraktion 233
Zahnfraktur 91
Zahnluxation 90, 93
Zahnprothesen 11
Zuggurtung 86
Zellmembrane 40
Zentralisation des Kreislaufs 196
Zerreißwunde 45
Zyanose 62, 152, 169, 203
Zytostatika 142, 206
ZVD 26

H.-G. Boenninghaus

Hals-Nasen-Ohrenheilkunde

für Medizinstudenten
Im Anhang 250 Prüfungsfragen
Unter Berücksichtigung der Gegenstandskataloge/

4., überarbeitete Auflage. 1977. 156 Abbildungen in 248 Einzeldarstellungen. XVII, 333 Seiten (Heidelberger Taschenbücher, Basistext Medizin, Band 76)
DM 18,80
ISBN 3-540-07901-7

Inhaltsübersicht: Geschichte der Hals-Nasen-Ohrenheilkunde. – Ohr. Entwicklung. Anatomie. Physiologie. Untersuchungsmethoden. Erkrankungen des Ohres. – Nase. Entwicklung. Anatomie. Physiologie. Untersuchungsmethoden. Erkrankungen der Nase. – Mund, Rachen, Speiseröhre. Anatomie. Physiologie. Untersuchungsmethoden. Erkrankungen der Mundhöhle. Erkrankungen des Rachens. Erkrankungen der Speiseröhre. – Kehlkopf (Larynx). Entwicklung. Mißbildungen. Anatomie. Physiologie. Untersuchungsmethoden. Erkrankungen. – Trachea und Bronchien. – Differentialdiagnose der Halslymphknotenerkrankungen. – Sprachstörungen. Handbücher des Fachgebietes. – Anhang: 250 Prüfungsfragen. Antworten. – Gegenstandskataloge für den Ersten und für den Zweiten Abschnitt der Ärztlichen Prüfung für das Fach Hals-Nasen-Ohrenheilkunde. – Sachverzeichnis.

Aus den Besprechungen: „Wenn ein Lehrbuch innerhalb kurzer Zeit eine Neuauflage erfordert, spricht das schon für sich selbst..."
Monatshefte für HNO

„Sehr prägnant und häufig schlagwortartig informiert dieses Taschenlehrbuch überraschend gründlich, so daß sein Studium nicht nur Medizinstudenten, sondern auch praktischen Ärzten, ja selbst Fachärzten von Nutzen ist. Nach Einführung in die Ontogenese, Anatomie und Physiologie der zu besprechenden Organe werden die Untersuchungsmethoden klar dargestellt und die Krankheitsbilder systematisch abgehandelt, wobei die übersichtliche, didaktisch sinnvolle Zusammenstellung besticht."
Fortschritte der Medizin

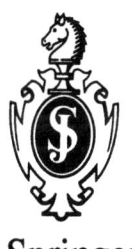

Springer-Verlag
Berlin
Heidelberg
New York

Preisänderungen vorbehalten

Heidelberger Taschenbücher Medizin

Allgemeine Pathologie

Nach der Vorlesung von W. Doerr
Von U. Bleyl, G. Döhnert, W.-W. Höpker, W. Hofmann
2., neubearbeitete Auflage 1976. XII, 279 Seiten
(Heidelberger Taschenbücher, Band 163) Basistext
DM 19,80
ISBN 3-540-07633-6

G. Heberer, W. Köle, H. Tscherne

Chirurgie

Lehrbuch für Studierende der Medizin und Ärzte
Mit Hinweisindex zum Gegenstandskatalog
1977. 476 zum größten Teil farbige Abbildungen,
91 Tabellen. XXVI, 871 Seiten
(Heidelberger Taschenbücher, Band 191) Basistext
DM 36,–
ISBN 3-540-08423-1

Kursus: Radiologie und Strahlenschutz

Redaktion: J. Becker, H. M. Kuhn, W. Wenz, E. Willich
Mit Beiträgen zahlreicher Fachwissenschaftler
2., überarbeitete und erweiterte Auflage 1976. 103 Abbildungen, 23 Tabellen. X, 333 Seiten
(Heidelberger Taschenbücher, Band 112) Basistext
DM 19,80
ISBN 3-540-07648-4

W. Piper

Innere Medizin

1974. 61 Abbildungen. XX, 536 Seiten
(Heidelberger Taschenbücher, Band 122) Basistext
DM 19,80
ISBN 3-540-06207-6

H.-H. Wellhöner

Allgemeine und systematische Pharmakologie und Toxikologie

2., überarbeitete Auflage 1976. 33 Abbildungen,
18 Tabellen, XXXII, 467 Seiten
(Heidelberger Taschenbücher, Band 169) Basistext
DM 24,80
ISBN 3-540-07826-6

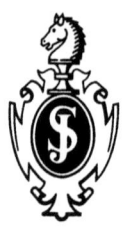

Springer-Verlag
Berlin
Heidelberg
New York

Preisänderungen vorbehalten

MIX
Papier aus verantwortungsvollen Quellen
Paper from responsible sources
FSC® C105338

If you have any concerns about our products,
you can contact us on
ProductSafety@springernature.com

In case Publisher is established outside the EU,
the EU authorized representative is:
**Springer Nature Customer Service Center GmbH
Europaplatz 3, 69115 Heidelberg, Germany**

Printed by Libri Plureos GmbH
in Hamburg, Germany